# 王静安

川派中医药名家系列丛书

刁本恕 主编

中国中医药出版社

·北 京·

**图书在版编目（CIP）数据**

川派中医药名家系列丛书.王静安 / 刁本恕主编.—北京：中国中医药出版社，2018.12

ISBN 978 – 7 – 5132 – 4990 – 4

Ⅰ.①川…　Ⅱ.①刁…　Ⅲ.①王静安—生平事迹　②中医临床—经验—中国—现代　Ⅳ.① K826.2　② R249.7

中国版本图书馆 CIP 数据核字（2018）第 102053 号

---

**中国中医药出版社出版**

北京市朝阳区北三环东路 28 号易亨大厦 16 层

邮政编码　100013

传真　010–64405750

廊坊市祥丰印刷有限公司印刷

各地新华书店经销

开本 710×1000　1/16　印张 18.25　彩插 1　字数 313 千字

2018 年 12 月第 1 版　2018 年 12 月第 1 次印刷

书号　ISBN 978 – 7 – 5132 – 4990 – 4

定价　79.00 元

网址　www.cptcm.com

社 长 热 线　010-64405720

购 书 热 线　010-89535836

维 权 打 假　010-64405753

微信服务号　zgzyycbs

微商城网址　https://kdt.im/LIdUGr

官 方 微 博　http://e.weibo.com/cptcm

天猫旗舰店网址　https://zgzyycbs.tmall.com

如有印装质量问题请与本社出版部联系（010-64405510）

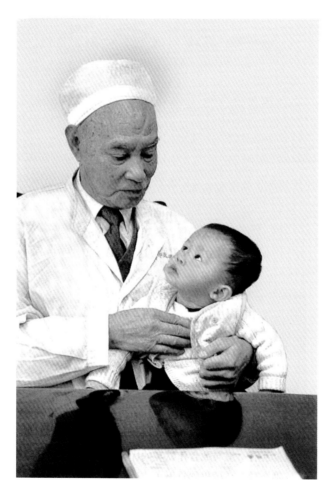

国医大师王静安

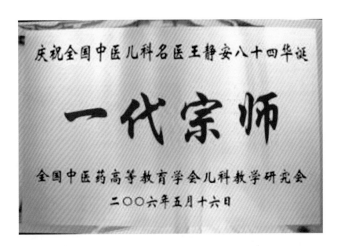

全国中医药高等教育学会儿科教学研究会授予"一代宗师"称号

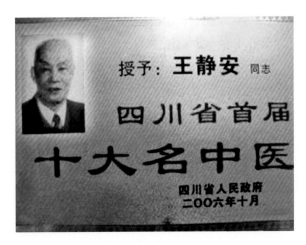

四川省人民政府授予"四川省首届十大名中医"称号

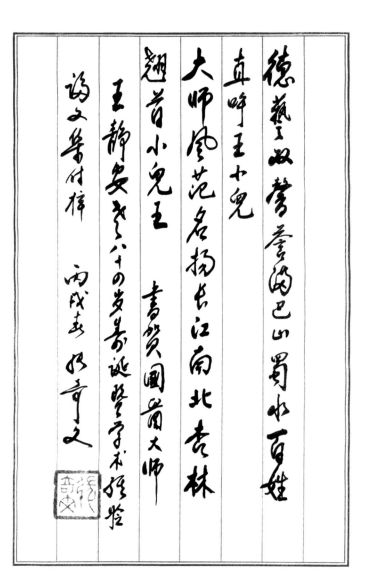

德艺双馨誉满巴山蜀水百姓

直呼王十儿

大师风范名扬长江南北杏林

翘首小儿王 书贺国医大师

王静安先生八十四岁寿诞暨学术经验

论文集付梓 丙戌春 张奇文

全国著名儿科专家，中华中医药学会儿科专委会主任张奇文手书
贺王静安获"国医大师"称号

天涯尋方龍門病、深山採藥兩求醫、

原家家幸福快樂、祝人人建康長壽

莫走青山千秋望 墨研龍池萬年青

歲次丙戌年二月二十九日上浣

成都名醫鐵 王靜安敬書

静安老亲笔手书墨宝"古代中医之理"（二）

# 古代中醫之理

窮陰陽之變，原性命之理，生者天地之大

德。疾者有之大德，方術者以治病之大德。

吾曰：病等一方一藥之備見，而不知其變通，著書

立言，傳於后世，易著乾坤戍盲，詩詠長春有妙

識。賢者易也。漢張仲景，著傷寒論，而以雜病

方論。唐代孫真人，著千金方，千金要方，張仲景醫

宗之玉聖，超然獨見，藥王孫思邈，的名詞傳世。

静安老亲笔手书墨宝"古代中医之理"（一）

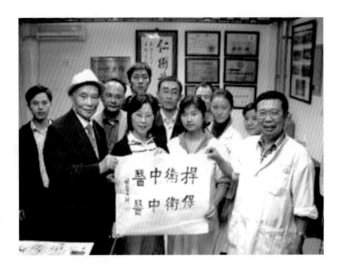

王老率弟子及手书"捍卫中医、保卫中医"（左一）

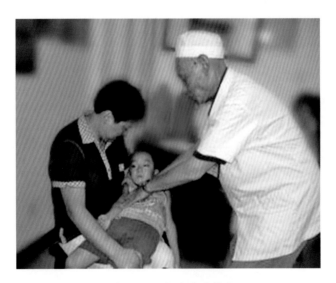

王老绝活，小儿外治推拿

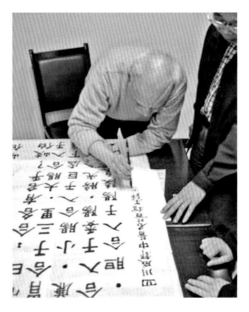

王老题字

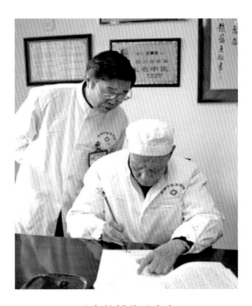

王老批阅弟子病案

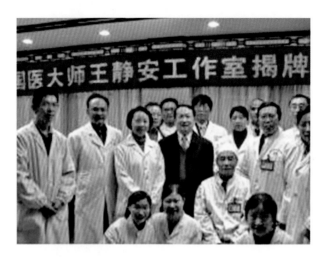

王老在"国医大师"工作室揭牌仪式上（右二）

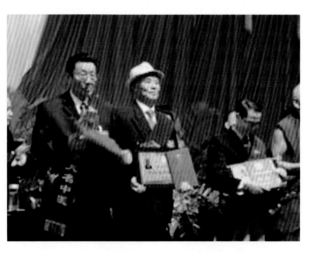

王老在"四川省首届十大名中医"授牌仪式上（左二）

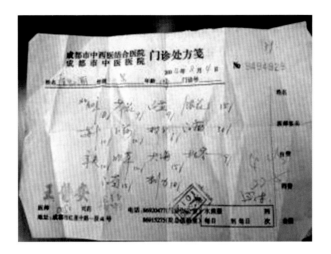

王老的亲笔处方

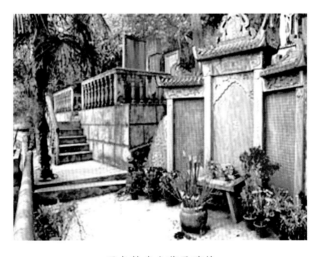

王老鹤鸣山墓及碑林

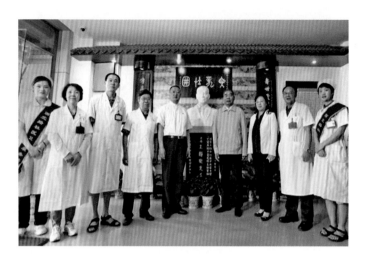

王老塑像揭幕

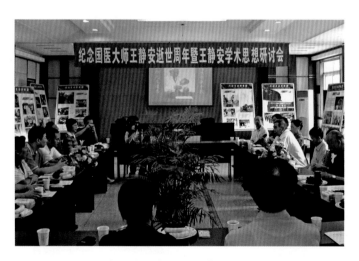

王老逝世周年纪念及学术研讨会

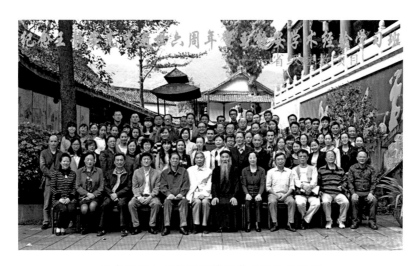

王老逝世六周年暨王静安学术经验学习班

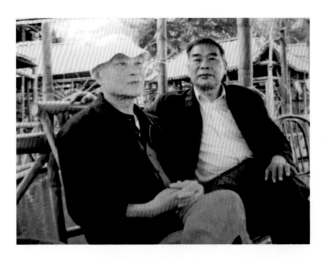

本书序作者谢克庆与王静安

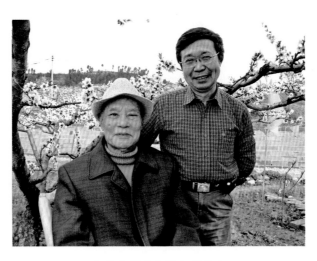

本书主编刁本恕与王静安

# 总序————————加强文化建设，唱响川派中医

四川，雄居我国西南，古称巴蜀，成都平原自古就有天府之国的美誉，天府之土，沃野千里，物华天宝，人杰地灵。

四川号称"中医之乡、中药之库"，巴蜀自古出名医、产中药，据历史文献记载，自汉代至明清，见诸文献记载的四川医家有 1000 余人，川派中医药影响医坛 2000 多年，历久弥新；川产道地药材享誉国内外，业内素有"无川（药）不成方"的赞誉。

## 医派纷呈　源远流长

经过特殊的自然、社会、文化的长期浸润和积淀，四川历朝历代名医辈出，学术繁荣，医派纷呈，源远流长。

汉代以涪翁、程高、郭玉为代表的四川医家，奠定了古蜀针灸学派。郭玉为涪翁弟子，曾任汉代太医丞。涪翁为四川绵阳人，曾撰著《针经》，开巴蜀针灸先河，影响深远。1993 年，在四川绵阳双包山汉墓出土了最早的汉代针灸经脉漆人；2013 年，在成都老官山再次出土了汉代针灸漆人和 920 支医简，带有"心""肺"等线刻小字的人体经穴髹漆人像是我国考古史上首次发现，应是迄今

我国发现的最早、最完整的经穴人体医学模型，其精美程度令人咋舌！又一次证明了针灸学派在巴蜀的渊源和影响。

四川山清水秀，名山大川遍布。道教的发祥地青城山、鹤鸣山就坐落在成都市。青城山、鹤鸣山是中国的道教名山，是中国道教的发源地之一，自东汉以来历经2000多年，不仅传授道家的思想，道医的学术思想也因此启蒙产生。道家注重炼丹和养生，历代蜀医多受其影响，一些道家也兼行医术，如晋代蜀医李常在、李八百，宋代皇甫坦，以及明代著名医家韩懋（号飞霞道人）等，可见丹道医学在四川影响深远。

川人好美食，以麻、辣、鲜、香为特色的川菜享誉国内外。川人性喜自在休闲，养生学派也因此产生。长寿之神——彭祖，号称活了800岁，相传他经历了尧舜夏商诸朝，据《华阳国志》载，"彭祖本生蜀"，"彭祖家其彭蒙"，由此推断，彭祖不但家在彭山，而且他晚年也落叶归根于此，死后葬于彭祖山。彭祖山坐落在成都彭山县，彭祖的长寿经验在于注意养生锻炼，他是我国气功的最早创始人，他的健身法被后人写成《彭祖引导法》；他善烹饪之术，创制的"雉羹之道"被誉为"天下第一羹"，屈原在《楚辞·天问》中写道："彭铿斟雉，帝何飨？受寿永多，夫何久长？"反映了彭祖在推动我国饮食养生方面所做出的贡献。五代、北宋初年，著名的道教学者陈希夷，是四川安岳人，著有《指玄篇》《胎息诀》《观空篇》《阴真君还丹歌注》等。他注重养生，强调内丹修炼法，将黄老的清静无为思想、道教修炼方术和儒家修养、佛教禅观会归一流，被后世尊称为"睡仙""陈抟老祖"。现安岳县有保存完整的明代陈抟墓，有陈抟的《自赞铭》，这是全国独有的实物。

四川医家自古就重视中医脉学，成都老官山出土的汉代医简中就有《五色脉诊》（原有书名）一书，其余几部医简经初步整理暂定名为《敝昔医论》《脉死候》《六十病方》《病源》《经脉书》《诸病症候》《脉数》等。学者经初步考证推断极有可能为扁鹊学派已经亡佚的经典书籍。扁鹊是脉学的倡导者，而此次出土的医书中脉学内容占有重要地位，一起出土的还有用于经脉教学的人体模型。唐代杜光庭著有脉学专著《玉函经》3卷，后来王鸿骥的《脉诀采真》、廖平的《脉学辑要评》、许宗正的《脉学启蒙》、张骥的《三世脉法》等，均为脉诊的发展做出了贡献。

昝殷，唐代四川成都人。昝氏精通医理，通晓药物学，擅长妇产科。唐大中年间，他将前人有关经、带、胎、产及产后诸症的经验效方及自己临证验方共378首，编成《经效产宝》3卷，是我国最早的妇产科专著。加之北宋时期的著名妇产科专家杨子建（四川青神县人）编著的《十产论》等一批妇产科专论，奠定了巴蜀妇产学派的基石。

宋代，以四川成都人唐慎微为代表撰著的《经史证类备急本草》，集宋代本草之大成，促进了本草学派的发展。宋代是巴蜀本草学派的繁荣发展时期，陈承的《重广补注神农本草并图经》，孟昶、韩保昇的《蜀本草》等，丰富、发展了本草学说，明代李时珍的《本草纲目》正是在此基础上产生的。

宋代也是巴蜀医家学术发展最活跃的时期。四川成都人、著名医家史崧献出了家藏的《灵枢》，校正并音释，名为《黄帝素问灵枢经》，由朝廷刊印颁行，为中医学发展做出了不可估量的贡献，可以说，没有史崧的奉献就没有完整的《黄帝内经》。虞庶撰著的《难经注》、杨康侯的《难经续演》，为医经学派的发展奠定了基础。

史堪，四川眉山人，为宋代政和年间进士，官至郡守，是宋代士人而医的代表人物之一，与当时的名医许叔微齐名，其著作《史载之方》为宋代重要的名家方书之一。同为四川眉山人的宋代大文豪苏东坡，也有《苏沈内翰良方》（又名《苏沈良方》）传世，是宋人根据苏轼所撰《苏学士方》和沈括所撰《良方》合编而成的中医方书。加之明代韩懋的《韩氏医通》等方书，一起成为巴蜀医方学派的代表。

四川盛产中药，川产道地药材久负盛名，以回阳救逆、破阴除寒的附子为代表的川产道地药材，既为中医治病提供了优良的药材，也孕育了以附子温阳为大法的扶阳学派。清末四川邛崃人郑钦安提出了中医扶阳理论，他的《医理真传》

《医法圆通》《伤寒恒论》为奠基之作，开创了以运用附、姜、桂为重点药物的温阳学派。

清代西学东进，受西学影响，中西汇通学说开始萌芽，四川成都人唐宗海以敏锐的目光捕捉西学之长，融汇中西，撰著了《血证论》《医经精义》《本草问答》《金匮要略浅注补正》《伤寒论浅注补正》，后人汇为《中西汇通医书五种》，成为"中西汇通"的第一种著作，也是后来人们将主张中西医兼容思想的医家称为"中西医汇通派"的由来。

## 名医辈出  学术繁荣

中华人民共和国成立后，历经沧桑的中医药，受到党和国家的高度重视，在教育、医疗、科研等方面齐头并进，一大批中医药大家焕发青春，在各自的领域里大显神通，中医药事业欣欣向荣。

四川中医教育的奠基人——李斯炽先生，在 1936 年创立了"中央国医馆四川分馆医学院"，简称"四川国医学院"。该院为国家批准的办学机构，虽属民办但带有官方性质。四川国医学院也是成都中医学院（现成都中医药大学）的前身，当时汇集了一大批中医药的仁人志士，如内科专家李斯炽、伤寒专家邓绍先、中药专家凌一揆等，还有何伯勋、杨白鹿、易上达、王景虞、周禹锡、肖达因等一批蜀中名医，可谓群贤毕集，盛极一时。共招生 13 期，培养高等中医药人才 1000 余人，这些人后来大多数都成为中华人民共和国成立后的中医药领军人物，成为四川中医药发展的功臣。

1955 年国家在北京成立了中医研究院，1956 年在全国西、北、东、南各建立了一所中医学院，即成都、北京、上海、广州中医学院。成都中医学院第一任院长由周恩来总理亲自任命。李斯炽先生继创办四川国医学院之后又成为成都中医学院的第一任院长。成都中医学院成立后，在原国医学院的基础上，又汇集了一大批有造诣的专家学者，如内科专家彭履祥、冉品珍、彭宪章、傅灿冰、陆干甫；伤寒专家戴佛延；医经专家吴棹仙、李克光、郭仲夫；中药专家雷载权、徐楚江；妇科专家卓雨农、曾敬光、唐伯渊、王祚久、王渭川；温病专家宋鹭冰；外科专家文琢之；骨、外科专家罗禹田；眼科专家陈达夫、刘松元；方剂专家陈潮祖；医古文专家郑孝昌；儿科专家胡伯安、曾应台、肖正安、吴康衡；针灸专家余仲权、薛鉴明、李仲愚、蒲湘澄、关吉多、杨介宾；医史专家孔健民、李介民；中医发展战略专家侯占元等。真可谓人才济济，群星灿烂。

北京成立中医高等院校、科研院所后，为了充实首都中医药人才的力量，四川一大批中医名家进驻北京，为国家中医药的发展做出了巨大贡献，也展现了四川中医的风采！如蒲辅周、任应秋、王文鼎、王朴城、王伯岳、冉雪峰、杜自明、李重人、叶心清、龚志贤、方药中、沈仲圭等，各有精专，影响广泛，功勋卓著。

北京四大名医之首的萧龙友先生，为四川三台人，是中医界最早的学部委员（院士，1955 年）、中央文史馆馆员（1951 年），集医道、文史、书法、收藏等于一身，是中医界难得的全才！其厚重的人文功底、精湛的医术、精美的书法、高尚的品德，可谓"厚德载物"的典范。2010 年 9 月 9 日，故宫博物院在北京为萧龙友先生诞辰 140 周年、逝世 50 周年，隆重举办了"萧龙友先生捐赠文物精品展"，以缅怀和表彰先生的收藏鉴赏水平和拳拳爱国情怀。萧龙友先生是一代举子、一代儒医，精通文史，书法绝伦，是中国近代史上中医界的泰斗、国学家、教育家、临床大家，是四川的骄傲，也是我辈的楷模！

## 追源溯流　振兴川派

时间飞转，掐指一算，我自 1974 年赤脚医生的"红医班"始，到 1977 年大学学习、留校任教、临床实践、跟师学习、中医管理，入中医医道已 40 年，真可谓弹指一挥间。俗曰：四十而不惑，在中医医道的学习、实践、历练、管理、推进中，我常常心怀感激，心存敬仰，常有激情冲动，其中最想做的一件事就是将这些中医药实践的伟大先驱者，用笔记录下来，为他们树碑立传、歌功颂德！缅怀中医先辈的丰功伟绩，分享他们的学术成果，继承不泥古，发扬不离宗，认祖归宗，又学有源头，师古不泥，薪火相传，使中医药源远流长，代代相传，永续发展。

今天，时机已经成熟，四川省中医药管理局组织专家学者，编著了大型中医专著《川派中医药源流与发展》，横跨两千年的历史，梳理中医药历史人物、著作，以四川籍（或主要在四川业医）有影响的历史医家和著作为线索，理清历史源流和传承脉络，突出地方中医药学术特点，认祖归宗，发扬传统，正本清源，继承创新，唱响川派中医药。其中，"医道溯源"是以民国以前的川籍或在川行医的中医药历史人物为线索，介绍医家的医学成就和学术精华，作为各学科发展的学术源头。"医派医家"是以近现代著名医家为代表，重在学术流派的传承与发展，厘清流派源流，一脉相承，代代相传，源远流长。《川派中医药源流与发展》一书，填补了川派中医药发展整理的空白，是集四川中医药文化历史和发展现状之大成，理清了川派学术源流，为后世川派的研究和发展奠定了坚实的基础。

我们在此基础上，还编著了《川派中医药名家系列丛书》，汇集了一大批近现代四川中医药名家，遴选他们的后人、学生等整理其临床经验、学术思想编辑成册。预计编著一百人，这是一批四川中医药的代表人物，也是难得的宝贵文化遗产，今天，经过大家的齐心努力终于得以付梓。在此，对为本系列书籍付出心血的各位作者、出版社编辑人员一并致谢！

由于历史久远，加之编撰者学识水平有限，书中罅、漏、舛、谬在所难免，敬望各位同仁、学者提出宝贵意见，以便再版时修订提高。

中华中医药学会　副会长

四川省中医药学会　会　长

四川省中医药管理局　原局长　　杨殿兴

成都中医药大学　教授、博士生导师

2015 年春于蓉城雅兴轩

# 谢序————————————喜见丰碑新铸成

恩师王静安生前自著有三：一曰《慈幼心书》，二曰《临症精要》，三曰《王静安医学新书》。

《慈幼心书》系恩师早期所著从医40年学医心得及临床经验小结。该书分为上下两篇，上篇综述医理，阐明医乃仁术，首重医德；下篇分论48种儿科疾病之脉证方药，首开当代蜀中儿科名家著书立说之先河，奠定"王小儿"学术思想体系理论与实践基础。

《临症精要》成书于20世纪90年代，乃王老继《慈幼心书》之后又一力作。是书收载儿科常见病及疑难杂症脉因证治33种，所选85首主方中有半数以上系老师自制良方。继承发扬祖国医药学遗产，王老所做贡献由此突显。

《医学新书》编著于21世纪初。此书共四个部分。其一，重刊《慈幼心书》，加以适当修改与校勘；其二，载录《临症精要》全文，予以详校与补正；其三，乃本书亮点，收录儿科及内科、妇科病症脉证并治64种，所附病案全为老师晚年临症精华，为门下弟子及名医工作室学生所亲见与记录，真实可信，弥足珍贵；其四，汇编学术论文25篇，以备参稽。

老师三部著作堪称三座里程碑，真实代表和生动反映出其学术思想及临床经验初步形成、发展鼎盛、走向辉煌、集其大成之清晰脉络与全部过程。但三部著作全是老师用第一人称所写，受到时代风尚与写作角度限制，老师自己不可能也无成熟条件，对其学术思想体系，尤其是临床实践特色作出客观公正的评述与全面系统的阐释。按照传统，名人必有碑传，而对于一代国医大师、杏林圣手、学术泰斗，一面光辉旗帜、儿科名家、医坛领袖，王老虽然拥有三座自树里程碑，却无一座纪念碑，国人与医界不无憾焉。

国家不会忘记栋梁，时代不会忘记英模，弟子不会忘记恩师，病患不会忘记救星。为恩师铸造纪念丰碑，使其英名与业绩长留世间，永垂不朽，机会很快出现。2012 年秋季，四川省中医药管理局向全省发出文件，拨出专款，公开招标，征集合适人选，编写百名川派名老中医学术思想与临床经验研究系列丛书，王老赫然位列其中。

此乃官方为省市名老中医树碑立传，也是政府为振兴中医事业操办的实事。闻知信息之后，恩师门下弟子欢欣鼓舞，兴奋异常。经过合议，集中力量，统一指挥，填报材料，积极投标。本恕师兄系恩师高徒，不但深谙其学术精髓，且多发挥，又熟知老师生平，故一投而中。接标以后，本恕师兄高度重视，立即对编写出版恩师学术经验集统筹规划，组织团队，周密部署，分步落实。及时召开会议，与有关人员协商，按照文件要求，分配编撰任务，明确完成时间。众人通力合作之下，于王老辞世以后，第一部全景碑传性质医著《川派中医药名家系列丛书——王静安》按时脱稿，并反复修改，横空出世，可喜可贺。

此书按规定体例撰写，二十余万字，分为 7 个主要部分。一是简介王老生平，突出其师承关系与学术思想形成等线索。二是总结临床经验，检取典型医案 60 种，资料部分采自王老遗著，部分为编者收集新增，足以垂范后世；另附医话、独特方剂与药物、特色技术等内容，全面展示王老学术经验。三是总结王老的学术思想，分为学术重继承、事业靠团结、制方重病机、临证重外治等七部分，说明王老对于中医发展、养生与从医等问题的所思所想。四是学术传承，分别介绍了王老学术传承人的概况，以及主要代表性传承人的基本情况。五是论著提要，说明王老医德高尚，医术高超，学术成果丰硕。六是学术年表，简述了王老一生学医、济世、教学、科研等事业的主要脉络。七是逸闻趣事，收录了子女、弟子对王老的真情怀念。

书稿完成之后，2013 年 9 月 8 日，恩师门下弟子学生 90 余人云集大邑鹤鸣山，并邀成都市中医管理局、中医药学会与医院领导出席，隆重集会，纪念王老逝世六周年，祭扫王老墓园，同时举行王老学术经验学习研讨班开班仪式。作为东道主，鹤鸣山道观住持杨道长在大会上说："我今年七十有余，经历过不少事，见过不少人，但像王老这种大师只见到他一人。在王老仙逝之后，其弟子年年为他扫墓，追思缅怀其遗爱，发扬光大其未竟遗业之事，也只见到这一桩。"道长讲话发人深思，引起共鸣。我以为，编撰学术经验集，就是为王老建造纪念碑，不仅表达了门下弟子与亲朋故旧感激景仰之情，也使王老一代宗师的光辉形象与卓越贡献并存不朽。

王老慈悲为怀，有医无类；四诊合参，望问为最；审证求因，炎毒相推；自创良方，救治困危；内外合治，顾护脾胃；满门春光，桃李增辉；继承遗业，结成团队。这支团队高举王老"捍卫中医、保卫中医"之旗帜，逐步汇聚壮大，团结奋斗，阔步前进，力争取得更大成绩，再写崭新篇章。是为序。

克庆　识于浣花书屋

丁酉年孟冬

# 编写说明 ————————————————————

全国名老中医药专家、国医大师王静安,乃全国第一、二批老中医药专家学术经验继承工作指导老师。王老一生勤于读书,严于治学,岁至耄耋,疾病缠身,仍精神矍铄,思路清晰,反应敏锐,执业于临床育人第一线。王老口传心授,耳提面命,专题剖析,临证解惑。他那高尚医德,仁慈襟怀,渊博学识,高超医技,临证效验,敬业精神,学者风度,大师风范,使后学者如沐春风雨露,于中汲取精华和营养,长养了无穷能量。王老为中医药事业培养出一批批优秀的中医高级人才,能得王老亲自教诲,吾等感到幸运和自豪!良多的感慨,催促着后学奋笔疾书。正待此刻,四川省中医药管理局,审时度势,批准吾主持编著《川派中医药名家系列丛书——王静安》。能由政府出面,使中医之乡的静安学派得以承传,正合吾多年的夙愿。

在四川省中医药管理局及成都市中医管理局、中医药学会,以及成都市第七人民医院领导班子的全力支持下,《川派中医药名家系列丛书——王静安》编写启动会于 2013 年 9 月召开。会议决定:集王老亲朋好友、传承人、诸弟子、再传弟子,将其从医、随诊、听课、门诊、病房会诊、出诊、义诊,或伴师到全国各地诊病、讲学、参加学术研讨,以及问难求教之所见、所闻、所思、所感、所悟、所得的学术观点、治学思想、学术经验,兼及临证验方、验案,编撰成书,奉献于世，并以此书稿向王老 96 岁诞辰献礼。

全书内容按《川派中医药名家系列丛书》要求，从七个主要方面展现王老勤奋治学、广施仁求、无私奉献、发展创新的业绩。

1. 生平简介　言简意赅地介绍王老习医、治学、从医、任教、任职、成就、贡献、影响，按时间年代顺序，向读者展现出这位慈祥而严厉、勤奋而潇洒、平淡而精深、静安而热烈、大医兼学者于一身的大师形象。

2. 临床经验　这是王老临证的精华，分医案、医话、独特方剂与药物及诊断、特色技术几部分。为保证王老临证经验的真实性、可靠性，全书 60 种医案中大部分摘自王老专著，一部分来自王老公开发表的论文，或继承人及弟子撰写、王老过目同意认可并公开发表的论文，其中收载的有关验案。在进行分析研究后，以"后学点按"形式写出心得，以利读者更好地运用于临床。独特方剂与药物及诊断部分，介绍了王老自创的 40 余首效验方及常用中草药、四诊经验。特色技术，对王老常用外治九法及王氏小儿推拿法进行了较为详细的介绍。

3. 学术思想　对王老有关资料进行收集、整理、分析、研究，介绍王老在数十年临床实践中，逐渐形成的独具特色的临床思维、治学思想、学术观点。

4. 学术传承　王老集众家之长自成一派，书中所列王氏学派传人包括经王老同意，签订合同并完成学业，经考核合格，由国家行政管理部门颁发毕业证者；王老家传至今执业者；王老生前招收的弟子；再传弟子及第四代弟子等。并将传承人代表简介附后。

5. 论著提要　对王老的《静安慈幼心书》《王静安临症精要》《王静安医学新书》三部著作逐一进行了简明扼要的介绍和评价。

6. 学术年表　简单表述了王老一生学医、济世、教学、科研等事业的主要脉络。

7. 逸闻趣事　收载了全国著名老中医专家老友对王老的评价；子女对王老的怀念；弟子对王老的赞誉与评价。从另一面向读者展示王老令人尊敬又实实在在的大师形象。

经过近一年的努力，书稿经 9 次修改完稿。2013 年 9 月 8 日，四川省中医继续教育项目"王静安临床经验学习班"暨纪念王静安先生逝世 6 周年大会同期举行，来自全省近百余同道参加。书稿完成之际，当可告慰恩师在天之灵：中医后继有人矣！

最后要感谢四川省中医药管理局开展"川派名中医学术思想临床经验研究"系列课题，并提供了专项经费。感谢杨殿兴局长高瞻远瞩，为发展振兴四川中医做了件大实事、大好事，"奠定承传岐黄术，兴起中医成大业"。感谢总课题组深谋运虑，严谨认真，制订大纲，讲解剖析目的意义、方法思路条理清晰，为课题的有序进行提供了有力的保证。同时还要感谢为课题提供支持帮助的肖凤琴师母、王丽师妹，积极参编的师兄弟周建国、郑家远、冯韧、徐元、刘亮，及再传弟子谢利、余波、吕霞、韩林、邓先军、宋健蓉、江润禾、庄婷、刁灿力、乔华、刘果、康龙等，他们在繁忙的工作、学习之余，为课题的完成提供了相关资料，没有他们的参与，课题难以如期完成。

特别致谢编写顾问肖泽国、谢克庆，对本书进行了很多指导。

编者　于癸巳年

# 目 录

# 生平简介

王静安（1922—2007），1922年4月18日出生于四川成都，幼年家贫清苦，备受艰辛。9岁时当学徒，发愤求学，读书习字，从无懈怠。身居社会底层，耳闻目睹百姓苦难，从此立下济世救人之志，决心习医以济世活人，师从蜀中名医"济安堂"廖有庚（里癸）先生门下，因其尊师好学，刻苦学习，得以尽传其术。并亲送其到好友名医李辉儒、白子熔先生处，兼学书画艺术。两位先生为儒医，医理深厚，且精琴棋书画。成都名医周秉良先生亦喜王老，即收为徒。周老对中药研究颇深，王老随师期间苦研药物性味、炮制技术及膏、丹、丸、散的制作工艺，打下了坚实的中药学基础。其后复受业于王文志、邓治平、邓冲阳、曾文轩、何伯勋等名医，并系统学习《黄帝内经》《难经》《伤寒论》《金匮要略》等古典医籍。

1949年，王老在成都水津街开设"济群诊所"，由于勤学善思，心怀慈善，疗效显著，不久则医名渐起，求治者日增。1951年又与张潜修先生等同道在成都市东城区开设"友联诊所"，由于疗效好，群众中声誉日高。但王老仍感自身不足，1955年考入"成都中医进修学校"（成都中医药大学前身），受业于蜀医耆宿李斯炽、邓绍先等门下，进一步深入系统地学习中医基础理论，在多位名师指导下精研经典著作。工作之余又师从于蜀中名医谢铨熔（著名儿科专家）、蒲湘澄（著名针灸专家）、曾彦石（著名伤寒专家），三老均是蜀中著名临床医家，对王老日后学术思想的形成影响甚大。

王老将多位名家学术经验融会贯通，逐渐形成自己独特的学术观点和学术思想，以临证实践与理论相互印证，师古而不拘陈词，求实而不侈言空谈，故其医术精深，于众科之中尤精于儿科。王老指出，小儿用药宜"准、切、精、捷"，即认准病机，切中要点，精选方药，快捷服药，证有变化当随证变方，随拨随应。如治小儿高热，当思小儿为纯阳之体，稚阴稚阳，最易感受病邪，邪气最易鸱张，邪正交争急剧，则现高热。此时选药当精，用之须够量，否则药轻病重，如杯水车薪，难以取效。由于王老医学基础坚厚，无论诊治常见病还是疑难急症均取得明显效果，如：治疗小儿外感高热、惊厥，用自创清宣导滞汤，合紫雪丹或自拟清凉丹，配合小儿推拿，常应手而愈，退热快，且无毒副作用，因此深受患儿爱戴、家长欢迎，被群众誉为"王小儿"。

王老从医 60 余年，为将其宝贵的学术思想、临证经验传承后世，繁忙之余，于 1986 年编著《静安慈幼心书》。1990 年著《王静安临症精要》，该书为先生多年临证之精华，临床实用性强，文简而意赅，一经问世即为医界所瞩目，虽一版再版仍供不应求。2004 年再版更名为《王静安临证精要》，2007 年将上两本专著重新校正修订，与科技部"十二五"攻关课题"王静安学术思想临证经验传承研究"所收集研究整理的王老晚年讲稿及医案合并编撰，著《王静安医学新书》，该书为王老一生学术经验的结晶，亦是中医学的宝贵财富。

王老热爱中医药事业，为中医乏人乏术之状况甚为担忧，故极为重视中医学术的传承。1991 年，人事部、卫生部、国家中医药管理局确定王老为首批 500 名全国老中医药专家学术经验继承工作指导老师之一。1995 年，王老被定为第二批全国老中医药专家学术经验继承工作指导老师。王老对继承人言传身教，认真负责，耐心细致，总是毫无保留，不厌其烦，临证点评，细心讲授其辨治之要，让学者认真领悟中医药学的优势及特色，使之在临证中取得显著疗效。王老培养的继承人中有的已成为第三、四、五批全国老中医药专家学术经验继承工作指导老师，有的已成为国家、省、市、县级名中医。再传弟子中有的已成为中医主任医师，有的日诊百名患者，多数成为当地中医骨干。

由于王老医德高尚、医术高超，在社会上、学术界威望甚高。1990 年，他获得国务院特殊津贴；1997 年 10 月，获成都市政府授予的"成都市名中医"称号；1998 年 10 月，获"四川省名中医"称号；2002 年，获中华中医药学会成就奖、终身理事；2005 年，被国家中医药管理局遴选为全国百名急需进行学术思想经验传承研究的名老中医之一，同年又获中华中医药学会授予的"国医大师"称号；2006 年 10 月，被四川省人民政府授予"首届四川省十大名中医"称号；被中华中医药学会授予"首届全国中医药传承突出贡献奖""中华中医药学会成就奖"；2006 年，建立全省首个"王静安名老中医工作室"；2007 年，获"全国先进名医工作室"称号。曾获省市科技成果二等奖，四川省卫生工作先进工作者，成都市劳动模范，成都市第十一届政协委员，成都市东城区三届人大代表。曾任中华中医药学会儿科学分会副会长、名誉会长；全国高等教育学会副会长、名誉会长；

中华中医药学会外治分会常委；四川中医儿科学会副会长、名誉会长；成都中医药学会名誉会长。王老在四川乃至全国中医儿科界影响巨大。

王老 84 岁时，曾两度患脑出血。85 岁高龄身染重疾时，仍不忘临床、教学、科研，坚持用岐黄之术救治患者，以实现剑胆琴心、普救苍生之宏愿。2007 年 9 月 6 日，王老仙逝，享年 86 岁。

# 临床经验

川派中医药名家系列丛书

王静安

# 医案

## 发热

**【案一】**

陈某，男，1岁，1988年10月诊。发热4天，经用西药治疗仍有反复，发热达38℃，面赤，四肢冷，纳差，小便黄，未解大便，舌红苔少，指纹色紫达气关。

［诊断］发热。

［辨证］气分热盛。

［治法］清解气分。

［处方］清宣导滞汤。荆芥9g，柴胡9g，黄连10g，栀子9g，石膏30g，黄芩10g，槟榔9g，连翘10g，赤芍9g，青蒿30g，板蓝根30g，苇根30g，桑叶9g，天花粉15g，山楂15g，神曲15g。1剂。

另加紫雪丹1支，晚上20时、21时、22时分3次服。中药煎剂日服5~6次，1剂热退，不再反复而痊愈。

（选自《王静安临证精要·发热》第13-14页）

后学点按：小儿体禀纯阳，受外邪后迅速热化，易出现高热、惊厥等症，故治疗不可不急。此患儿因卫受温热，现高热、面赤、舌红，但无谵语、昏狂诸证，则明邪已直传气分，致使气分热盛。观王老此方，为其经验效方——清宣导滞汤也。此方重在以清为主，辅以宣、导，清以石膏泄气分炽热，宣以桑叶、荆芥、柴胡、青蒿透邪外出，导以槟榔、山楂、神曲消滞化积。再配栀子、连翘、黄芩、黄连清热泻火，助石膏以清热；天花粉、苇根养阴清热，顾扶热伤之津液；板蓝根、赤芍凉血清热，以防邪内传营血；全方配伍得当，故用之于此患儿，一剂而热退。

启迪后学：临证观察，王老于小儿高热，既要防邪内陷，又要透邪外出。防内陷者，以恐陷于营、血；透邪者，以引邪由气达卫，予邪以出路。但俱以气分为治疗小儿高热之中心点。如其言："气分高热阶段，邪热炽盛，最易伤阴，内传营血，故应抓紧治疗时机。此时正气未衰，若能迅速驱邪退热，则阴液得存，邪从气解，不传于内，机体可望迅速恢复正常，所以以气分阶段的治疗最为关键。"

又，小儿发热，每多食伤于先，后因外邪引动而发。盖小儿性情乖巧，父母家人无不疼爱，谷肉瓜果皆任其食，却不加节制，致积食于内，脾胃损伤，复又感风热外袭，两者夹杂，如"内已久聚沼气，外因明火引动，无不愤燃火起"。如此，王老于方中用槟榔、山楂、神曲类，即是因小儿高热有如此特点矣。临床观察，小儿高热往往不因全身汗出透邪而退，则必解下臭秽烂稠之便，方能热退人安。

王老组方之巧思立足于临床，即在于此。

【案二】

王某，男，5岁，2005年1月9日诊。发热一天。患儿昨日下午出现精神萎靡、肌肤灼热等病症，家长测其体温达39℃，在某医院门诊治疗，热未退，今晨出现鼻涕、咳嗽等症。初诊：发热39℃，烦躁不安，喷嚏，微咳，尿黄，恶心，精神萎靡，怠倦嗜睡，面色红赤，舌质红，苔黄腻，脉浮数，指纹紫。

［诊断］发热。

［辨证］邪犯肺卫，内传气分。

［治法］清气泻火，疏表导滞。

［处方］清宣导滞汤。柴胡10g，荆芥10g，青蒿30g，赤芍6g，栀子6g，连翘9g，黄连3g，黄芩9g，石膏30g，板蓝根30g，天花粉30g，苏梗9g，山楂15g，建曲15g。1剂。

水煎服。一日1/2剂，每次40mL，每日4次。另予紫雪丹2支，下午4时、5时及晚上9时、10时各服半支。忌鸡、鱼。

二诊：服药后当晚即热退，服完余药后诸症消失，治愈。

原按：小儿高热是临床的常见症，亦是急重症，在许多疾病中均可出现这一证候，在儿科中以外感高热最为多见。小儿腠理疏松，易感四时六淫邪气，因其阳常有余，感邪后化热最速，在卫分短暂停留后入气分，常卫分症状未出而气分高热已见。此时，邪热炽盛，最易伤阴，内传营血，故应抓紧治疗时机，使邪从气解，不传于内，机体可望迅速恢复正常。

叶天士说："在卫汗之可也，到气才可清气，入营方可透热转气，入血犹恐耗血动血，直须凉血散血。"结合小儿高热病理特点，在治疗中以气分为中心，兼顾卫及营血。重用石膏、青蒿、板蓝根辛寒清气、透热外达，同黄芩、黄连、栀子、连翘等苦寒降火配伍，可使气分邪热速退。后者性虽苦寒沉降，但轻量运用无留邪内遏之弊，再配天花粉生津护阴，可防诸药及邪热伤津。柴胡、荆芥透汗解表，使邪从外解；赤芍凉血散血，防邪热内传营血。苏梗芳香醒脾和胃；山楂、建曲消积导滞，可使脾胃枢机正常，则不生积滞，可助邪热消退。紫雪丹清热解毒，息风止痉，不仅可令热退，还能预防惊厥。如此配合，邪退热清，疗效显著。

（选自《王静安医学新书》第 248 页）

后学点按：本例小儿高热，乃卫与气同病。因外感风热，热犯肺卫，故见流涕、喷嚏、咳嗽；热盛于气分，则烦躁、面赤、尿黄。舌红、苔黄腻，脉浮数，俱为热盛、卫气同病之见证。此方为王老治疗小儿外感高热之经验效方。清宣导滞汤功专清气泻火、宣疏导滞，善透邪热由汗而外解，通腑气、泄热以驱邪。如此，上下分消，自当邪去、热清、人安。

**【案三】**

徐某，男，2 个半月。患儿突发高热两日，伴咳嗽，曾到市某医院就诊，诊为上呼吸道感染。经该医院治疗后，高热不退，体温升至 39℃，咳嗽，气紧，喉中痰鸣，烦躁不安，阵发惊厥，前来求治。初诊：患儿面色红赤，呼吸急促，阵发咳嗽。察其舌质红，苔白黄腻，指纹紫透气关。据家属言：两日前曾带患儿外出游玩，气候突变，汗出当风，回家即发热，服西药不解，发热加剧。

［诊断］高热惊厥。

［辨证］热毒动风。

［治法］清热解毒镇惊。

［处方］清凉丹合清宣导滞汤加减。

（1）清凉丹：芦荟 15g，栀子 9g，石膏 30g，黄连 3g，龙胆草 30g，黄芩 6g，黄柏 10g，青黛 15g，沉香 3g，寒水石 30g。

制作方法：将以上诸药加水，共熬取汁去渣，烘干，研磨成粉，装入空心胶囊。每日 3 次，每次 2 粒。

（2）清宣导滞汤加减。荆芥 6g，柴胡 10g，青蒿 30g，赤芍 3g，焦栀子 3g，连翘 6g，川木通 10g，滑石 15g，生石膏 30g，板蓝根 15g，大青叶 15g，黄连 3g，天花粉 15g，金银花 15g，橘络 15g，炙旋覆花 15g。

二诊：用清凉丹两次后，高热减退至 38℃，清宣导滞汤服后，咳嗽顿减，喉中痰鸣消失，仍食欲不振，舌苔转白腻，脉纹淡紫。予前方去黄连、天花粉、金银花、生石膏、板蓝根，加豆蔻、山楂、神曲、陈皮、竹茹、苏叶。清凉丹减为每日 2 次，每次 1 粒。经此法治疗，患儿热退神清，咳嗽痊愈。

原按：小儿高热来势急迫，因小儿稚阴之体，阴常不足，阳常有余，感受邪气，化热最速，留恋于卫分时间最短，化热入里，出现气分高热证候最为多见。热入心营则惊厥、抽搐，此小儿危重之症。根据数十来年的临证经验，结合历代前贤有关的论述，自拟"清凉丹"治疗小儿高热，取得满意疗效。清凉丹方中黄连、栀子入心经，可清心凉营泄热。龙胆草入肝胆，其性苦寒，肝主筋，肝胆热甚，邪热伤脾，宗筋受损则惊厥、抽搐。心肝胆热解则危候可减，石膏善清阳明经邪热，芦荟、寒水石可清热解毒，清邪热而止痉，故合而用之则热退惊厥止。

（选自《王静安医学新书·发热》第 251-252 页）

后学点按：本例小儿高热惊厥，乃因肺胃热盛，并热陷厥阴心包、肝经，致热极则生风，风动而痰升，心神热闭，故惊厥频现。病情较一般高热棘手而危急。治疗当清心凉肝，息风止惊。方中以清宣导滞汤为基础，送服王老经验效方清凉丹，以清心凉肝泄热；待心肝之热清，风息痰化，高热得去，则惊厥乃平。

启迪后学：小儿阳常有余，阴常不足，感邪后邪留卫分时间短促，而化热最速，故小儿外感发热，气分是关键。很多小儿常表现为热邪羁留气分，高热持续的状态。在这一阶段，邪热炽盛，最易伤阴，内传营血，然而此时正气未衰，邪正交争，若能迅速驱邪退热，则阴液得存，邪从气解，不传于内，病情迅速缓解。治疗上以祛邪为要，清气为先，既要防邪内陷，又要透邪外出。故王老治外感发热，常以辛寒清气为主，少许苦寒降火为辅，自拟清宣导滞汤通治一切外感发热。

方中石膏生用，最善清阳明胃腑实热，清热、解肌之功甚伟，故重用为君，配以青蒿、连翘、滑石，则退热之力更强，再以板蓝根、黄连清热解毒，天花粉顾护津液，赤芍凉营泄热清心，以杜绝邪犯心主之势，先安未受邪之地。用柴胡、荆芥者，在于"火郁发之"，给邪出路，透邪外出，对于外感发热十分必要。加山楂、神曲、槟榔，在于小儿脾常不足，用之一消平日积滞之饮食，一顾护邪犯脾胃，助脾胃运化。临床如见发热、鼻塞流涕，或咳嗽、咽红、汗出或无汗、舌红、苔薄黄、脉浮数，均可投以此方。

热甚夹湿浊，苔黄厚腻者，黄连适量加重；高热引动肝风，双目凝视，四肢抽搐者，加羚羊角（代）15g，钩藤 15～30g，以平肝息风；热入营分，斑疹隐隐，舌红绛者，加牡丹皮 10g，玄参 10～15g，生地黄 10～15g，麦冬 10～15g，清营凉血。鼻出血者，加荷叶 30g，白茅根 30g，焦栀子 10g，以清热止血；伤阴，舌光亮少苔，加玄参 10g，麦冬 10g，石斛 15g；高热持续不退或苔黄厚腻久不消者，或有热甚生风趋势者，可配紫雪丹或牛黄解毒片，服药时间以晚上 19—21 时效果甚佳。紫雪丹服法：2 岁以下患儿分 2 次服，即 19 时服半支，21 时服半支；2 岁以上者服 1 支，均用凉开水送服。另外，王老自制验方清凉丹清热解毒作用独特，对高热惊厥、头痛头晕、咽喉红肿、口干、溲赤、便秘效果显著，服法同紫雪丹。（清凉丹已由成都市第一人民医院制成院内制剂，临床使用效佳）

### 咳嗽

**【案一】**

姚某，男，5 岁，2005 年 10 月 24 日诊。咳嗽 20 天，患儿因受凉后出现咳嗽、喉间痰鸣、气急，曾在某医院被诊断为"急性支气管炎"，经消炎治疗后症状未见减轻。又服中药，仍未见愈。初诊：咳嗽，以夜间尤甚，气促，喉见痰多，咽部色红，口渴，尿黄，便秘，舌质红，苔黄厚腻，脉数。

［诊断］咳嗽。

［辨证］痰热壅肺，肺失宣降。

［治法］清热涤痰，宣降肺气。

［处方］宣肺化痰汤加减。苏叶 10g，荆芥 6g，炙麻绒 12g，桔梗 9g，黄连 1.5g，黄芩 9g，知母 15g，白薇 30g，炙旋覆花 15g，炙款冬花 15g，炙白前根 10g，苏子 10g，葶苈子 10g，橘络 30g（2 剂）。

水煎服，每次 30mL，每日 4 次。忌油腻及鸡蛋、鱼类。

二诊：服前方后咳嗽明显减轻，夜咳不甚，喉间痰量减少，呼吸顺畅，咽红消失，不思饮食，尿黄，大便干结，黄苔退，呈白腻苔，脉细数。此乃病热渐清化，肺气得以宣降，当应顾护脾胃，杜绝痰生，前方加炒谷芽 30g，炒麦芽 30g，金银花 15g。煎服方法及禁忌同前。

三诊：服后咳嗽消失，喉间已无痰鸣，鼻流清涕，不思饮食，舌质红，苔薄黄，脉浮数。痰热已清，唯脾胃不足，略感外邪。当守方巩固，前方去炒谷芽、炒麦芽、炙款冬花，加薄荷 6g，紫菀 12g，枳壳 10g，豆蔻 10g，2 剂。服后病愈。

原按：《幼幼集成》说："大抵咳嗽以肺脾者居多，以肺主气、脾主痰故也。"故小儿咳嗽不论何种原因，皆和肺有密切关系，且与脾相关联。治疗咳嗽以辨证准确为第一要义。然小儿咳嗽之属寒属热，因其语言不通而难以详述痰的有无及色、质、量，即使有痰亦不会吐，临证中其他可供鉴别的要点也不明显，故较为难辨。因此，王老主张通过对咽喉的观察来定性。对咽喉红肿者，即使舌苔薄白而润，亦考虑风热为患。本案咽喉红肿，结合苔黄厚腻、脉数可知为外感风邪未从表解，化热炼痰伤阴，痰热壅肺，肺失宣降而致咳嗽。

针对病机，组方以荆芥、苏叶、麻绒、桔梗宣肺解表，祛邪外出；黄连、黄芩清解肺热，苏子、葶苈、炙旋覆花、款冬花、白前根化痰降逆，橘络专走肺络，调理气机，和胃而涤痰。此组为痰热而设；痰热郁久，损伤肺阴，白薇、知母养阴清热。药证合拍，初诊咳、痰明显缓解。但小儿脾常不足，脾胃易被饮食中不当之药物所伤而变生痰浊，化热熏蒸于肺使肺气闭郁，加重咳嗽。故二诊、三诊增减豆蔻、枳壳、炒谷芽、炒麦芽等运脾和胃、消滞通腑，以增强疗效。

（选自《王静安医学新书·咳嗽》第 258–259 页）

后学点按：咽喉望诊，是王老针对小儿肺系疾病诊断的一种有效方法。小儿其他症状不明显，舌苔提供的鉴别要点也不明确的时候，往往能够通过对咽喉的望诊而达到明确诊断的目的。如舌满布白腻厚苔，其舌质之红鲜常难以辨别。若观察咽喉红肿、色鲜则必有热，其或因痰或因食而内伏不显，如此，则化痰、导滞中必参以清凉。反之，若单以舌苔白腻而处以苦温辛燥类，则病必加剧。此患儿喉间痰鸣、咽喉色红、苔黄腻，凭此三点，已能明确病机为痰热蕴肺。故首诊治疗以清化痰热，泻肺平喘。二诊，待热清痰化，方加运脾和胃之药，以运脾祛痰，以绝生痰之源。

**【案二】**

胡某，女，4 岁，1988 年 12 月 10 日诊。患儿咳嗽阵作，已经 2 个月，先后经某医院给予抗感冒、止咳等中西药治疗，症状未见减轻。患儿大便干燥、小便黄，午后颜面红，时流鼻血，舌质微红，苔白黄，脉数。

［诊断］咳嗽。

［辨证］痰热壅肺。

［治法］清肺化痰。

［处方］清肺化痰汤加减。荆芥 9g，炙麻绒 9g，石膏 30g，黄芩 30g，瓜蒌壳 9g，法半夏 6g，炙百部 12g，炙旋覆花 15g，炙白前根 15g，焦山楂 15g，神曲 15g，桔梗 9g，白茅根 30g，荷叶 15g，蛇胆陈皮末 6g（2 剂）。

复诊：1988 年 12 月 13 日。咳嗽大减，夜间偶有阵咳，咯痰已爽，鼻出血已止。原方去白茅根、荷叶，续服 2 剂。

1988 年 12 月 16 日随访，咳嗽已愈，药已停服。

（选自《王静安临证精要·咳嗽》第 20 页）

后学点按：咳嗽一证，多责之于肺，因肺主宣降，行清肃之职也。今患儿咳嗽频作，盖肺为金脏，最畏火刑，邪热乘肺，清肃失司也。肺热移于大肠，则大便干燥。鼻为肺之外窍，热迫血动，血气沸腾，故血从鼻出。邪热壅盛，炼液为痰，滞涩肺经。舌红、苔白黄、脉数，皆肺热痰闭之象，故治疗以清肺化痰为主。方以大剂石膏、黄芩各 30g 清肺泻热，以解肺金之危；瓜蒌壳、法半夏、桔梗涤化痰结，以畅肺气；再以荆芥、麻绒入肺以宣肺止咳，配以旋覆花、百部、白前根肃气通降，以降肺逆；白茅根、荷叶清肺热、凉血止血，一则能入肺以清热止鼻出血，二则白茅根能生津液以润肺燥，可谓一药两用。佐以焦山楂、神曲和脾胃、消积滞，以助运转，以解生痰之源。

或问，病既是肺热，法应清凉，何以用荆芥、麻绒辛温之药，有以火济火之虑乎？解曰：王老另有一验方——清宣宁嗽汤，其以荆芥、麻绒解表祛邪、宣肺止咳，王老言其为方中之冠。可见荆芥、麻绒为王老治疗咳嗽之常用对药。再者，本方中已有石膏、黄芩之寒凉为首，且用量亦大，能制荆芥、麻绒之温，亦能变辛温为辛凉。况寒则凝泣不流，温则通而流行，寒凉之中佐以辛温，亦是虑寒凉太过，凝滞气机，小儿娇嫩，恐伐小儿生气。此两点，若能体会麻杏石甘汤中麻黄、石膏的配伍，银翘散中淡豆豉、荆芥的用法，自然于此无虑。此王老临证辨证之要妙也！

## 【案三】

张某，男，1 岁余，1988 年 11 月 6 日诊。咳嗽 1 个月有余，多方医治，已服各种止咳药水十余瓶，未见减轻。患儿咳嗽痰少，午后夜间咳嗽加重，形体消瘦，咽红赤，纳食尚可，舌苔花剥，苔少，指纹红紫。

［诊断］咳嗽。

［辨证］肺阴不足。

［治法］滋阴润肺止咳。

［处方］滋阴润肺饮。沙参 15g，麦冬 9g，知母 9g，天花粉 15g，百合 15g，炙百部 12g，炙紫菀 15g，炙杷叶 15g，桔梗 9g，山楂 15g，神曲 15g，五皮草 15g，青蛙草 15g，肺经草 15g，六月寒 15g，兔耳风 15g（2 剂）。

11 月 15 日随访，咳嗽已止，停药多日。

原按：治疗咳嗽以辨证准确为第一要义。然小儿咳嗽，特别是咳嗽的寒热之偏，以其语言不能通，不能详尽诉其痰的有无及颜色、质、量等，加之多有痰而不会吐出，临床上其他可供鉴别的要点也不明显，故较为难辨。因此，多年来余主要通过对咽喉局部的观察而定。对于咽喉红肿者，即使是舌苔薄白而润，也要考虑为风热所患，纵有其他明显的寒象，亦为寒包热郁闭阻者居多。另外，对于外感咳嗽初起，多不采用杏仁，因为杏仁过于苦降，有留邪和滑肠伤正之嫌，特别是对于素体较虚和久病脾胃虚弱的患儿更不宜用。而余偏爱炙百部、炙旋覆花、炙白前根三味止咳良药。旋覆花性温而润，用量可适当增加，与百部配合，有肺热者亦无妨；百部性寒苦而润，白前根温润降逆。三药相合，温润平和，不寒不热，相得益彰，收效甚捷。

（选自《王静安临证精要·咳嗽》第 20 页）

后学点按：此例病程日久，久咳则肺伤，气阴两损，故见咳嗽痰少而干，咽红赤，舌苔花剥。肺为金脏，喜润恶燥，故治当以甘润之剂，此不比痰热蕴肺证，以清化攻邪为主。盖为肺阴虚之咳嗽，只宜润肺养阴，待肺之气阴足，则不治咳嗽而咳嗽自愈。方中北沙参、麦冬、百合养阴润肺；知母、天花粉生津润燥化痰；桔梗、百部、紫菀、枇杷叶祛痰止咳；青蛙草、肺经草、六月寒、五皮草、兔耳风为蜀中草药，功善清热润肺止咳，尤以治肺热、肺燥之久咳、夜咳为长。后文经验方有详细论述。

## 喑哑

**【案一】**

王某，男，5岁。就诊半个月前感冒、咳嗽，经治疗后感冒与咳嗽减，但声音嘶哑，继续服药均未见效。3日前伤风后，食油腻之类失音，不能言语，前来求治。初诊：患儿咽干，咳嗽则痛，口干欲饮，大便结，小便黄少，舌质红，舌苔薄黄腻，脉浮数。

［诊断］喑哑。

［辨证］肺阴不足，宣降失司。

［治法］清肺宣肺，润燥利咽。

［处方］宁咽汤加减。金银花15g，梅花10g，胖大海15g，炙麻绒10g，桔梗10g，射干10g，蝉蜕30g，天花粉30g，苏叶12g，苇根30g，黄连6g，诃子10g，升麻6g（2剂）。

水煎服，每服45mL，每日4次。忌食辛辣。

二诊：一剂服完，即能言语，尽剂痊愈。

原按：喑哑之病当知虚实，实者其病在标，因窍闭而喑也。窍闭者有风寒之闭，外感证也；有火邪之闭，热乘肺也。燥火伤阴，津液被灼，肺失清肃，致气道燥塞，发音不利，即肺燥喑哑。小儿为稚阴稚阳之体，肌肤薄弱，腠理不密，易感外邪。今感外邪，邪郁于肺，肺气失于宣畅，开阖不利，音不能安，以至猝然声哑。又遇感风热燥邪，肺受热灼，清肃之令不行，燥火灼津，声道燥塞，以致失音，舌红苔黄，脉浮数，咽干痛，口干欲饮，大便结，小便黄少，均为燥热之象。此证病位在肺，病因为肺气壅竭，声道失于宣扬，故治以清肺润燥利咽而愈。

（选自《王静安医学新书》第269页）

后学点按：本案例病起于风寒，壅遏肺气，即时宣通则病可向愈，但如治不及时或失于治疗，则小儿为纯阳之体，化热与传变皆快，故风寒入里化热伤津成寒包火之势，声道开阖失利，后再伤风，进食油腻使闭塞之势更重，故而失音。

处方以王老自拟宁咽汤清热利咽、宣肺开音为主方，金银花、黄连、天花粉、苇根清泄肺热、润燥，麻绒、桔梗、苏叶开宣肺气，射干、胖大海、蝉蜕、诃子、升麻利咽开音。三组药物合用，寒温共施，宣润并用，选药紧紧围绕清咽宣肺立法，紧扣失音之病机，故2剂收功。

**【案二】**

冯某，女，25岁。1个月前突发声嘶，2天前因感冒加重。曾到市某医院诊治，服药后音哑无缓解，又到市某医院五官科检查，诊为急性声带水肿，建议其住院治疗。患者经人介绍前来就医。初诊：声音嘶哑，不能言语，鼻塞声重。舌红，苔白黄，少津而干。脉浮数。

［诊断］喉暗。

［辨证］痰热阻肺。

［治法］清热宣肺，涤痰利咽。金银花30g，荆芥花9g，薄荷12g，苏叶12g，水苇根30g，桑叶10g，桔梗10g，胖大海15g，牛蒡子10g，天花粉30g，橘络15g，射干9g，车前草30g，蒺藜30g，蜕蝉30g（2剂）。

另用咽炎宁膏1瓶。

二诊：声音微嘶哑，已无疼痛。舌红，舌苔黄已退，脉较前平静。然余邪未尽，当继清余邪，前方去薄荷、苇根、牛蒡子，加白薇30g，升麻10g，诃子10g，调整剂量。咽炎宁膏1瓶。

三诊：声哑全消，舌脉正常，予养阴和胃法善其后。

北沙参30g，麦冬10g，百合30g，桑叶10g，桔梗10g，胖大海15g，金银花15g，橘络15g，蝉蜕30g，炒谷芽30g，炒麦芽30g，白蔻6g，苏梗6g（2剂）。

原按：风热外袭，肺失清肃，气机不利，则邪热上蒸，蕴结于喉，致声门开阖不利，发为喉暗，即所谓"金实不鸣"，治疗当清热宣肺，涤痰利咽。方中金银花、荆芥花、薄荷、苏叶、桑叶、桔梗、蝉蜕、蒺藜疏散风热，苇根、天花粉、车前草清泄肺热，胖大海、牛蒡子、射干清利咽喉，橘络涤痰通络，与自制咽炎宁膏含浸咽喉，内外合治，共奏清热宣肺、涤痰利咽之效。

（选自《王静安医学新书》269页）

后学点按：音哑不外虚、实两类，但王老认为无论虚实，均以宣肺开音为大法，在此基础上，实证再予清热润燥，虚者再以养阴益肺。兼风热者，予苏叶 10g，荆芥花9g，薄荷9g；肺热甚，加黄芩10g，牛蒡子10g；阴虚燥热，加玄 参15g，麦冬10g，生地黄9g，天花粉15g，或石斛15g；喉间有痰，去升麻、诃 子，加苏子9g，葶苈子9g，杏仁6g，法半夏6g，茯苓9g；突发而体质强，蝉蜕 30～60g，当茶饮。

启迪后学：蒺藜本为平肝潜阳之药，何以此处用之？细思王老用意，因蒺藜 有辛开散结、疏风散热之功，此处与蜕蝉配伍可达疏咽关之气机，解喉间之痉挛 之功。临证治疗急性失音之疾，效王老之法，以宣肺开音为法，施蝉蜕、桔梗、 胖大海、射干、诃子、麻绒等主要药，再据寒热偏盛之不同，伍用对症药物，常 收佳效。"咽炎宁膏"由市第一人民医院作为院内制剂使用。

## 【案三】

张某，男，2岁，1985年12月28日诊。声音嘶哑3个月。3个月前患水痘 麻疹后，出现声音嘶哑兼咳嗽气紧，说话声音不出，经多方治疗无效，今来门 诊。现声音不出兼咳嗽气紧，形瘦神差，唇干裂，舌面糜烂，舌质红、脉数、指 纹紫。

［诊断］嘶哑。

［辨证］阴血耗损，余热不退。

［治法］养阴清热，开肺利咽。射干5g，山豆根5g，金银花15g，蝉蜕15g， 炙升麻15g，胖大海10g，桔梗5g，玄参10g，麦冬10g，煨诃子5g，天花粉5g （1剂）。

复诊：讲话哭闹能发出声音，咳减。但咳痰不利，鼻孔干，唇裂，舌脉同上， 原方加石斛10g，橘络10g。

三诊：鼻干唇裂好转，声音恢复正常，以健脾利湿之方善后收功，后经随访， 痊愈未发。

（选自《王静安医学新书》第206页）

后学点按：患儿痘疹之疾，热毒乃甚，失于治疗，邪毒未能及时清解，肺为 娇脏，首当其冲，热毒犯肺则壅遏肺气，耗伤肺阴，筋膜失养致发声不利，故音 哑失语，兼见唇干、舌糜烂、舌质红等津伤之象，为虚实夹杂之患。当虚实同 治，清热宣肺、利咽开音与养阴生津并举，以射干、蝉蜕、胖大海、桔梗、诃子、升麻宣肺开音，金银花、山豆根清泄热毒，玄参、麦冬、天花粉、石斛养阴生津，故一剂知，二剂已，三剂愈。

## 哮喘

### 【案一】

刘某，女，7岁，于1963年11月5日初诊。患儿3岁时疑为感冒而并发哮喘，以后每因着凉或活动过度，汗出感风，必发哮喘。发病前不一定有喷嚏、恶寒、发热之变，但必以鼻淌清涕、背心及肤冷为先兆。初诊：这次发病因着凉所致，鼻淌清水，身无寒热，但哮喘而喉中痰声辘辘。形体消瘦，素来纳差，病后更不欲饮食，面色㿠白，苔白舌淡，二便无异。

［诊断］哮喘。

［辨证］风寒外束，肺失宣降。

［治法］宣降肺气，辛温散寒。

［处方］麻杏二陈汤加射干、旋覆花、款冬花、紫菀、沉香。

因虑其痰湿肺闭较重，服2剂。

二诊：患儿服2剂后，哮喘已平，但患儿消瘦，纳差，面色㿠白，脉沉弱，畏寒，夜尿多。此为脾肾阳虚之证，治以温补脾肾，用补肾地黄丸去泽泻，加巴戟天9g，肉桂6g，紫河车6g，令其服半个月。随访患儿每两天服1剂，连服10余剂（其间有间隔1~2天的），以后再未发过哮喘，感冒也不能引发，哮喘彻底痊愈。

原按：哮喘确系内有结痰窠臼，小儿多因感冒着凉而引发，小儿一有病症，皆言六淫多从火化，热证居多。但唯独哮喘虽亦有化热，然以寒哮反多，居十之七八，此为若何？病以肺寒脾湿为本。故小儿六淫皆从火化之说，是举其大要而言，对具体病症要做具体分析，以符合临床实践为原则，此为一也；哮喘乃肺气上逆所致，何以还用旋覆花？"诸花皆升，唯覆花独降"，临床也多应验，故任何事物都有例外，不是一成不变的，医者不可不知。

（选自《静安慈幼心书》第209-210页）

后学点按：患儿每发哮喘之时，以鼻淌清涕、背心肤冷为必现之症，则肺气亏虚之候可知，此为虚喘亦知。气虚之甚，阳不足也。阳气虚疲则气不化津，阴浊内生，故流清涕。背为阳气聚集之地，阳气不足，则肌肤失于温煦，故现背心肤冷。人身之阳气根系于肾，患儿先天禀赋不足，即是肾中元阳不足，故虽曰肺中阳弱，无不是因肾阳虚惫所致。然今因外感风寒，引动内在之伏痰，故虽病本根于肾阳虚，然缓标病之急，不可不先也。如仲景云："病痼疾加以卒病，当先治其卒病，后乃治其痼疾也。"

外解风寒，治从辛温，内化痰饮，亦从其温。王老以麻杏二陈汤为主方，药应为麻黄、杏仁、陈皮、半夏、茯苓、炙甘草。其中，麻黄辛温散寒，开宣肺气，通调水道，应为主药。内闭之寒邪，非麻黄不得外散，肺气之郁结，非麻黄不得宣通，故此非麻绒纯宣肺止咳之能可代替。杏仁降气定喘，与麻黄之外散相配，一宣一降，恢复肺气宣降功能，相得益彰；再合炙甘草，即蕴藏三拗汤之义。陈皮、半夏、茯苓辛燥痰湿，又能淡渗利湿，使痰饮分消，无处可留；辅以射干降气开结，旋覆花行水消痰，款冬花、紫菀定喘止哮；尤以沉香，性温纯阳，纳肺气归肾以平喘，又能温肾阳以助肺气，是王老治标之中，顾扶根本之举。

待外邪解，阳虚之候，如面色㿠白、脉沉弱、畏寒、夜尿多皆现。阳气不足，则阴寒必盛，故形寒、面色㿠白。肾阳亏虚，则膀胱固摄之力亦弱，故夜尿频多。肾中元阳亏虚，则不仅肺中阳气弱，脾阳亦不足也。盖脾土亦赖肾火温煦，故补肾阳即是补脾阳。补肾地黄丸一方，于《活幼心书》《丹溪心法》《幼幼集成》三书中皆有记载，《幼幼集成》中的补肾地黄丸更合王老方义，方药是熟地黄、怀山药、山萸肉、嫩鹿茸、怀牛膝、粉丹皮、白云苓、泽泻、北五味、补骨脂。方中以六味地黄丸加五味子补肾滋水，王老去泽泻，恐是虑其利水之性不合阳气固摄之本。鹿茸、补骨脂、怀牛膝性温大热，壮命门之火，于前滋阴药中从阴引阳，使肾中之元阳生生不息。王老增以肉桂、巴戟天、紫河车，使补阳之效力更宏。全方峻补肾阳、收纳肺气，无一味药专以平喘为效能，但治从根本，益火之源以消阴翳也。使肺、脾、肾三脏阳气充足，则内伏之痰饮无不消散。不治其喘，但治其虚，故患儿体质得到改善，四年之喘亦得到痊愈。

因此案只有王老所处药方方名，不见其具体用药。今补其药以示，期王老治病经验之理、法、方、药俱在。但其用量，却不敢任意妄加，学者当遵其思路辨证施治。

**【案二】**

赵某，女，5 岁，1988 年 4 月 3 日诊。患"支气管哮喘"2 年多，多次住院打针吃药（包括激素类药），只能暂时缓解症状，常反复发作，并逐渐加重。近来又因病发来我处求治。初诊：患儿喘咳，胸膈胀满，喉间痰声辘辘，呼吸气促，伴有发热，咽部红肿，痰黄稠难咳出，口苦口渴，纳差，舌质红，苔黄腻，脉滑数。方用自拟清热涤痰定喘汤加味治疗。

［诊断］哮喘。

［辨证］痰热壅肺。

［治法］清热涤痰。

［处方］清热涤痰定喘汤。荆芥 9g，炙麻绒 12g，石膏 30g，黄芩 9g，苇根 30g，炙百部 12g，射干 9g，炙款冬花 15g，炙金沸草 15g，山楂 15g，神曲 15g，法半夏 6g，橘络 15g，苏子 9g，葶苈子 9g，郁金 9g，车前草 30g。

二诊：1988 年 4 月 10 日。服药 3 剂后，哮喘减轻，胸膈胀满消失，舌苔退，纳食稍增。

炙麻绒 12g，石膏 30g，黄芩 9g，炙款冬花 15g，炙金沸草 15g，苏子 12g，葶苈子 12g，冬瓜仁 30g，滑石 30g，桔梗 9g，山楂 15g，神曲 15g，法半夏 6g，苇根 30g。

三诊：4 月 17 日。上方服用 4 剂后，诸症消失，唯喉间偶有痰鸣。遂给补虚化痰汤和贝母半夏散，令其坚持服 1 个月。随访至今未再发。

（选自《王静安临证精要·哮喘》第 25-26 页）

后学点按：患儿胸膈胀满，喉间痰声辘辘，为痰饮蕴肺，肺气闭阻之象；发热，咽部红肿，痰黄稠难咳出，口苦口渴，舌质红，苔黄腻，脉滑数，则为痰饮热化，痰热蕴肺之征。治疗当清化痰热，泻肺平喘。故首诊方中石膏、黄芩、苇根清肺泻热，苏子、葶苈子、半夏、橘络、车前草化痰泻肺；射干降气祛痰平喘，荆芥、麻绒祛邪宣肺，百部、款冬花、金沸草肃气平喘。两者相配，以畅肺气。山楂、神曲消食导滞，和胃运脾，消生痰之源；待痰化热清则肺气畅通，故复诊哮喘减轻，胸膈胀满消失，是为佳象，故继之以原方出入，加冬瓜仁、滑石，以增化湿祛痰之效。

**【案三】**

王某，男，1 岁，2005 年 11 月 2 日诊。患儿咳嗽、气喘已 2 个月有余，喉间痰鸣，难以咯出，在某医院被诊为"支气管哮喘"，经治疗后症状稍有改善，停药后反复，并逐渐加重。

初诊：证见患儿咳嗽，气喘，哮鸣，呼吸急促，声音嘶哑，不思饮食，面色萎黄，舌质红，苔白腻，指纹紫。

［诊断］哮喘。

［辨证］痰热壅遏，宣肃失司。

［治法］清热涤痰，宣肺定喘。

［处方］拟清热涤痰定喘。荆芥花 6g，苏叶 9g，炙麻绒 12g，桔梗 9g，黄连 1.5g，黄芩 9g，橘络 15g，炙旋覆花 15g，车前草 30g，白薇 30g，白前根 15g，半夏 1.5g，瓜壳 3g，薤白 6g，苏子 10g，葶苈子 10g（2 剂）。

每日 4 次，每次 20mL，一日 1/3 剂，忌鸡、鱼。

二诊：服用上方后咳喘消失，饮食增加，舌质淡红，苔薄黄，指纹红。痰化肺清，宣肃复常，哮喘乃平。守法守方，再进原方 2 剂，以资巩固。后予健脾和胃化痰，以善其后。

原按：小儿肺脏娇嫩，脾常不足，可使津液不布，凝为痰湿。一遇外风入侵，引动伏痰，痰气相互搏结于肺，宣肃失司，发为哮喘。小儿体属纯阳，痰易从热化，六淫又多从火化，故临证以热哮居多。哮喘主要病因为痰为热，病理关键是痰热气壅，病位在肺、脾。

喘因痰热而成，法宜涤痰清热，若见喘止喘，非徒无益，只能留邪不解，化热生火，助邪为虐。方中炙旋覆花、白前根、半夏、橘络降气祛痰，瓜壳、薤白、苏子、葶苈子豁痰平喘，车前草引痰湿下行，黄连、黄芩、白薇清热，数药合用可使痰热清化，内因得解；又用荆芥花、苏叶、炙麻绒、桔梗疏风宣肺，去除外因。如此配伍，内外之因皆除，哮喘自平。在制方中，宣肺之壅不离炙麻绒，泻肺之实首选葶苈子，热喘宜清，黄连、黄芩必不可少，此几味实为方中主药。

痰热为病，导致哮喘，无痰不成热即难成哮这种观点，对防治小儿哮喘有一定的指导意义。

（选自《王静安医学新书》第 262 页）

后学点按：喘有寒热之分，但必以痰饮伏肺为重点。痰从热化则成痰热蕴肺，法宜清化。痰从寒化则成寒饮伏肺，法当温化。然俱当宣发肺气，以畅肺壅。王老清以石膏、黄芩、黄连等，化以瓜蒌、苏子、葶苈子等；温以干姜、桂枝，化以生姜、细辛等。宣肺首以炙麻绒，泻肺首推葶苈子。正如其常言："制方中宣肺之壅不离炙麻绒，泻肺之实首选葶苈子。热喘宜清，黄连、黄芩必不可少；寒喘宜温，生姜、细辛不可缺。"确为经验之谈，吾等皆当学习之。方中白薇用量30g，1岁小儿何以用此大剂？白薇清热凉血、利尿通淋，善解毒疗疮，用于治邪入营血发热，合车前草则涤痰化饮，此王老特殊用药之经验。

## 咳血

### 【案一】

李某，男，21岁，1985年5月12日诊。咳血3天。3天前，因感冒咳嗽剧烈，后出现咳血，先为痰中带血，后为鲜血，曾在某医院诊断为"支气管扩张出血"。症见咳嗽；咳血，色鲜红；动则加剧，神疲乏力，面色少华，纳差，二便尚可，舌质红，苔黄，脉数。

[诊断] 咳血。

[辨证] 肺热壅盛，迫血妄行。

[治法] 清热泻肺，凉血止血。

[处方] 荷叶茅仙汤。荷叶30g，白茅根30g，仙鹤草30g，炙款冬花15g，紫菀15g，百合30g，知母15g，炒地榆15g，炒槐角15g，橘络15g，三七粉10g，炙枇杷叶15g，兑童便100mL，韭菜汁100mL（2剂）。

二诊：1985年5月17日。服药后，咳嗽明显减轻，咳血大减，仅偶见痰中带血，舌红，苔薄黄，脉和缓。原方加怀山药30g，豆蔻6g，百部15g，健脾调理。

（选自《王静安医学新书》第215页）

后学点按：病起于感受风邪，入肺则迅速化热，热伤肺络，成为咳血。血从肺出，阴血不足，故咯血兼见肺阴不足之候，治疗当一面清肺泻热，一面凉血化瘀止血，一面养阴润肺止咳。本证由外邪入而化火伤肺，肺热炽盛，其清肃失职，肺气反因火热上冲，发为咳嗽。肺叶被火热熏灼，燥伤津液，故干咳、少痰；且肺络为燥热所伤，血因火升，痰因火动，故痰中带血，或咳纯鲜血。治疗无不针对一"火"字，清肺泻热，凉血止血。方中以荷叶茅仙汤为主方，凉血泄热，为何上焦之出血却用治大肠之地榆、槐角？《本草再新》载"地榆入肺、肾二经"。《日华子》载"（地榆）排脓，止吐血""槐角入心、肝、大肠经"。张元素认为，"地榆气微寒，味微苦，气味俱薄，其体沉而降，阴中阳也，专主下焦"。肺亦为阴中之阳脏，合地榆之性，且借其体沉而降而引火向下。此为一。再者，肺与大肠相表里，脏之火以泻腑治之，则加地榆、槐角以增凉血止血之力；款冬花、紫菀、橘络、枇杷叶降气肃肺，使肺气清肃下行，气降则火亦易平；百合、知母清金保肺，滋阴润燥，使之化源不断；佐以三七粉活血止血，使止血而不留瘀。全方配伍精当，使火降、热泄、气顺，血自安宁而不妄行矣。

童便又名还元水，其性味寒咸，气凉，无毒，能引肺火下行而从膀胱出，降火滋阴甚速，且咸走血分，故又能润肺清瘀，有益阴降火之功，无寒凉凝瘀之患。韭菜汁，味辛，能行血散血，《本草经疏》有云："益肝、散滞、导瘀是其性也。以其微酸，故入肝血而主血分，辛温能散结，凡血之凝滞者皆能行之，是血中气药也。"王老取童便合韭菜汁，一寒一温，一走气分，一走血分，使血宁而不涩，气顺而不散。

三法同施，处方紧围"热""血"二字立法，故收佳效。取效后加山药、豆蔻健脾益气和胃，盖脾统血，以扶后天。

**【案二】**

华某，男，32 岁，1980 年 10 月 24 日诊。患者于 1979 年 12 月 15 日开始咯血数口，以后每日咯血 4～5 次，血色紫红。近日来咯血丝痰，曾服西药未获疗效。患者自觉咽喉有梗死感，头昏，身热，胁肋胀满，烦躁眠差，纳谷不香，溲黄赤，大便干燥。形体消瘦，精神紧张。舌红，苔黄，脉细弦数。

［诊断］咳血。

［辨证］肝火犯肺，血热妄行。

［治法］清热平肝，凉血止血。

［处方］荷叶茅仙汤加减。荷叶 60g，白茅根 60g，仙鹤草 30g，焦栀子 9g，白芍 30g，茜根炭 15g，侧柏炭 15g，蒲黄炭 15g，大蓟 15g，小蓟 15g，炙旋覆花 15g，炙款冬花 15g，橘络 9g（2 剂）。

每日 1 剂，水煎服。

二诊：患者自诉，服药后诸症大减。舌红，苔薄黄，脉弦微数。嘱用前方，再进 5 剂。

三诊：热退身静，血止嗽平，仍守上方进退。荷叶、白茅根、栀子、白芍减量；加沙参、麦冬益气养阴。药进 10 剂，诸症悉除。

原按：本案系肝火犯肺，木火刑金之咯血证。故用荷叶茅仙汤加焦栀子以清肝热，通利三焦。肝以血为体，以气为用，体阴而用阳。肝病宜补不宜伐，故重用白芍养血柔肝。肝得血养，木气条达，气不郁则火自降，火降则血随气行，无溢出之患。同时，白芍又有安脾经、收胃气、和血脉、固腠理之功，营卫和调，血自循经而不外溢。由此不难看出，白芍实为治本的要药，与其他药配伍以凉血宁嗽。诸药相合，共奏清热凉血、平肝止血宁嗽之功。热必伤精耗气，加入沙参、麦冬，养阴益气以安诸脏而巩固疗效。

（选自《王静安医学新书》第 367 页）

后学点按：血由肺及喉上溢，经口咳出，以痰中带血，或痰血相兼，或纯血鲜红，间夹泡沫为特点。若不因咳而血咯出者，称为咯血。咳血与咯血均出自于肺，其病因治法均相同。咳血临证分为虚、实二证。实证多由外邪入内而化火伤肺，或由内生积热上蒸于肺，致肺络损伤；虚证多因肺燥伤阴，阴伤络损，致脉络破损，血液外溢。此案为肝火犯肺之证，当肝、肺同治。治肝，王老施用白芍、焦栀子，认为肝为刚脏，肝木妄动，非白芍阴柔不足以立功，木火内生，非焦栀子苦寒难以清泄肝火。此二药为治本之药。

## 【案三】

周某，男，48 岁，1980 年 8 月 29 日入院。患者反复咯血十余年，近两年加重，有时一次咯血量可达 200～300mL。多次经中西医抢救而暂时缓解，但咯血始终未愈。在某地区医院诊为支气管扩张咯血，曾用中西医药物治疗无效。就诊时咯血，每次量 100mL 左右，血色鲜红，身热口臭，痰不多，胸闷纳呆，梦多眠差，口干，溲黄赤，大便干，舌质红，苔黄，两寸脉弦数。

［诊断］咳血。

［辨证］热壅于肺，迫血外溢。

［治法］清热泻肺，凉血止血。

［处方］荷叶茅仙汤加味。荷叶 60g，白茅根 60g，仙鹤草 30g，焦栀子 9g，黄芩 12g，侧柏炭 15g，茜草炭 15g，蒲黄炭 15g，三七粉 9g，炒槐花 15g，炙旋覆花 15g，炙款冬花 12g，橘络 9g（3 剂）。

药进 3 剂，咯血大减，精神、纳食转佳，仍咳嗽，痰中带血，舌红，苔薄黄，脉较前为缓。药已中症，仍守前方化裁。黄芩减量，加沙参 30g，天花粉 15g，麦冬 30g，以滋阴益气。连服 20 剂后，痰血即止。舌质微红，苔白，脉弦微数。为巩固疗效，上方再进 10 剂，病情稳定，出院上班。后随访，未复发。

原按：《赤水玄珠》有"咳血多为火郁肺中"之说。咯血量多，常为热迫。本例属热壅肺络，沸腾经血，熏灼阳络，热载血行，血离经而外溢。治则重在清热与凉血止血，故加黄芩清肺热，用三七、槐花凉血祛瘀止血，佐以宁嗽药。"治上焦如羽，非轻不举"，三七得槐花与荷叶可直达病所。数药相配，既有凉血止血之功，又能活血散瘀，疏通脉道。吾常以此治咯血，多获疗效。

（选自《王静安医学新书》第 367 页）

后学点按：王老认为，咳血无论虚实，其病位在肺，临证应始终着眼于热伤肺络的基本病机。如《景岳全书·血证·咯血论治》："凡病血者，虽有五脏之辨，然无不由于水亏，水亏则火盛，火盛则刑金，金病则肺燥，肺燥则络伤而嗽血。"本案热邪壅遏于肺经，热迫血行，频频咳血，血量较多，病情较急迫，临证当急以泄热止血为先。以黄芩清泄肺热，焦栀子安抚刚脏，为治本之法。止血之法，以荷叶、白茅根、仙鹤草为君，佐以三七既能止血，又可散瘀，率领大队凉血止血之药，与治本之药配伍，疗效甚佳。

启迪后学：纵观以上 3 例咳血之症，其治皆以清肺泻火、凉血止血为大法，清热与凉血为治疗咯血的关键。王老认为，热虽有虚实之异，其性则一，其危害亦类同，故以荷叶茅仙汤为主方，三药配伍，其气能上布下行，达于四肢内外，使清阳升发，浊气外泄，临证咯血证多用之，每投必验。

若木火刑金，咳血鲜红，痰中带血者，加焦栀子 10g；苔光如镜为热燥伤阴，阴虚火旺，加沙参 30g，麦冬 30g，玉竹 30g，石斛 15g，梨汁 100mL；咳黄痰者加黄芩 15g，煅花蕊石 30g；大便干结者，加生何首乌 30g，胖大海 15g，火麻仁 30g，郁李仁 30g；盗汗，加黄芪 30g，沙参 30g；午后潮热，双颧发热，五心烦热，加沙参 15g，麦冬 15g，桑叶 15g，牡丹皮 6g，天花粉 15g，知母 10g，玄参

15g，蒺藜 15g。

## 鼻渊

### 【案一】

陈某，男，7 岁。1998 年 3 月诊。鼻流浊涕 1 个月，加重 2 天。1 个月前受凉后，流清涕，喷嚏，咳嗽发热。经中西药治疗后余症消失，唯流涕不止，日渐稠浊，量多。近日脓涕不止，鼻塞不知香臭，自诉头昏时痛，心中烦躁。望之鼻腔内红肿，鼻黏膜肿胀。舌红，苔薄黄，脉滑数。

［诊断］鼻渊。

［辨证］胆胃郁热，肺失宣肃。

［治法］清热宣肺。

［处方］辛夷花 9g，白芷 9g，蝉蜕 30g，豆蔻 5g，金银花 15g，荆芥花 9g，龙胆草 30g，滑石 30g，黄连 9g，薄荷 9g，荷叶 30g，细辛 9g，木通 10g，苍耳子 9g（3 剂）。

服上药 3 剂后，黄脓涕明显减少，舌苔变为白色。上方去荆芥花、荷叶，加连翘 9g，薏苡仁 30g，神曲 10g，再服 3 剂后流涕尽愈，热象消失。随访未再复发。

原按：苍耳子散出自《太平惠民和剂局方》，是治疗鼻渊的有效方，用此治疗急性或过敏性鼻炎效果较好。也有报道用桂枝汤和葶苈子、蝉蜕（据现代研究抗过敏）治疗过敏性鼻炎取得良效。根据王老的体会，应结合肺与胆之一脏一腑，辛散与清热宣透并用、辛温与苦寒同举，这样对急、慢性鼻窦炎才能取效。另外《玉龙歌》说："不闻香臭从何治，迎香二穴可堪攻，先补后泻分明效，一针未出气先通。"即告诉我们，鼻塞不闻香臭可加用针刺迎香二穴，因为迎香乃手阳明大肠经穴位，阳明大肠与太阴肺互为表里，此所以泻腑可以安脏矣。亦可加印堂、合谷等穴辅助治疗，效果亦佳。

此外，本病还可辅以外治法，则疗效更加显著。王老在临证时，常用通鼻饮（荆芥花 10g，薄荷 30g，白芷 30g，北细辛 10g，苏叶 10g，葱白头 10g。煎水熏鼻孔，起通达鼻窍、清热疏风之功）加味，此方主治鼻阻塞不通，不闻香臭，流清稠鼻涕，头额胀痛。

（选自《王静安医学新书》第 205 页）

后学点按：本病多起于风寒，失于治疗，化为热邪，壅遏肺窍，胆热、脾湿循经上犯于鼻，形成内外合攻之势，故病难愈。治疗用肺、胆、脾同治之法，一面以苍耳子、辛夷、白芷、细辛芳香通窍，蝉蜕、金银花、荆芥花、薄荷疏散风邪；一面以龙胆草、黄连清泄胆火；一面以荷叶升清降浊，转运脾胃，豆蔻、木通、滑石芳香利湿，给邪以出路。方中大剂龙胆草、滑石配细辛、豆蔻为王老独特用法。数法同治，寒温并用，收效甚佳。外用"通鼻饮"，其药芳香辛透之功强，但辛温燥烈，临床应注意，若鼻窍已开，鼻塞缓解，燥之象将出而鼻干、红、燥之时，加黄芩、玄参、生地黄、桑叶、菊花、龙胆草、排风藤等益阴清热之品，可加强疗效。

**【案二】**

任某，男，3 岁 9 个月，2006 年 1 月 25 日诊。鼻塞 1 个月余。患儿平素易感冒，发病则鼻塞、流涕、咳嗽等，1 个月前因天气变化感冒，经治疗后症状缓解，但鼻塞始终未愈。初诊：患儿鼻塞不通，鼻内有少量分泌物，纳可，口干欲饮，大便干，小便黄。患儿精神尚佳，面色有华，诊查合作，鼻无畸形，舌质红，舌苔白腻，脉滑数。

［诊断］鼻渊。

［辨证］肺失宣肃，胆胃郁热。

［治法］清宣通窍，清泻胆胃。

［处方］龙胆荆苏芩连汤。白薇 30g，苏叶 10g，荆芥花 9g，龙胆草 15g，细辛 6g，川黄连 1.5g，黄芩 9g，金银花 15g，白芷 6g，桔梗 9g，知母 9g，川木通 9g，车前草 30g（2 剂）。

以上诸药直接加水煎煮，1 剂药煎煮 3 次，第一次煮开后 5 分钟，第二次煮开后 8 分钟，第三次煮开后 12 分钟，取汁去渣。1 剂服 3 天，每日 4 次，每次 40mL。

二诊：家长代诉患儿服药后鼻塞大有缓解，鼻内分泌物变稀，量减少，口干欲饮，大便稀溏，小便量多，色淡黄，舌质红，舌苔白微腻，脉滑数。患儿反复外感，鼻渊系肺气失宣，胆胃郁热，上蒸鼻窍所致。故组方以疏风清热、泻胆利湿、芳香开窍为主，方中白薇、苏叶、荆芥花、金银花宣散风热，清利头目；桔梗宣肺排痰；川黄连、黄芩、知母清热泻火；龙胆草清泻肝胆，不仅引经报使，还直捣病巢；白芷、细辛辛通走窜，宣通鼻窍；川木通、车前草清热利尿，引邪下行，使邪有出路。患儿服药后，鼻窍不通缓解，大便稀溏，说明风、热、湿邪随大小便逐渐排出，治疗有效，继前守法守方治疗，原方加炒谷芽、炒麦芽，以防苦寒清热药伤及脾胃。

白薇 30g，苏叶 10g，荆芥花 9g，龙胆草 15g，细辛 6g，川黄连 1.5g，黄芩 9g，金银花 15g，白芷 6g，桔梗 9g，知母 15g，川木通 9g，车前草 30g，炒谷芽 30g，炒麦芽 30g（2 剂）。

煎服方法同前。再诊，诸症愈。

原按：对于鼻渊，中医早在《黄帝内经》时期就有了深刻认识，如《灵枢·脉度》说："肺气通于鼻，肺和则鼻能知香臭矣。"《素问·气厥论篇》说："胆移热于脑，则辛頞鼻渊，鼻渊者，浊涕下不止也。"本案患儿反复感冒，肺气不和，郁而化热，小儿脏腑娇嫩，喂养不当，湿热内生，郁困脾胃，清气不升，浊阴不降，湿热邪毒循经上蒸，停聚窍内，伤蚀肌膜者，遂为鼻渊。而口干欲饮、大便干、小便黄、舌红、苔白腻、脉滑数，均为胆胃郁热、湿热困阻中焦之证。故组方以疏散风热、清泻肝胆、芳香通窍为主，宣通肺气与清泻胆热之法同施，辛散与清热宣透并用，辛温与苦寒同举，其临证疗效甚佳。

治疗鼻渊（肺失宣肃，胆胃郁热），组方有如下特点：治疗重点在疏散风热，清泻肝胆，芳香通窍，方中宣散风热，清利头目，清热泻火，清泻肝胆，辛通走窜，宣通鼻窍，清热利尿，引邪下行，邪有出路。其中龙胆草与细辛的特殊配伍运用，为临证一得。

（选自《王静安医学新书》第 270-271 页）

后学点按：鼻渊，是指以鼻流浊涕，如泉下渗，量多不止为主要特征的鼻病，常伴有鼻塞、头痛、嗅觉减退，久则虚眩不已。局部检查可见鼻甲肥大，肿胀充血，鼻中道有脓性分泌物，与急、慢性鼻窦炎相类似。综合各种学说，王老认为鼻渊病位在肝、肺、胆、胃，临床中少见一型一证，常脏腑兼夹为病，多因感受风邪，壅遏肺经；胆火循经上犯，移热于脑；胃中湿热内生，运化失常，湿热上蒸，皆可使鼻窦肌膜腐灼，变为浊涕。王老临证常肝、肺、胆、胃脏腑并治，以疏散风热、清泄肝胆和利湿为大法。龙胆草为清热燥湿之品，其味寒，善清肝胆，以峨眉龙胆为佳，气味清香，茎叶味微苦，根极苦，其茎丛生，断面空心，今多制用，故泻肝经热，使消肿止痛、解毒祛湿，走而不守，配细辛、焦栀子醒脑开窍，胆热清而脑热得清，清窍得和。

## 鼻衄

**【案一】**

梁某，女，4岁，1987年3月4日诊。反复鼻衄1个月余，加重5天。1个月前无明显外因出现鼻衄，每次量多，势如泉涌，血色红，多次以药纱条填塞，其效不显。近3日来每天发作，伴鼻腔干燥，口干心烦，小便黄少，舌红，苔黄腻，脉数。

［诊断］鼻衄。

［辨证］肺热壅盛。

［治法］清解肺热。

［处方］荷叶茅仙汤加味。炒白荷叶30g，炒白茅根30g，炒仙鹤草30g，荆芥炭15g，黄连6g，川木通9g，牛膝9g。

3剂，水煎服，频服。外用栀子10g，打碎，调冷水敷涌泉穴。

复诊：鼻衄止，仍鼻干，原方加生地黄10g，石斛10g，养阴润燥。外用药停，服第4剂而善后。随访1年未见复发。

（选自《王静安临证精要》第83～84页）

后学点按：王老认为，小儿鼻衄多由实火和阴虚所致。其辨证当首先分清病之新久，新病多属实火，治宜清泻，久病多属阴虚，治宜滋补。小儿体禀纯阳，一遇邪侵，皆从火化，尤其是心、肝之热盛，最易伤肺。今患儿心肝之热上迫肺金，致使肺热壅盛，肺络损伤，迫血妄动，发为鼻衄。火热灼伤津液则口干，鼻腔干燥。舌红、苔黄腻、脉数，均为热盛壅滞之象。治之当泻肺热以凉血止血，降泄心肝火气，以解上迫肺金之势。方为王老自拟荷叶茅仙汤加味，方中荷叶、白茅根、仙鹤草泻热凉血，况三药经炒制后，有"见黑即止"之意。并认为"三药合用，其布于上，运于下，达于四末，内行于脏腑，外行于肌肤，使清气升达，浊邪下泄"，为治疗鼻衄的基础方。再配以黄连、木通清心泻热，牛膝引血下行，荆芥炭止血而息肝风。妙以外治，栀子敷涌泉穴，清在上之火热，复能导火热之气以下降者，取栀子秉肃降之气以复条达之用。

复诊后，邪热已解大半而阴伤未复，故鼻衄得止，但仍感鼻干。生地黄性寒味苦甘，沉也，阴也。入手少阴及手太阴，既可凉血又能滋阴。但考生地黄阴沉之性，凉血是其所长，退火是其所短，若用大量，则恐其寒凉之性阻脾胃生发之气，故仅用 10g。石斛为除热益阴之品，其性平味甘淡，气味轻薄，益阴而不碍邪出，除热亦不伤正。外用宜生栀子，妙用冷水润敷，取其直折火势，衄止则停不宜久敷。内外合治，取效快捷，此王老用药之要妙也。

**【案二】**

叶某，男，5 岁。患儿鼻衄一周，加重两日。家属代诉患儿每年春夏则发鼻衄，予鼻中塞油纱条仍不能止血。一周前开始鼻衄，两日前活动过甚，出血加重，量多色鲜红。到某医院五官科急诊，当时血止，又复出血。初诊：患儿面色青紫，少神，消瘦，鼻中虽塞有止血纱条，仍然有血渗出，口中吐出鲜血，舌质红，苔薄黄，脉细数。急则治标，先予外治以泄热止血。即用手拇指、示指重压患儿双侧环指第二节两侧，每次五分钟，放松约一分钟，再行压迫，反复十余次。待血稍止，用布带捆扎此处。再用生栀子 30g 研细，用少量面粉和匀，加食醋调成糊状，贴敷双下肢涌泉穴。

［诊断］鼻衄。

［辨证］肝肺热炽，迫血外溢。

［治法］清肝泄热、凉血止血。

［处方］荷叶茅仙汤加味。荷叶 30g，白茅根 30g，仙鹤草 30g，焦山栀子 10g，黄芩 10g，龙胆草 30g，大蓟 30g，小蓟 30g，地榆炭 30g，槐角炭 30g，蒲黄炭 30g，白芍 20g，天花粉 30g，炒谷芽 30g，炒麦芽 30g。

煎浓汁当茶频服。当夜安静入睡，配合中药内服，次日鼻衄止。后予益肺养肝和胃之剂治疗七日，鼻衄愈。观察一年未复发。

原按：外治捆扎压迫止血法，是根据子午流注中十二经纳天干图而创立的。环指第一节属肺，三节属肝，压迫捆扎中节之义，在于阻断木火刑金之径，则血归返于经，故鼻衄可止。涌泉为足少阴之主穴，主治鼻衄；生栀子调醋外敷，引火下行。内服清肝泄肺之方，使火降郁解，木气条达，鼻衄自止。

（选自《王静安医学新书》第 271 页）

后学点按：王老认为鼻衄辨证要紧扣一个"火"字，而该患儿每于春夏发病，与季节气候明显相关，说明患儿体质有阴不足而阳过盛之根，春为木季，阳升而亢，夏为火季，热炽而灼，故木火刑金致鼻衄不止。其病机是火热上炎，迫血妄行，故发作期治疗关键在于泄热凉血。待血止热退之后，王老再予益肺养肝和胃之剂，以使阴平阳秘，断其根，方能治其本，故后不再复发也。

启迪后学：鼻衄是临床中常见的出血病证，其病位在肺、胃、肾，王老认为其基本病机是火热上炎，迫血妄行，治疗关键在泄热凉血，上述两例均以王老之荷叶茅仙汤加味，颇有疗效。方中荷叶轻清苦辛，善走气分，透热转气；又可入血分，清血分之热，活血而不瘀滞；白茅根色白入气分，走而不守，其力可透边梢，善行血中之气，既可止血，又可行血，且清热利尿，使热从小便而解，清热凉血止血而不收涩；仙鹤草的幼苗又叫龙牙，坚硬，止血消瘀，可用于全身各部的出血，药力较缓，止血而不留瘀。诸药合用，共奏清热凉血、理气散瘀止血之效。该方看似简单平淡，但药简意赅，轻灵不收涩，尤其适宜治疗各种小儿血证。临证可再加炒栀子、炒地榆、炒槐角、荆芥花、蒲黄炭、茜根炭、侧柏炭以清热凉血止血，加炒山楂、炒谷芽、炒麦芽等以健脾和胃，川木通、牛膝、车前草利尿通淋，使邪有出路。治疗鼻衄，王老喜用生栀子调醋敷贴涌泉穴，内外合治，提高疗效。考栀子苦寒，具有泻火除烦、清热利湿、凉血解毒、消肿止痛等作用，此处用之具有清热泻火、引火下行之功效，可辅助内治方药，提高疗效。

## 小儿肺炎

【案一】

宋某，男，4岁，四川温江永盛公社。1967年1月诊。患儿因受凉，一周来喷嚏不断，咳嗽气紧，喉中痰鸣，发热，当地诊断为"支气管炎"，经用中药和青霉素治疗2天不效。现体温39.8℃，肌肤灼热，口渴，唇舌色鲜红，舌苔黄厚，喘促，鼻扇，大便深黄，带少许黏液，小便黄浊，脉数。

［诊断］小儿肺炎。

［辨证］痰热闭肺。

［治法］清热化痰宣肺。

［处方］麻杏石甘汤加味。麻黄3g，生石膏18g，杏仁9g，全瓜蒌9g，枇杷

叶 9g，知母 6g，川贝母 5g，黄芩 9g，连翘 9g，金银花 9g，生甘草 3g。

二诊：患儿服上方后，体温降为 38.4℃，喘促鼻扇减轻，但仍咳嗽，口渴，余证如故。原方不变，加麦冬 9g。

三诊：患儿服上方 1 剂后，体温降至 37.3℃，仅微咳、咯痰不利，能食，精神好转。续以沙参麦冬汤，加黄芩 6g，炙百部 9g，续服 2 剂而愈。

原按：麻杏石甘汤为肺炎主方，但加味各不相同。静安不但加清化热痰之法不变，而且所加之药味也固定不变（因主证与证型相同），经治十余例均获良效，本方基本可以重复，常 1～2 天热退，3～5 剂而安。遇发高热，精神尚佳者，白细胞总数不高或偏低，中性低，按西医诊断多属病毒性肺炎，常可加蚤休、大青叶、板蓝根，有效于提高疗效。

（选自《静安慈幼心书》第 136 页）

后学点按：本案患儿由外邪诱发伏痰，痰阻气道，肺气壅遏，郁而化火，肌肤灼热，口渴，喘促，鼻扇，一派热象，肺热炽盛可知。肺热下移大肠，与腑中糟粕互夹，则大便深黄而带黏液。而后痰浊内生，上壅于肺，闭阻气机，则咳嗽气紧，喉中痰鸣。治法当清肺除热，涤痰泄浊。

王老认为麻杏石甘汤是仲景创制治疗肺热喘咳的经方，药少量重，配伍精当，彼此协调，寓意深奥，非见咳治咳、见喘治喘的时方，故奏效快，变化多，可适用多种不同的病证。只要热在肺，肺卫郁闭，宣降失司，投之无不效焉！若能巧妙加减，效果卓著。方中石膏 6 倍于麻黄，借石膏甘寒之性，制麻黄之辛温，致发散之力受限，又充分发挥其宣肺平喘的功效，从而使辛温变为辛凉重剂。石膏、知母清肺泄热；黄芩、连翘、金银花清凉解热，既助石膏、知母以清热，亦与全瓜蒌、川贝母相配，清化痰热；麻黄、杏仁，一宣一降，宣肃肺气，辅以枇杷叶，开结降气，则收止咳之效。生甘草泻火而调诸药。全方共奏清热、涤痰、宣肺之能，使热清痰化，肺气宣展，故二诊诸症皆轻。后加麦冬，或用沙参麦冬汤，亦是痰热得除，润肺生津以清余热矣。

**【案二】**

李某，女，3 岁，2000 年 12 月 5 日诊。初诊：咳嗽气粗，痰鸣，发热，烦躁不安，时有吵闹，尿黄，大便干结，舌质红，苔黄，脉数。

［诊断］小儿肺炎。

［辨证］风热袭肺，热邪炽盛。

［治法］清热解表，理气宣肺。

［处方］宣肺化痰汤。荆芥 6g，枳壳 6g，石膏 30g，苇根 15g，橘络 15g，炙麻绒 12g，炙旋覆花 12g，炙百部 12g，炙白前根 12g，胖大海 10g，黄芩 9g，桔梗 9g，黄连 3g（2 剂）。

嘱少量频服，并加服紫雪丹，每日 4 次，每次 0.75g，连服 3 日。复诊时诉热退，烦躁不安减轻，大便已不干结，咳嗽气粗减轻。原方继服 3 剂，后予健脾和胃、宣肺化痰之法而愈。

原按：小儿肺炎喘咳的病理基础是外邪侵袭，痰热壅肺，肺失宣降，故王老根据多年的临床经验，总结出在治疗上一要祛邪外出，一应宣肺降气，三宜清热涤痰。宣肺化痰汤以荆芥、麻绒宣肺解表，驱邪外出。麻绒与麻黄相比，其性较为缓和，而宣肺止咳作用不减。现代药理研究表明，麻黄中麻黄碱具有舒张支气管平滑肌的作用，止咳平喘疗效明显。方中配以桔梗更增其开宣肺气之功。桔梗、橘络、旋覆花理气化痰，苇根、黄连清肺热，百部、白前根降逆化痰止咳，枳壳行气化痰。全方共收清热、宣肺、化痰之效。紫雪丹出于《和剂局方》，用于气血两燔之证。王老在多年的临床中将其用于发热或内热炽盛的患儿，取其清热通腑之效，与汤剂配合使用，获效更捷、更佳。

［选自：王静安治疗小儿肺炎喘咳的经验.四川中医，2001，19（11）］

后学点按：王老云：肺炎是一种热证，即使有寒邪，但内蕴热邪，故多见寒包热郁之证。仅予解表，往往汗出而热不解，甚则持续不退。所以，在宣通肺气的同时，必须清肺热、解温毒。而用以解表的方药中辛凉应重于辛温，以免化热化火，或过于发散，使津液受伤。凡邪热壅闭，邪实为主，肺中热邪必从两条路径可得解也，一则为从内清泻而消，二则宣发从皮毛而解。此外，除热邪闭肺之外，尚有患儿夹有中焦湿阻之症，湿邪黏滞，与热邪合更易留恋不去，若单宣肺解表清里恐不能解之，故王老常配伍以姜黄、郁金、滑石以行气解郁，利湿化气，使三焦通达而更助于清退热邪。

紫雪丹为温病三宝之一，其主治为温热病，热陷心包。王老于此处用之，除清肺解热、通腑泄热之用，还有未病先防之意，阻断传变之径，防温热之邪内传入营血。

## 乳蛾风

### 【案一】

刘某，女，6岁。1974年8月29日诊。患儿一天前曾有流涕、喷嚏、发热、微咳等症状，次日则言咽喉痛，不欲饮水，不能进食而就诊。体温39.6℃，触及肤热，无汗，咽部上腭、扁桃体红肿、充血，扁桃体Ⅱ度肿大，但无脓点，舌苔黄，大便二日未解，脉数。

［诊断］乳蛾。

［辨证］风热外感，毒邪内盛。

［治法］清热解毒，疏风解表。

［处方］牛蒡甘桔汤与白虎汤化裁。牛蒡子9g，连翘12g，射干9g，山豆根12g，黄芩9g，赤芍12g，牡丹皮9g，玄参12g，生石膏30g，知母10g，生大黄（后下）6g，生甘草6g（2剂）。

水煎服。嘱其服药前先服米汤，汤剂温服。

9月1日二诊：患儿服上方3天，每天4次，服药后次日体温即降到38.2℃，复诊时降为37.3℃，咽部扁桃体红肿大减，已能思饮欲食，大便稀软色老黄，遂用沙参麦冬汤，易麦冬为天冬，加石斛、生谷芽、生麦芽，2剂而愈。

原按：山豆根因味过于苦寒，小儿尤易呕吐，故令先饮米汤而安胃气，此乃仲景白虎汤用粳米之成法。汤剂温服，减少对胃的刺激，如此可以减轻山豆根易致呕吐的副作用。牛蒡甘桔汤去栀子，因方中已有黄芩、黄连；去桔梗，因恐升提之弊；加生大黄，是清肠泻肺之义。因此，肺胃之热得以上清下夺，双管齐下，愈之更快，古方活用，是为临证一得。

（选自《静安慈幼心书》第200-201页）

后学点按：扁桃体炎在中医界普遍称为乳蛾，针对其名，干祖望老先生认为"中医称扁桃体为乳蛾，是因其形象与乳蛾相仿，而扁桃体炎则不能再称为乳蛾，而当为乳蛾风"。干老此言甚妥，故本书均以乳蛾风命名。本例乳蛾风因风热侵袭咽喉，聚于两旁喉核之处，因而肿大。毒热壅盛，关乎肺胃两经，盖肺主咽，胃主喉也。治疗亦不免以泻两经之热为主。王老处以牛蒡子、连翘、射干、山豆根辛凉清肺，解毒利咽；石膏、知母、黄芩清热泻胃；牡丹皮、赤芍凉营解毒，玄参清咽消肿；更以生大黄通腑泄热，釜底抽薪，使邪热下泄，予邪出路；服药后，大便稀软，说明壅塞于咽喉之热毒已下泄而出。故扁桃体红肿减轻。继之以沙参麦冬汤加石斛、生谷芽、生麦芽，养阴清泻余热。

**【案二】**

王某，男，5 岁半，2005 年 11 月 4 日诊。反复扁桃体化脓伴咽痛、气促半年。患儿反复扁桃体化脓半年，在某医院输液、中药治疗后症状未能缓解。平素食欲不佳。证见面色萎黄，神疲倦怠。咽红，小便黄、大便不成形。此为乳蛾风，用内外合治之法。

（1）小儿推拿法：令其母平坐，屈膝呈 90°，大腿靠拢平放，将患儿仰卧于其上，家属用双手轻握患儿手足。医者凝神聚气，运内八卦于指掌，用单侧或双侧掌根，或以鱼际着力，由上脘、中脘、经建里、下脘，至神阙。反复推之，至脘腹柔软为度。再将小儿翻转，俯于腿上，推、按、震、抖，由风门起，经肺俞、膈俞、膈关，经脾俞、意舍、胃仓，至三焦俞。

（2）内服方药：白薇 30g，射干 9g，胖大海 15g，山豆根 5g，金银花 15g，蜡梅花 10g，橘络 30g，炙旋覆花 15g，桔梗 10g，知母 15g，苏子 10g，葶苈子 10g（4 剂）。

水煎服，每剂药物加梨一个，去皮、去核与药同煎煮。煎煮 3 次，第 1 次煮开后 5 分钟，第 2 次煮开后 8 分钟，第 3 次煮开后 10 分钟，取汁去渣。一日服 1/2 剂，每日 4 次，每次 40mL。忌鸡、鱼。尽剂痊愈。

原按：小儿素体脾虚，感受风热后，治疗不彻底，湿热蕴结于肺胃咽喉，故病情反复，迁延不愈，触犯外邪即咽喉痛、气促，故本病属于乳蛾风范畴，病位在脾、胃、肺，病性属虚实夹杂。程钟龄《医学心悟·第四卷·咽喉》有云："古人开首一方，只用甘草、桔梗。《三因极一病证方论》加以荆芥，其牛蒡子、薄荷、贝母、川黄连之类，皆出后人续补。可见咽喉之病，不便轻用凉药，而专主开发升散者，所谓火郁发之，及其火势极盛，则清剂方施，结热下焦而攻法始用，非得已也。"

小儿为纯阳之体，阳气受伐则生机顿挫，若过用寒凉之药，则邪郁不解，中阳损伤，气机郁滞，反使患儿病势缠绵难愈。亦不能简单地把寒凉之品视为虎狼之药而远避之，若患儿火盛邪实，又非苦寒之品不能折其邪势。故临证，必须详察病机，明辨虚实寒热，三因制宜，斟酌而用生石膏、焦栀子、黄芩、川黄连、葶苈子等。医者应深谙药性，慎用寒凉。患儿热毒壅肺，方用凉药以攻之，但也须谨慎地小量用药。本案因患儿平素胃口差，故不用川黄连而选用苦寒之力稍逊的山豆根。蜡梅花、金银花、胖大海是经验组合，三者共用，既能解肺胃热毒，又可清咽利喉，标本同治，佐以射干、葶苈子更增其效，再用白薇则善后以防热毒伤阴，苦燥伤津。如此攻守并用，果然尽剂而愈。

（选自《王静安医学新书》第 320 页）

后学点按：王老的小儿胸腹推拿法尤其适用于积食、脾胃素来不佳的患儿，按摩结束常常可闻及婴孩之呃气与矢气声，说明适度的胸腹部经络腧穴按摩可对患儿的内脏起到良好的刺激作用。王老此法，较之其他流派的小儿按摩更为简单易学，可教授于患儿家长，每日给孩子进行按摩，不但可起到辅治增效的作用，还可健胃防病强身。

## 肺痈

### 【案一】

周某，女，2 岁，2003 年 4 月 7 日诊。患儿于 2003 年 3 月 11 日因发热住入某医院治疗 1 周，疗效不佳，于 3 月 17 日检查诊断为：①支气管炎；②右侧胸膜炎、胸腔积液。又于 3 月 30 日请专家会诊，结果为：①支气管肺炎；②右侧胸膜炎；③脓胸；④过敏体质、药疹；⑤药物热。在该院进行胸腔穿刺，未抽出脓液，随后院方建议手术治疗，由于患者家属无力再支付高额医疗费用，故求治于中医。

症见患儿发热、咳嗽，喉间有痰声，全身红色药疹，精神不佳，纳食差，察其指纹紫滞，舌红苔黄腻。

［诊断］肺痈。

［辨证］肺热瘀滞，痰热互结。

［治法］清热化痰，逐瘀排脓。

［处方］苇茎汤加减。苇根 30g，薏苡仁 30g，冬瓜仁 30g，桃仁 6g，赤芍 6g，苏叶 9g，炙旋覆花 15g，桔梗 9g，橘络 15g，黄连 3g，栀子 6g，青蒿 30g，柴胡 9g，炒谷芽 30g，炒麦芽 30g，木通 9g，滑石 30g（1 剂）。

加服紫雪丹 2 支（当日下午 4—5 时，晚上 9—10 时，均分 2 次各服 1 支）。

二诊：服上药后患儿已不发热，咳嗽好转，纳食有增，药疹减退，仍治以清热化痰，并增强清宣解毒之力，在原方基础上加荆芥 9g，金银花 15g，2 剂。

三诊：服上药后患儿咳嗽已愈，药疹消退已尽，厚苔已明显减退，但出现阴部红肿，排小便时痒，指纹仍紫滞，此属湿热下注的表现，应治以清热利尿、健脾除湿，并佐以解毒排脓。方以八正散合苇茎汤加减。

苇根 30g，萹蓄 30g，瞿麦 30g，川木通 6g；薏苡仁 30g，冬瓜仁 30g，桔梗 9g，紫苏 9g，茵陈 30g，黄连 3g，姜黄 15g，炒谷芽 30g，炒麦芽 30g，豆蔻 10g，车前草 30g（3 剂）。

后患儿于 2003 年 5 月 12 日因感冒前来就诊，遂治以宣肺解表，并得知患儿前病已愈。

原按：肺痈是指由于热毒瘀结于肺，以致肺叶生疮，血败肉腐，形成脓疡的一种病症，属于内痈。临证以发热、咳嗽、胸痛、咳吐腥臭浊痰，甚则瘀血相兼为其主要表现。本病最早记录于《金匮要略》一书中："咳而胸满振寒，脉数，咽干不渴，时出浊唾腥臭，久久吐脓如米粥者，为肺痈。"并指出治疗时应将其分为未成脓者和成脓者，分别制订了相应的方药。此后许多医家对此亦多论述。如隋·巢元方在《诸病源候论》中说："肺痈者……寒乘虚伤肺，塞搏于血，蕴结成痈，热又加之，积热不散，血败成脓。"认为风寒化热亦可为痈。并强调正虚为发病的重要内因。唐·孙思邈《备急千金要方》创用苇茎汤以清肺排脓、活血消痈，此为后世治疗本病的要方。迨至明清，对本病的认识则更加深入和全面。归纳起来，本病的病因主要有：一为感受外邪。多为风热犯肺或风寒化热，肺受邪热熏灼而成；二为痰热素盛，蕴结于肺形成肺痈。而素有痰热内蕴，复加外感风热，内外合邪，更易引发本病。如《医宗金鉴》说："此症系肺脏蓄热，复伤风邪，郁久成痈。"而本病的病位在肺，病理性质属实属热。对于本病的治疗，关键在于抓住其成痈化脓的病理基础——热壅血瘀，以清热解毒、散结排脓为基本原则，并要结合不同的病期而有所侧重；在未成脓前应予大剂清肺消痈之品，以力求消散，方用苇茎汤加减；已成脓者，当解毒排脓，方用桔梗汤加减。脓毒清除后再予补肺养阴，方用沙参清肺汤。根据本例患儿的舌苔、指纹及症状，可以判断其病正处于肺痈的成痈期，故应清热解毒、化瘀散结。方中以苇根为主药，此药善清肺热，是肺痈的必用之品；薏苡仁、冬瓜仁清化痰热、利湿排脓为辅；桃仁、赤芍活血化瘀而消痈；川木通、滑石利尿通淋；苏叶发汗解表，宣肺止咳，炙旋覆花、橘络、桔梗则利肺气、化痰浊，黄连、栀子清热解毒，青蒿、柴胡退热，炒谷芽、炒麦芽健脾开胃。并配以紫雪丹以增强清热解毒退热之力。患儿服药1剂即收热退之功，继服2剂后，患儿咳嗽已止而出现阴部红肿，排便阴痒，乃是湿热下注的表现，故在原方基础上增加清热利湿之力，用萹蓄、瞿麦、薏苡仁、茵陈等清热利湿之品，3剂而告痊愈。

由此病案可以看出：临证要思辨清晰、辨证入微，方能不乱方寸、灵活处置。中医对肺痈的治疗有着较大的优势，关键就是要明确辨证，然后处以对应的方药，才能收到明显的疗效，从而解除患者的疾苦。

（选自《王静安医学新书》第264页）

后学点按：此案肺痈，前按于理、法、方、药说理已透彻，故此不赘述。但于案中所现肺热壅盛解后，出现下焦湿热之证，西医可谓并发尿路感染，而对湿热下注这一话题更有延伸，亦是希望全面分析，期能帮助我们对王老经验的学习和理解。

《黄帝内经》云："饮入于胃，游溢精气，上输于脾，脾气散精，上归于肺，通调水道，下输膀胱，水精四布，五经并行。"说明了肺通调水道，输布津液，转输的下一站，即是膀胱。思之，肺为水之上源，邪热壅盛于肺，则输布津液、通调水道之功必受影响，邪热却可循此以下注膀胱，形成湿热聚于膀胱之证，出现小便涩痛，阴部红肿。此时只需因势利导，使壅盛之肺热下趋，给予出路，则上焦肺热必解。如此，则可明白王老为何于初诊未现湿热下注之证，即加木通、滑石利水泄热的用意，非必现下焦湿热才可利水通淋，即使初起亦可加入一二味，以增疗效。同理，肺与大肠相表里，肺热移于大肠时，则必便结，肛周湿热，此时也应因势利导，导邪外出。王老之经验，不可不细思矣。

## 初生儿大便不通

### 【案一】

王某，男，7天。1989年3月15日诊。患儿7天不便，先后在某医院检查，无先天性肠道畸形和闭锁，用开塞露塞肛，肥皂水灌肠，番泻叶泡水服，均未见效。刻下患儿全腹膨隆，腹壁红肿，满闷喘促，食则呕恶，终日啼哭不休，辗转反侧，面赤唇红。

　　[诊断] 初生儿大便不通。

　　[辨证] 肠热灼津，气郁便滞。

　　[治法] 通腑清热，行气润燥。

　　[处方] 通锁汤。生大黄6g，熟大黄6g，九制香附10g，蜂蜜2汤勺（1剂）。

　　煎汤频服。3小时后，一剂未尽而大便已通。共4～5次，腹胀喘闷消失，平静安睡，后以糖水乳汁喂养以助恢复而愈。

　　原按：通锁汤乃自制验方，以生大黄、熟大黄通腑泄热，荡涤肠腑，为方中主药；九制香附行气消胀，助生大黄、熟大黄泄实之力；蜂蜜润滑肠道，以利燥屎下行。如此推波助澜，攻下而不伤正气，照顾了小儿脾胃薄弱、机体稚嫩的特点。对于年长儿阴虚内热致燥者（长期便秘），则以"增水行舟"，润肠通便为治法。常用药物如下：玄参5～10g，麦冬5～10g，胖大海5～10g，当归3g，郁李仁15g，火麻仁15g，水煎，加入蜂蜜适量。

（选自《王静安临证精要》第114页）

　　后学点按：初生儿大便不通亦名"锁肚"，是指出生后两天以上不大便者。正常初生儿24～48小时当自行排便（即胎粪），每天2～4次，颜色初为暗绿色，以后逐渐变成赤褐色。若婴儿初生时排泄大便，以后便秘者，不属此范围。王老认为，此病的发生与年长儿和成人的大便不通不同，以热毒壅结者居多。王老在治疗小儿"锁肚"时使用的"通锁汤"将通腑、行气导滞、润燥融为一方。大黄除清热泻下通腑的功效外，亦有消食泻肺的作用，由于生用其泻下之力较强，当视婴幼儿体质而定。王老常共用生、熟大黄是其特色。香附乃气药也，辛而燥，然何以用于初生之婴儿，其关键在于其制法也。九制香附者先以泔浸者，制其燥，兼藉谷气以入胃；次用酒炒者，以周行一身，通利三焦。次用盐与童便者，二者咸寒，为下焦之药，引入阴分，同类相感也；次用小茴以解痉止痛；次用益智仁者，以开发郁结，使气机宣通；次用丹参者，以行血散瘀；次用姜汁者，以温里解毒；次用莱菔子者，以除胀涤痰。借九制之法，使爆烈者之性反纯良矣。蜂蜜柔润，通便必用。临证还可加入槟榔等行气消积之药，加胖大海等润肠通便之药，早产儿或体虚者还可加人参。

## 鹅口疮及小儿口疮

### 【案一】

李某，男，45 天，住成都市大墙东街。1982 年 10 月 18 日诊。患儿口腔舌上满布白屑，拒乳 4 天。患儿口腔糜烂 40 天，口舌上生满白屑，不能拭去。时时呕吐、呃逆、易惊、烦躁、腹胀，不愿吮乳，二便无异常，舌质红，苔薄白腻，指纹紫。

［诊断］鹅口疮。

［辨证］湿困脾阳。

［治法］化湿健脾。

［处方］导赤散加味。淡竹叶 9g，木通 9g，生地黄 9g，麦冬 9g，藿香 6g，佩兰 4.5g，栀子 3g，白豆蔻 3g，苏梗 9g，焦山楂 9g，神曲 9g，姜半夏 3g，姜汁制竹茹 9g（2 剂）。

外用吹口丹，每日 3 次，每次 0.2g。两天而愈。

原按：鹅口疮为婴幼儿最常见的一种口腔疾患。其外因多为饮食不洁，感受秽毒之邪而得，其内因多为心脾积热上炎于口，或虚火上浮于口舌。治疗应内外兼治，方能尽快奏效。外治避秽驱邪，清热解毒为主；内治则以清心泻热，利湿通阳，芳香醒脾，养阴降火为主。本病多为热证，但小儿发育迅速，阴津相对不足，极易化燥伤阴，故清热利湿或引火归原之中均不可忽视养阴扶正。患病时的调理，保持口腔清洁也十分关键，以清淡软食为宜，不可过食甜味厚腻之品。

（选自《王静安临证精要》第 62 页）

后学点按：鹅口疮是小儿常见口腔疾病，尤以初生儿和吐泻之后，体质虚弱或营养不良的婴幼儿最易发病。本病可发生于口腔任何部位，以舌上、两颊内侧最为多见。白色斑点或白色屑片，状如凝固乳块膜，不易拭去，白屑周围绕有红晕为临床特征。因患儿口腔白如鹅嘴，故名鹅口疮；因其糜烂面如雪花重叠，故又名雪口。王老认为本病辨证需紧扣心、脾与肾三脏，在心脾多属实证、热证；在肾者多为阴虚火旺。在临证上常以自拟加味导赤散为基础方，并随证加减，或清利湿热，或引火归原，或通腑泄热，同时兼用自拟"小儿吹口丹"外治，常可取得满意效果。王老对外治法非常重视，认为小儿喂药艰难，可配合外治法，内外合治，外用吹口丹以补其不足，如此方可收到理想效果。在《静安慈幼心书》的儿科治疗要诀中提出：小儿口疮、口糜、鹅口等，可用黄连水、儿茶水或锡类散、冰硼散等调成药液，揩拭局部。凡口腔用药，均需选择不会因吞咽而引起中毒之品。此外还特别强调，婴孩要避免长期服用抗生素，否则易导致菌群紊乱，引发或加重鹅口疮的发生。（吹口丹已为成都市第一人民医院内制剂，用于临床）

**【案二】**

易某，男，3个月。患儿半个月前增加辅食后，出现口腔内有小疮样白点，四周红肿，逐渐增多，糜烂由小增大，溃破，由他医诊治无效，转来求治。初诊：口腔内黏膜散在分布多个小疮，四周红肿，并有溃破，大便干结，小便黄，拒食，口干，欲饮。舌质红，苔黄腻，指纹红。

[诊断] 口疮。

[辨证] 湿毒蕴胃。

[治法] 清热解毒，除湿和胃。

[处方] 川黄连3g，连翘6g，陈皮3g，竹茹6g，川木通9g，滑石15g，车前草30g，石斛10g，苏梗6g，白豆蔻6g，炒麦芽30g，炒谷芽30g，淡竹叶9g（2剂）。

外用吹口丹吹入口腔处。

二诊：口疮减轻，然纳差，舌质淡红，舌苔薄白。指纹淡红隐隐，不过风关。此为热毒减去之象，纳差是为脾胃受损之征，当以健脾和胃兼清余毒。前方去陈皮、滑石、石斛、竹茹，加藿香6g，茯苓6g，川黄连、连翘、车前草减半，苏梗加为10g，又服2剂而治愈。

原按：小儿脾胃稚弱，家长辅食添加不当，饮食积滞，脾胃蕴热，熏发上焦，故生口疮，治疗当在清热除湿的基础上消积导滞，降逆和胃。本案特点在于自制吹口丹的运用，因婴儿服药困难，故应以外治为主，外用吹口丹以补其不足。内服川黄连、连翘、苏梗、豆蔻、木通、炒谷芽、炒麦芽等清热解毒、和胃除湿，内外合治，方可收到理想的效果。治疗本病当标本兼顾，内外合治，方可收到理想效果。

（选自《王静安医学新书》第319页）

后学点按：此例小儿口疮与鹅口疮不同，非以口腔黏膜的白色斑片为主，而是以黏膜红肿疼痛、糜烂为主。现代医学认为，鹅口疮多由白色念珠菌感染所致，而小儿口疮多由病毒或霉菌感染或维生素 $B_2$ 等缺乏引起。王老认为无论是鹅口疮还是小儿口疮在病机证治上都有一定的相似之处，但二者相比，鹅口疮偏阴虚证或实热伤津者较多，而小儿口疮实热证偏多，因此鹅口疮的治疗在清热解毒的基础上多配以养阴之品。小儿口疮尤其是四川地区地域环境，由于气候与饮食习惯的原因，病机多为邪热夹湿，故治疗上多以清热化湿为主。此外，两种疾病的发生基础都与脾胃运化功能有密切关系，因此，在治疗后期，需要注重脾胃功能的调理，以防止其复发。

## 呃逆

蒋某，男，8 岁，1988 年 6 月 10 日诊。患儿曾患呃逆 1 个月余。反复呃逆，声短而频，呃声有力，声声相连，呃连心窝痛，偶尔呃时伴见呕吐痰涎，多次在某医院治疗不效。素喜冰糕、瓜果。望之形瘦，舌质红，苔微黄腻，脉如常，大便结。

［诊断］呃逆。

［辨证］寒凉入胃，气机逆乱。

［治法］散寒降逆。

［处方］丁香 3g，柿蒂 9g，良姜 6g，吴茱萸 3g，黄连 3g，黄芩 9g，苏梗 9g，姜水制竹茹 9g，白豆蔻 6g，神曲 15g，广木香 6g，枳实 9g，代赭石 30g（2 剂）。

二诊大便通，去枳实、代赭石，共服 7 剂而愈。

原按：患者素体瘦弱，根据"瘦弱多火"的道理，火易煎熬津液成痰，阻于中焦，有碍气机下降，加之复感寒凉入胃，气机逆乱，故而呃逆呕吐。用苏梗因势利导，使邪得以上越；木香、白豆蔻、神曲醒脾运化，使邪中消；枳实、代赭石畅通腑气，使邪从下分消，便通即去之，恐久用伤正。

（选自《王静安临证精要》第 34 页）

后学点按：呃逆以气逆上冲，喉间呃呃连声，声短而频，令人不能自制为主症。其病位在中、上二焦，总由胃气上逆动膈而成，故调理脾胃升降是治疗呃逆的基本原则。王老认为：呃逆多寒热混杂，治当寒温并举，达到和胃降逆止呃的目的。因六腑以通为顺，胃主受纳，以降为顺，故胃气得降，腑气得通，其呃必止。临证时常以丁香散加吴茱萸温中降逆，合黄连竹茹汤清胃降逆化痰，如此共奏和胃降逆之功，随证加减，每获良效。丁香散方中丁香温胃散寒，下气止呃；柿蒂性温而苦涩，专止呃逆，两药相配，为治胃寒呃逆之主药。张锡纯认为"呃逆终不愈者，以其虚兼郁也"。木香气味芳香而辛散温通，擅长调中宣滞、行气止痛。诸药合用能温中，行气降逆，并使胃气得复，呃逆自止。方中大剂使用代赭石 30g，此药为赤铁矿石三氧化二铁，可平肝潜阳止血、平肝、止呕，因止呕降逆、养血而不伤正为王老用药特色。

## 腹痛

### 【案一】

卢某，男，8 岁，1982 年 8 月 18 日诊。患儿形体羸瘦，面色萎黄不荣，神疲，近月来感腹痛，以左上腹为甚，走窜不定，时痛时止，痛时喜按，饮食逐日减少，稍多食则胸胁胀满不适，大便干结，间日一次。跑跳后则心跳、心慌剧烈，且有头昏现象。舌质淡，苔白厚腻，诊其脉濡缓。

　　[诊断] 腹痛。

　　[辨证] 中焦失运。

　　[治法] 运转中焦。

　　[处方] 桂枝 10g，白芍 30g，大枣 15g，干姜 3g（3 剂）。

　　熬药时，自加生姜 3 片，花椒 7 粒。吃药时药汁中加入饴糖。

　　二诊：服药 3 剂后，腹痛大减，纳食渐增，精神转好。但腹仍微痛，脉沉细，舌淡。

　　桂枝 10g，白芍 30g，大枣 15g，干姜 3g，沉香 15g，山楂 9g，神曲 9g，炒谷芽 15g，炒麦芽 15g，茯苓 12g，黄连叶 9g（2 剂）。

　　三诊：服药 2 剂后，诸症消失，腹痛痊愈，纳食进增，精神转佳。简单处方，以巩固疗效。

　　苏梗 9g，白豆蔻 3g，黄连叶 9g，沙参 9g，沉香 15g（2 剂）。

　　原按：此案中患儿平素体虚，加之调理不当而导致腹痛，故初治以建中止痛，不用行气攻伐之剂，是免脾胃更损，待脾气健运，则加健胃消食之药，以加强行气消痞之功。配黄连叶、沙参，是根据儿童的生理特点和病理变化规律，清其余热，顾其不足之阴，以利于体健病愈。

（选自《静安慈幼心书》第 44 页）

后学点按：小儿腹痛在临床为多发病、常见病，虽然病因颇多，但总不离脾胃之故，治疗时应该先分寒热虚实，辨证论治。在治疗时，王老常加入行气消食之品，以增加脾胃运化之功，脾运则胀满自除，可助温阳散寒止痛之品，使疼痛缓解，不易复发。善后方中不用黄连而用黄连叶，亦是王老临证用药之妙。黄连叶色黄而味淡，且微带芳香，清热而可健胃，用之甚为合拍。

## 【案二】

刘某，女，12 岁，1993 年 9 月 29 日诊。患儿反复脐周疼痛 1 年，隐痛，时剧烈发作，发则疼痛难忍，蜷卧于床，半小时左右可以缓解，屡服中西药无效，在某医院诊断为"蛔虫病"，行剖腹探查术，术中未发现蛔虫，此后仍脐周隐痛，故来我处求治。查其舌苔黄厚腻，脉数，初步拟活血化瘀、行气止痛法。

［诊断］腹痛。

［辨证］气滞血瘀，饮食积滞。

［治法］行气活血，消食导滞。

［处方］香附 15g，神曲 15g，五灵脂 10g，川黄连 9g，吴茱萸 3g，槟榔10g，川楝子 10g，延胡索 10g，苏梗 10g，广木香 10g，白豆蔻 10g，沉香粉 6g（2 剂）。

1993 年 10 月 6 日二诊：服上方后，腹痛减轻，饮食有所增加，二便均可，考虑疼痛缓解，可采用驱蛔、安蛔之法，拟乌梅安蛔汤加减。

乌梅 10g，细辛 6g，广木香 10g，高良姜 6g，吴茱萸 6g，川黄连 6g，延胡索 12g，苏梗 10g，当归 10g，槟榔 10g，川木通 10g，白豆蔻 10g，炒川椒 6g，沉香粉 6g（2 剂）。

1993 年 10 月 13 日三诊：服上方后，腹痛消失，故采取调理脾胃法，因患儿外感风寒，故加入祛风解表之品。

当归 10g，川黄连 10g，薄荷 10g，吴茱萸 3g，广木香 10g，白豆蔻 3g，厚朴 10g，紫苏 12g，荆芥 6g，神曲 15g，川木通 10g，炒香附 15g（2 剂）。

经随访，患儿腹痛之症未再复发。

（选自《王静安医学新书》第 374 页）

后学点按：王老认为虫积腹痛在治疗上有驱蛔、安蛔、调理脾胃等方法。一般来说，在蛔虫病发作，引起剧烈腹痛时，应以安蛔为法，不应驱蛔。此时驱蛔，易使蛔虫乱窜，可引发严重病证，当以安蛔为治疗大法，兼以行气活血、去瘀止痛；而在平时，则以驱蛔及调理脾胃为主，恢复其运化功能，使水谷精微能散布到全身各个器官，濡养四肢百骸。具体方法可结合具体病情辨证施治。本案一、二、三诊充分体现了上述原则。

## 【案三】

范某，男，9 岁，1993 年 10 月 30 日初诊。患儿脐周疼痛 2 年余，为隐痛，发作时疼痛难忍，伴呕吐胃内容物，经服药治疗无效，故来我处求治。患儿面色黯黄，食欲尚可，脐周隐痛，二便可，查其舌红苔黄，脉数。

［诊断］腹痛。

［辨证］寒热错杂。

［治法］和解寒热。

［处方］乌梅丸加减。乌梅 10g，细辛 6g，广木香 6g，炒金铃 10g，吴茱萸 3g，川黄连 6g，苏梗 9g，木通 9g，良姜 3g，白豆蔻 6g，五灵脂 10g，炒川椒 6g（2 剂）。

服上药后，腹痛症状渐减，后因其他疾病来复诊，但其腹痛未再复发。

（选自《王静安医学新书》第 375 页）

后学点按：在长期的临证实践中，古人观察到蛔虫有得酸则静、得苦则下、得辛则伏的特点，制成了乌梅丸，酸苦甘辛同用，收到良好治疗效果。蛔虫的这种特性，对我们临证用药给予了很好的启示，即驱蛔必先安蛔，结合行气镇痛，避免痛势加重，造成不良后果，才能收效稳当。本案不用补益气血之品，加强行气止痛，亦属灵活变化。

## 【案四】

叶某，男，2 岁。1982 年 10 月 23 日诊。患儿面色萎黄，颜面有青白相兼的蛔虫征，腹大肢细。其父代诉：患儿喜香燥厚味而不长肉。近月来，常脐周反复剧痛，痛时有包块凸起，痛止又饮食如常。便秘，小便稍黄，其脉细数，纹紫，舌质红，苔腻。

［诊断］腹痛。

［辨证］脏气失调，蛔虫扰动。

［治法］安蛔止痛。

［处方］乌梅丸加减。乌梅 10g，细辛 6g，槟榔 6g，炒川椒 6g，高良姜 3g，广木香 3g，当归 3g，川黄连 3g，吴茱萸 1.5g，紫苏梗 9g，川木通 9g，川楝子 9g，香附 15g（2 剂）。

二诊：患儿纳食增加，腹痛减，一日解 3 次半干稀便，但感腹胀，舌淡红，苔白，纹紫，脉细。

乌梅 10g，细辛 6g，槟榔 6g，炒川椒 6g，高良姜 3g，广木香 3g，当归 3g，川黄连 3g，吴茱萸 1.5g，青皮 6g，陈皮 6g，紫苏梗 9g，川木通 9g，川楝子 9g，香附 15g。

三诊：服药后，次日即泻下蛔虫 6 条，腹痛更减。易饥，时烦躁，舌淡红，苔黄腻，纹紫。

党参 15g，茯苓 30g，白术 10g，甘草 3g，陈皮 3g，半夏曲 15g，木香 3g，砂仁 3g，炒谷芽 30g，炒麦芽 30g，焦山楂 15g，焦神曲 15g（2 剂）。

（选自《王静安医学新书》第 376 页）

后学点按：将患儿诊断为蛔虫腹痛症，首投以乌梅汤加减，乌梅既可安蛔，又能止痛，故为主药。选吴茱萸、高良姜、细辛、炒川椒温肾暖脾，以除脏寒。槟榔、木香、苏梗楝子行气止痛。佐以黄连清热，兼制辛热诸药，以杜绝伤阴动火之弊；当归养血活血止痛。诸药合用，共奏止痛之功。方中再加广木香、香附，以行气止痛；加川楝子，以助杀虫之力，亦能止痛。二诊患儿纳食增加，腹痛减，但感腹胀，故加青皮、陈皮行气消胀。三诊蛔虫已下，用香砂六君子汤，加炒谷芽、炒麦芽、焦山楂、焦神曲调理脾胃，以善其后。

启迪后学：腹痛是小儿常见的一种胃肠道病症。凡在胃脘以下、肚脐四周、耻骨以上部位的疼痛，均属腹痛，因此有别于痛在两胁以下的胁痛、痛在心下的胃脘痛。腹部为许多脏腑所居，前贤多以痛在大腹属脾胃，痛在脐腹属大小肠，痛在脐正中属膀胱与肾，痛在脐下两侧属肝经，以此来划分腹痛的病性病状，说明腹痛是脏腑经络的病变。

腹痛之治，王老遵"通则不痛""痛随利减"之旨，采取调理气机、通利止痛为基本治法。治腹痛，不仅重视病因、病位，而且要把握病性的寒、热、虚、实。

寒痛：感受寒邪，伤于生冷，均可发生腹痛。其痛猝然发作，痛无休止，喜热熨，按之痛稍减。或四肢厥冷，呕吐清水，唇口青黑，苔白脉沉。

热痛：患儿素有内热郁积，或过食辛辣食物，致腹中烦热，痛即汗出，唇口干燥，喜冷恶热，大便秘结，小便赤，脉数有力。

虚痛：患儿腹痛喜按，发作时徐而缓，缠绵不已，得食可稍缓解，痛多在腹胁经络，牵引腰背，位置不定，无胀无滞，舌淡苔白，脉沉细。

实痛：患儿多暴痛，腹拒按，胀满畏谷，疼痛部位多固定不移，痛处多有物或有滞，舌红，苔黄或腻，脉多滑实。血瘀痛呈刺痛而固定不移，气滞痛呈窜痛而痛无定处。

因于寒，又分内外虚实。外感风寒，内伤生冷者，投以散寒运脾之藿香正气散加减。若其先天不足，少阴腹痛，亦常考虑用温肾制水之真武汤加减；厥阴腹痛，则用当归四逆加吴茱萸生姜汤加减，以养血通脉。因于热结腹痛，又当解热散结，用芍药甘草汤加枳实、黄连、黄芩之属。对于虚损腹痛必辨气血。气虚夹寒者，宜温经散寒之四逆汤加减。血虚者，宜甘温补血，用小建中汤加减。属虚兼湿者，亦可考虑选用香砂六君子汤之类。实证腹痛，或导滞或通下，痛而胀者，宜通腑泻热的厚朴三物汤加味；痛而胀兼恶食，嗳腐吞酸，宜消食导滞，木香导滞丸加减。若用通下之法，尚需把握时机。属热者，宜寒下，取承气之类。属寒者，宜温下，选备急丸之类。如腹时痛时止，痛时剧烈难忍，痛止又欲食如常，为虫积痛，取乌梅丸以安蛔止痛。临证亦见少腹痛偏在右侧，兼有胀感，按之则痛剧，欲蜷足而卧，寒热恶心，大便欲解不利，是为肠痛，常用大黄牡丹皮汤或薏苡附子败酱散等加红藤、紫花地丁、金银花藤等治疗。阑尾炎之腹痛，早期治疗应佐以外治、针灸、敷贴、涂擦，可避免手术之苦，若有手术指征，亦应及时手术治疗。夏秋之交，腹内猝然绞痛，欲吐不吐，欲泻不泻，烦躁闷乱严重的可见面色青惨，四肢逆冷，头汗出，脉象沉伏，是为暑热湿邪阻滞中焦，气机滞塞不通而成的痧胀腹痛，宜选玉枢丹，以化浊辟秽，利气开闭。

乳食积滞是临证常见的证型，应与胃脘痛之饮食伤胃型相鉴别。两者都有暴饮暴食或过食肥甘厚味的病史。但因疼痛的部位不同，且腹痛证中的乳食积滞时间更长，故嗳腐吞酸、胀满、呕吐等证较胃脘痛的饮食伤胃更甚。患儿多不思饮食，夜卧不安，手足心热，或出现腹泻，泻后痛减。诊其脉沉滑，指纹沉滞，唇、舌质皆红，苔白厚腻。在消食导滞、行气止痛之治则下，临证多用炒谷芽、炒麦芽、鸡内金、焦山楂。因酸腐食物滞久致腹泻者，加黄芩以清肠热；腹胀甚者，加厚朴，重用炒莱菔子；腹痛发热者，加柴胡；口苦心烦者，加山栀子；疼痛甚者，加台乌药，以增行气止痛之功。

小儿脏腑娇嫩，无力抵御外邪，外寒易于循经入里。寒为阴邪，主凝敛收引，常致经脉拘急，故临证不仅见腹痛急剧，腹部喜温恶寒，而且肢节烦痛，心下胀满；又因寒从湿化，故患儿多苔白，舌淡，口不渴，小便清利。兼之脾阴被寒湿所遏，而多出现大便溏薄，治以温中散寒、行气止痛，方用正气天香散。方中台乌药、香附、紫苏温中行气解表，佐陈皮健胃行气，干姜温中。痛甚者，加广木香、砂仁；兼呕吐者，加姜半夏。

小儿素体虚弱，脾阳不振，或因他病过用苦寒药，损伤脾胃，中焦虚寒，气血不足以温养，常为导致虚寒性腹痛的主因。腹痛绵绵，不仅痛喜热按，而且肢冷怯寒，唇舌淡白。温中补虚、甘缓止痛为其治疗原则，或取理中汤加减以温中助阳，或用小建中汤温中补虚。王老在临证时常讲，本方确是治虚寒性和脾虚性腹痛的有效良方。偏气虚者，加党参、黄芪；腹痛纳差者，加藿香、砂仁；大便溏泻者，加炮姜，皆在于补脾温阳，行气止痛。如在临时急用，亦可取艾叶适量，加红糖熬汤频饮，效果亦佳。

## 腹胀

### 【案一】

林某，男，6个月龄，1983年3月18日诊。患儿面黄肌瘦，精神不振，其母代诉：患儿半年前腹泻2个月余，后腹渐胀，不思乳食，纳差，大便溏稀，经服中药多剂，效果不显。察其唇舌淡红，苔薄白，脉细无力，纹青淡。切腹时觉腹虽胀满，但喜揉按。

［诊断］腹胀。

［辨证］脾虚气滞。

［治法］健脾行气。

［处方］香砂六君子汤加减。党参 15g，茯苓 30g，白术 10g，甘草 3g，陈皮 3g，法半夏 6g，木香 3g，砂仁 3g，枳壳 6g，鸡内金 15g，槟榔 3g，白首乌 30g，香附 15g（2 剂）。

二诊：腹胀减轻，胃纳好转，但大便仍带不消化食物。

党参 15g，茯苓 30g，白术 10g，甘草 3g，陈皮 3g，木香 3g，砂仁 3g，白豆蔻 10g，枳壳 6g，鸡内金 15g，槟榔 3g，白首乌 30g（2 剂）。

三诊：诸症悉减。但舌苔薄白，纹青淡，脉细，此仍脾虚不运，化源衰少，加重补脾健胃之药，以善其后。

党参 15g，茯苓 30g，白术 10g，甘草 3g，陈皮 3g，木香 3g，砂仁 3g，白豆蔻 10g，枳壳 6g，鸡内金 15g，槟榔 3g，白首乌 30g，山药 30g，炒扁豆 10g（2 剂）。

（选自《王静安医学新书》第 298 页）

后学点按：近年来，随着生活水平的改善，小儿进食冷饮、饮料、滋补品等生冷、肥甘之品明显增多，饥饱失常、寒温失调，易致疲劳过度，情志失调。小儿既易被外邪所伤，又易内伤饮食；或脏腑气机升降失常，气血运行不畅，经脉凝滞不通而腹痛；或中焦运化不及，传导失司，积滞于脾胃肠腑而腹胀。气机不畅、脾失健运是本病发生的病机，治以调气、运脾为大法。香砂六君子汤出自《古今名医方论》，由党参、白术、茯苓、炙甘草、陈皮、半夏、木香、砂仁八味药物组成，是在益气健脾的六君子汤的基础上再加具有行气作用的木香、砂仁两味药而组成，方中党参健脾益气，白术健脾燥湿，茯苓渗湿理脾，炙甘草益气和中，半夏理气化痰，陈皮行气健脾、燥湿化痰，木香健脾行气、化滞止痛，砂仁化湿醒脾、行气和胃。王老加枳壳、槟榔、鸡内金、白首乌可消积导滞，行气消胀、健脾和胃。诸药合用，健脾和胃，调畅气机，散寒止痛，标本同治，不仅能消除腹痛，有效控制腹痛反复发作，还能有效缓解所伴随的其他运化失常的证候。本方组方严谨，药性平和，非常适合用于治疗小儿腹胀。

启迪后学：腹胀有虚实之分，寒热之别，但无论虚实，皆脾胃病也。脾虚则失于运化。若运化失司，气机不畅，则胀满遂起。脾胃之虚实皆可引起气机不调，实胀因气滞、食积、瘀血、蓄水等区别，故治疗上又有运脾、和胃、理气、消积、行血逐瘀、化气行水等法则之分；虚证因脾胃之虚，运转气化失调，升降失职，故宜建中温运；总之，实则行之泻之，虚则调补之。现将王老之经验简述于下。

**1. 虚胀**　虚者，有脾虚、脏寒之分。脾虚则不能正常运化水谷精微和水湿，亦不能很好地摄血，故症见精神困顿，不思乳食，食则闷胀，腹满而喜按。久而生化之源不足而颜面萎黄，唇舌无华，苔白，脉细弱，指纹淡红，小便清长，大便溏薄。临证应以不思饮食、稍食则闷胀、腹满且喜揉按为辨证要点，以健脾和中、消食行气为治则，拟用香砂六君子汤加味。如气滞甚者，厚朴、枳壳在所必用；兼食滞者，多加焦山楂、神曲、炒谷芽、炒麦芽；大便溏薄者，加怀山药、扁豆、炒白术。王老常重用糯稻根。糯稻根，蜀中民间常用之草药，糯米草之根茎，其根似参，甘淡而平，根皮黄，折则多汁，乃益气健脾之要药，常配鸡屎藤、隔山撬健脾强胃。

脏寒多由阴损阳，内脏阳气衰微，故临证见少动，面色青白，怕冷，腹满，四肢欠温，兼腹痛下利，口不渴、呕吐，小便清长，大便溏薄。切诊时多易感觉患儿六脉沉迟而细，唇舌淡红，苔白。临证应以腹痛、腹满时减、肢冷、吐利为其辨证要点，治以温中扶阳、行气消胀之法，取理中汤为主方加减。呕吐甚者，加苏梗、藿香、京半夏、砂仁、丁香、吴茱萸；食少腹胀者，加神曲、焦山楂、炒谷芽、炒麦芽；气滞甚者，加川厚朴、枳壳。王老常用大剂白蔻温胃、行气、消胀，此亦其特色。

**2.实胀**　实胀者，不外食积脾胃，热郁血瘀，气滞湿阻，湿热蕴结，或虫积而胀。共同特点是：腹胀硬满，拒按，大便秘结，小便黄赤。但因其受邪不同，临诊见症亦有区别。因饮食积滞而胀者，必重在脘腹，且兼腹痛欲泻，泻后痛减，或不思乳食，嗳腐吞酸，影响患儿睡眠，扪之感手足心热，舌淡，苔白厚腻，脉滑微数，指纹沉滞。嗳腐吞酸为食积脾胃的特点，亦可作辨证的要点。治以醒脾和胃、行气、消食、导滞之法，用保和丸加味。胀甚者，加厚朴、枳壳、香附、香橼片；痛甚者，加白豆蔻、砂仁、广木香；呕吐甚者，加广藿香、姜竹茹、姜半夏、川黄连；与肠道燥屎交结郁热，久则易成腑实腹胀，症见胸痞、便秘、潮热、自汗、腹痛拒按，舌苔多黄燥，甚则焦起芒刺，脉沉实有力或兼滑数。腹胀且痛、拒按而兼便秘是其特点，治以行气导滞、通腑泻热之法。常取大承气汤以急下存阴，或予番泻叶 3～6g，一下而便通但胀未消者，加广木香、台乌药、香附、大腹皮，以加重行气消胀之力。小儿之体易虚易实，不可过下，下之后可辨证使用人参、白术，以固气培土。

血瘀而胀，其位在少腹，腹痛而便色黑，小便自利，腹胀反复发作而伴腹痛是临证特点。舌诊重在舌质，色呈紫暗或有瘀点；脉涩，指纹紫滞。治当活血逐瘀、导滞破结，方用桃核承气汤加减。临证所见小儿瘀血腹胀，多为西医外科手术后所引起，气血亏损，瘀滞不行，故补气、补血、健脾和胃之药多加重用。倘若一直攻下逐瘀，则后患无穷。小儿血瘀腹胀，临证当慎之，若有手术指征，当就急诊，以免延误，切不可大意。若兼表邪者，加苏梗、藿香；食少易倦，胸脘胀满者，加苍术、白豆蔻、橘皮、厚朴。

气滞胀满部位多在小腹，且兼胸闷胁痛，不思饮食，或腹痛吐涎。询问病史，平时多精神抑郁，所愿不遂，导致气机紊乱，升降失调，而致嗳气频作。观患儿之精神状态、胸胁情况及是否腹胀气并见，为临证的要点。治以疏肝和脾、调理气机之法，取四逆散为基础方加减。气结甚者，加广木香、青皮、郁金、香附，以疏肝理气；气郁久而化火者，加生山栀、牡丹皮、赤芍，以凉血清热；胀兼痛者，加延胡索、川楝子；兼乳食积滞者，加炒谷芽、炒麦芽、焦山楂、神曲、莱菔子。王老注意腹诊以辨虚实，喜按属虚，拒按属实；脘腹按之灼热者属热；按之清冷，得温则减属寒。

夏秋之季，湿热熏蒸，小儿易被湿邪所犯，湿热交结，则症现胸痞腹胀，头昏身重，胸闷不适，午后身热，小便黄少，大便溏而不爽，舌淡苔白厚腻。脉濡、胸闷、脘痞、舌苔厚为辨证之要点。治以芳香化浊，清热渗湿，方取藿香正气散加减。王老常在方中加苏梗、藿香、佩兰、白豆蔻、草果以醒脾、化湿、解暑。腹胀甚者，加大腹皮，重用莱菔子、川厚朴。

小儿虫证甚者，亦易致腹胀，多见时胀时缓，反复发作，腹皮胀急，绕脐疼痛，甚至可见虫形症状。聚结肠道之蛔虫窃夺水谷精微，故患儿又可见面黄肌瘦，食欲异常，食佳而瘦，表现为肢细肚大、腹部皮下包块时有时无、绕脐疼痛等症状，是诊治的要点。治以安蛔止痛，再予驱虫消胀、补脾和胃之法。先服驱虫汤，继进香砂六君子汤。若大便溏薄者，加山药、炒扁豆、炒白术；脾虚湿滞者，加白豆蔻、草果、广木香、苏梗、谷芽、焦山楂、神曲，驱虫行气，调补脾胃。

王老临诊治小儿腹胀，喜用白首乌、鸡屎藤，其运脾和胃、理气消胀止痛之功显著，为其特色之一。

## 积滞

严某，男，5岁，2005年10月28日诊。患儿1个月前因食香蕉后出现食量下降，稍进食则脘腹胀，大便2～3日一次，干结难出，夜卧不安，家长自购某健脾消食药，患儿服后饭量不见增加。平素喜喝饮料，吃烧烤。诊见：不思饮食，脐腹胀满，恶心，手心灼热，夜不安寐，大便秘结，口渴欲饮，舌质淡红，苔厚腻，脉滑。

[诊断] 积滞。

[辨证] 食积停滞，郁而化热。

[治法] 消积导滞，清化湿热。

[处方] 苏叶30g，枳壳9g，炒谷芽30g，炒麦芽30g，白豆蔻15g，山楂15g，神曲15g，槟榔6g，草果9g，肉苁蓉12g，栀子1.5g，姜竹茹6g，午时茶1方，陈皮3g，白薇30g（3剂）。

水煎服，一日1/2剂，每次50mL，每日4次。忌生冷、零食。

二诊：服用前方后食量明显增加，大便通畅，脐腹胀满消失，舌质淡红，苔薄白，脉数。此乃中焦积滞得去，升降恢复正常。再进原方两剂，病愈。嘱其少吃零食。

原按：小儿脾常不足，肠胃脆弱，乳食无度则伤胃滞脾。伤于胃，则食积内停，失于和降，伤于脾，则失于运化，水湿内生，郁而化热。食积，湿热壅塞中焦，升降失司，诸症蜂起。《幼幼集成》说："夫饮食之积，必用消导。消者，散其积也。导者，行其气也。"本案积滞内停，当用消食化积之品如山楂、神曲、炒谷芽、炒麦芽、槟榔，配白豆蔻、苏叶、枳壳、草果芳化燥湿、理气运脾，配栀子、午时茶、白薇清解郁热，此组药物能恢复脾胃运化之功。因食积内停，还应恢复脾胃升降之功，以陈皮、姜竹茹和胃降逆，肉苁蓉润肠通便。诸药配伍，脾胃运和，升降正常，则诸症向愈。本案治疗以恢复脾胃功能为主，其治法为：消其积、导其滞、散其结、行其气、化其湿、降其逆、通其腑、泄其热。

（选自《王静安医学新书》第298页）

后学点按：小儿积滞除药物治疗外，调护也非常重要。由于小儿脏腑娇嫩，形气未充，应向家长讲明乳食喂养的重要性。小儿因积滞，脾胃功能减弱，肠蠕动较慢，极易加重积食与便秘，如饮食失调，喂养不当，饥饱无度导致积滞内停不消，津液耗伤，久之积滞成热，不能生化气血，延成为疳积，致使病情加重。故不可让小儿过食生冷香甜肥腻不洁之品、零食及各种油炸食品。症状改善后，饮食要定时定量，不宜过饱过饥，不偏食，补充适当水果、胡萝卜、白萝卜、糙米、豆类、蛋黄、鱼。领患儿散步、游戏，使患儿做适当运动，以疏通气血，畅达气机，帮助消化，增强体质。从跟师临床所见，王老亦有用黄连清解郁热者，但剂量小，仅1.5g。黄连量大则清热，量小则健胃，亦是王老之经验。

启迪后学：小儿积滞是儿科临床上常见的一种病证。王老认为，小儿乳食不知自节，或喂养不当，乳食无度，或过食肥腻生冷不消化食物，皆可损伤脾胃。脾胃受伤，受纳运化失职，升降失调，乳食停滞，积而不消，乃成积滞。病后体虚或素体脾胃虚弱，收纳运化不及，也可导致乳食不化，夹滞成疾。

乳食积滞：不思乳食，脘腹胀满，时有疼痛，嗳腐吞酸，烦躁哭闹，夜卧不宁，手足心热，大便秽臭，苔薄白腻，脉滑。方用保和丸加减以消食化积。方中重用山楂为君，消食开郁，尤善消肉食油腻之积。臣以神曲消食健脾，善消甘甜之积；莱菔子下气消食，善消谷面之积。三药配伍，可消一切饮食积滞。食阻气机，胃失和降，故佐入半夏、陈皮行气化滞，降逆和胃而止呕；茯苓淡渗利湿，健脾以止泻。食积易于化热，遂佐入连翘清热散结，以治食积所化之热。诸药相合，消食之中佐以理气和胃与清热散结之品，使食积得消，胃气得和，热清湿去，诸症自愈。腹胀者，加木香6g，大腹皮10g；心烦哭闹、手足心热，加胡黄连6g，茯神10g；腹胀满，便秘结，加枳实10g，生大黄（后下）6g。

脾虚夹滞：面色苍黄，疲倦乏力，不思乳食，腹满喜按，大便溏薄，夜卧不安，舌质淡，苔白腻，脉细滑。方以健脾丸加减以健脾化积、理气消滞。本方用白术、茯苓为君，健脾祛湿以止泻。山楂、神曲、麦芽消食和胃，除已停之积；人参、山药益气补脾，以助苓、术健脾之力，是为臣药。木香、砂仁、陈皮皆芳香之品，功能理气开胃、醒脾化湿，既可解除脘腹痞闷，又使全方补而不滞；肉豆蔻温涩，合山药以涩肠止泻；黄连清热燥湿，且可清解食积所化之热，皆为佐药。诸药合用，脾健则泻止，食消则胃和，诸症自愈。王老之经验，白术宜用苍术代之，运脾之力更强。

## 小儿痢疾

### 【案一】

袁某，男，1岁。1982年10月27日诊。患儿中等发热，烦哭不安，时时面红努责，便痢带黏冻血丝，肛门灼热红赤，经市儿童医院诊为"痢疾"，用西药治疗一周，热退不尽，仍有微热，余证如故。患儿乳食不振，舌红苔黄，小便黄少，指纹紫滞。大便常规检查：发现脓细胞、白细胞、吞噬细胞少许。

［诊断］小儿痢疾。

［辨证］湿毒积滞，气血瘀滞。

［治法］清肠解毒，行血调气。

［处方］白头翁汤加减。白头翁15g，秦皮9g，黄连3g，黄柏3g，木香3g，槟榔6g，熟大黄3g，赤芍15g（2剂）。

水煎3次，日作5~6次喂服，每日1剂。

二诊：10月29日。患儿大便转为正常，热退净，精神食欲基本复常。

白头翁15g，秦皮9g，黄连3g，黄柏3g，木香3g，槟榔6g，熟大黄3g，赤芍6g，莱菔子9g，焦山楂15g，麦芽10g，怀山药10g（2剂）。

（选自《静安慈幼心书》第81页）

后学点按：小儿痢疾，以里急后重、便下脓血为主要症状，病变部位在胃与肠间，病因多为湿热、疫毒、寒湿或虚寒所致。本案大便常规检查发现脓细胞、白细胞、吞噬细胞少许。舌红苔黄，小便黄少，指纹紫滞。证属湿热成毒，蕴结肠胃。故用加味白头翁汤以清肠解毒、凉血止痢，复加木香、槟榔行气，以解后重之感，用黄连、黄柏加熟大黄、赤芍以解脓血之患。

### 【案二】

葛某，女，7岁。1982年11月23日诊。患儿时时腹痛欲便，便之不畅，色红白相兼，肛门红赤灼热，仅微发热，纳差，恶心，病已3日。经某医院诊断为"痢疾"，用呋喃唑酮治疗，便痢如故，疗效不显，来院就诊。患儿舌质红赤，舌苔黄白，小便黄少，脉象沉弦。

［诊断］小儿痢疾。

　　［辨证］湿毒积滞，气血瘀滞。

　　［治法］清肠解毒，行血调气。

　　［处方］白头翁汤加减。白头翁 15g，秦皮 9g，黄连 6g，黄柏 6g，木香 6g，槟榔 6g，熟大黄 3g，赤芍 12g，当归 6g，姜半夏 6g，马齿苋 30g（2 剂）。

　　二诊：11 月 25 日。患儿服药 2 剂，便痢即愈，唯纳差。为巩固疗效，续予白头翁汤加减。

　　白头翁 15g，秦皮 9g，黄连 6g，黄柏 6g，木香 6g，槟榔 6g，熟大黄 3g，赤芍 6g，当归 6g，姜半夏 6g，莱菔子 12g，焦山楂 30g，赤茯苓 15g，怀山药 15g。

　　原按：白头翁汤是治痢之千古名方。仲景说："热痢下重者，白头翁汤主之。"白头翁、秦皮为治痢专药；黄连、黄柏清肠解毒，是治本之剂。但若加行血调气之品，更能减轻症状，加速治愈，故自拟加味白头翁汤。本方对一般湿热痢疾确能十治九效，仅举二例，资以佐证。关于小儿脾常不足，苦寒伐胃，需中病即止之说，此乃对小儿内科病证而言。若是传染病，特别是痢疾，如清肠解毒治痢不彻底，恐有慢性之变，故在便痢之后不要立即停药改方，只是减去行血调气之品，使邪祛正复，即收全功。

　　　　　　　　　　　　　　　　　　　（选自《静安慈幼心书》第 82 页）

　　后学点按：若有条件，马齿苋、白头翁可用鲜药。鲜药中有效成分丢失较少，若能适时采集，加入相应的方剂中，必将收事半功倍之效。鲜白头翁味苦、辛、性寒，入胃、大肠经，燥湿，消恶疮、疔毒，有清热解毒、凉血治痢之功，是民间用来治热痢的一味常用鲜药。鲜马齿苋味酸，性寒，入心、大肠经，有清热除湿解毒、治湿热、疗疮疡之功，是民间最常用的治痢鲜药，大剂量的马齿苋往往一味就能治愈痢疾，暑天做菜吃，有预防肠胃疾病的功效。二味鲜药合用，功专力宏，治疗细菌性痢疾可谓是最佳组合。

　　【案三】

　　张某，男，4 岁。患儿腹泻，下痢赤白 3 日。3 日前，患儿外出游玩，饮食不慎，回家后即出现腹泻，泄下红白，有黏液及脓血。到某医院诊断为"痢疾"。用药后症状无改善，伴烦躁、腹痛、里急后重明显，每至大便时捧腹呻吟不止，大便不畅，一日十余次，腹胀、纳差、腹痛，小便短少，口渴不欲饮。初诊：腹痛、腹胀，左下腹压痛，无反跳痛。口渴不欲饮。大便常规：脓球（++），白细胞（+），吞噬细胞少许，面色萎黄，下痢赤白，伴有黏液，舌质红，苔黄腻，脉滑数。

［诊断］小儿痢疾。

［辨证］湿热蕴结，气血搏结。

［治法］清肠解毒，行血调气。

［处方］白头翁汤加减。

白头翁 15g，秦皮 10g，黄连 6g，黄芩 9g，广木香 3g，槟榔 6g，大腹皮 9g，苏梗 9g，木通 9g，车前草 30g，马齿苋 30g，大黄（另）3g（2 剂）。

水煎，一日 1/3 剂，日服 4 次，每次 40mL。

二诊：上方服后，腹痛、腹胀明显好转，神情安宁，面色润泽，仍纳差。舌淡红，苔薄白。

苏梗 9g，藿香 6g，苍术 3g，陈皮 3g，白豆蔻 10g，麦芽 30g，谷芽 30g，草果 12g，广木香 6g，黄芩 6g，黄连 6g，木通 10g，车前草 30g。

原按：湿热蕴结，熏灼肠道，气血与邪气相搏结，夹糟粕积滞于肠道，肠络受损，腐败化为脓血而痢下赤白；气机阻滞，腑气不通，闭塞滞下，故见腹痛、里急后重。治以清热解毒、行气导滞，用白头翁汤加减。方中白头翁、秦皮为治痢圣药；黄连、黄芩清热解毒，广木香、槟榔、大腹皮、苏梗行气止痛；马齿苋凉血止痢；木通、车前草分消湿热，可使邪热从小便泄出。诸药合用，共达治痢之效。二诊时药已中病，泻痢已止，故用健脾运湿汤解毒化湿、健运脾胃以助愈后康复。

（选自《王静安医学新书》第 285 页）

后学点按：时值炎夏，小儿以柔弱之体外感湿热之邪，加上饮食不慎，病从口入，痢毒入于胃肠，损伤血络，血渗肠间，血败为脓，气机壅滞肠间，腑气不通故腹痛，泻下不畅故里急后重，现脓血赤白。脉滑数、苔黄腻、口渴不欲饮均为湿热之候。此证病位在脾胃、肠间，证属湿热下痢之候，失治则耗伤气血。故用白头翁汤清热解毒、行气导滞、宽中止痛，继以和胃行气、清热利湿之药以善后。

启迪后学：中医之痢疾包括现代的细菌性痢疾和阿米巴痢疾两种，主要表现为发热或不发热，腹痛，里急后重，痢下赤白，根据主症和实验室检查诊断小儿痢疾并不困难。前人认为：痢疾总因感受时行疫痢之邪，经口入胃，腐化溃糜肠道，损伤血络，血渗肠间，痢毒血败为脓，气机壅滞肠间则腑气不通，每一滞行，肠如刀刮则腹痛，滞下不畅，里急后重，便下脓血赤白乃成。

小儿痢疾治疗原则与成人痢疾基本相同。辨证当识别寒热虚实，正如《景岳全书》所说："凡治痢疾，最当察虚实、辨寒热，此治痢中最大关系。"此为一要。痢初证实，当以清肠解毒为主，久痢虚寒，仍当温补固涩，佐以清肠解毒，此为二要。《保命集》说："行血则便脓自愈，调气则后重自除。"此为三要。一般痢疾，辨证轻重，亦有四要：下痢能食者轻，不能食、噤口者重危；痢有粪者轻，纯是脓血，色如鱼脑、猪肝、屋漏水者重；热壮者重，热微者轻；发病急骤者重，缓则轻。

痢疾证治，当分急性和慢性二种。急性的又当分湿热痢、闭脱痢、寒湿痢；慢性即休息痢。

①湿热痢：这是小儿最常见的一般急性痢疾。辨证要点为便痢脓血，里急后重最为典型；腹痛；婴幼儿表现为烦躁、啼哭不安，较大儿童则呻吟不已或自诉腹痛；发热口渴而多不欲饮。

治疗原则与方药：清肠解毒，行血调气，王老以白头翁汤加味疗效最为显著。白头翁汤是治痢专方，通过清肠解毒而治痢，若辅以行血调气，更能减轻腹痛、里急后重和便脓血的症状，加木香、槟榔、大黄可调气；加当归、赤芍以调血，可起到标本同治的作用，

②闭脱痢：骤然发病，急如掣电，来势凶险，应积极抢救，分秒必争，治需果断，急则治标，或标本同治。根据病情发展的病机转归不同，临床表现为热毒内闭和内闭外脱两大证型。

辨证要点：热毒内闭者多表现为全身壮热，烦躁谵妄或昏迷，频频惊搐，口噤，往往无里急后重和便痢脓血之症状，用肛门拭子检查即知；热毒上灼胃络，则可见呕吐咖啡色秽血。内闭外脱者多发生于体质较弱者，或由热毒内闭，正不胜邪，渐进演变而来，故其表现除有内闭证外，并见正气内溃外脱之象，如肚腹虽然灼热但四肢厥冷，体温虽高但面色苍白或青灰，或冷汗自出。如正气耗竭，也有见单纯外脱之证，此乃临危前之征象。

治疗原则与方药：热毒内闭者，急予清肠解毒、息风开闭，当以白头翁汤兑

服玉枢丹、安宫牛黄丸、至宝丹之属。若壮热抽风频发者，还可用紫雪丹。投药之法，均以鼻饲、灌肠为宜。内闭外脱者，当以开闭救脱，攻补兼施，标本同治。方用四逆加人参汤兑服玉枢丹之属；属于寒闭者，则改用温开之苏合香丸。若单纯脱证者，则只用四逆加人参汤，酌加生龙骨、生牡蛎。脱证之时，人参为首选，次为西洋参、高丽参、生晒参、红参（此时若用党参、太子参等，难以收速效）。抽搐频频不断者，还需加羚羊角（或用 10 倍量的山羊角代）、钩藤（后下，熬煎不超过 20 分钟）、白芍等平肝息风之品。在抢救中，常可配伍麝香，隔姜灸神阙、气海、天枢、百会、人中、承浆、内关、丰隆等穴位。

③寒湿痢：寒湿痢在小儿急性痢疾中并不常见，或是后期的表现，或因热毒去而不彻，或因患儿素体中阳不足，复伤生冷瓜果，中阳不振，邪从寒化，寒湿内生，中阻肠间所致。

辨证要点：痢下白多赤少，或纯为白色黏冻；腹痛绵绵，里急后重，时轻时重；纳差脘闷，倦怠乏力，舌淡，脉沉而缓。

治疗原则与方药：温中散寒，调气行血，佐以清解毒痢，酌用白头养脏汤。方以人参、白豆蔻、肉桂等温中散寒；木香、当归调气行血；白芍、甘草缓急止痛；诃子肉、乌梅等酸涩止痢，此不宜用之过早。白头翁、秦皮乃治痢专药，不可不用。

④休息痢：此属慢性痢疾，由急性痢疾治疗不彻底，病根未除，痢毒滞留，正虚邪实，缠绵不愈所致，常常逾月累年，若饮食、寒温、劳逸调护较好，正气稍复则可暂止，反之亦可诱发，症状常表现为寒热虚实错杂。

辨证要点：痢下迁延不愈，时作时止，乍轻乍重，常常逾月累年，痢下赤白黏冻，白多赤少，或纯属白冻；痢作期间，常肚腹隐隐作痛，舌苔常见白滑或厚腻，纳差食少，形体消瘦，精神疲乏。

治疗原则与方药：标本同治，寒温并用，祛邪以扶正，扶正以祛邪，相辅相成，此为治则一要；痢虽有休息之时，但治疗切莫休息，难予急求，只宜缓图，治之有恒，贵在坚持，此为二要；守法守方，主方不变，随证加减，此为三要。习用连理白头翁汤。若查明是阿米巴痢疾，倍用白头翁；而且还应配用鸦胆子，用法为每次 5 ~ 10 粒，去壳，用龙眼肉包，吞服，每日 1 次，半个月为 1 个疗程，应重复 2 ~ 3 个疗程，疗程间可间歇 2 ~ 3 天。

对症处理：若不思食，纳差者，加焦山楂、神曲；腹痛甚者，加白芍、木香、砂仁等理气缓急之品；肢冷寒甚者，加肉桂、白豆蔻；面色㿠白，短气乏力，气血亏虚甚者，加黄芪、当归之类。

对于一般轻症痢疾，王老习用单验方：马齿苋或马鞭草（100g，鲜品150g）或苦参（15～30g）、紫金锭（中成药，每次3～4片，水溶化口服）等，也有一定疗效。

## 呕吐

### 【案一】

邓某，女，3岁，1982年9月19日诊。1个月来患儿反复呕吐，经多方药物治疗无效，现食入即吐，吐乳喷射，吐物酸臭，次多而量少；夜卧不安，食少神差，面色少华，欲饮冷饮，大便干结，舌红苔黄，指纹紫滞。

［诊断］呕吐。

［辨证］胃热上冲。

［治法］清热降逆。

［处方］陈皮6g，姜竹茹9g，黄连3g，苏梗9g，藿香9g，旋覆花15g，广香6g，代赭石30g，吴茱萸3g，黄芩10g，白豆蔻3g，神曲15g（2剂）。

1984年9月23日复诊，服上方后呕吐基本停止，大便正常，食少纳差，面色无华，舌淡苔白，指纹淡紫。

陈皮6g，姜竹茹9g，黄连3g，苏梗9g，藿香9g，旋覆花15g，薏苡仁15g，广木香6g，吴茱萸3g，黄芩10g，白豆蔻3g，神曲15g，炒谷芽30g（2剂）。

后经追访，服药后饮食正常，未见复发，长势活泼。

原按：胃喜清凉，胃气以下降为顺，若小儿素有积热在胃，或恣食辛辣煎炒食物，或外感温热病邪入肠胃，以致胃热难于留食，胃气上逆，呕吐频作，因火性炎上，其势急迫，邪热乘胃，胃热上冲，出现呕吐如喷射状，食入即吐。故用陈皮、黄连、竹茹、代赭石清热化痰、降逆止呕，属胆胃同治之法；旋覆花消痰行水，增加降逆止呕之力；广木香、苏梗、藿香、吴茱萸行气宽中、和胃止呕。吴茱萸性虽辛热，但在大队清热药中去性取用，仅呈调气降逆之功；热扰中宫，故夜卧不安，以黄连、黄芩清心安神；胃火热炽，乳食易腐，出现吐物酸臭，故用神曲消食健胃。久病必虚，后天生化无源，则面色无华，由于辨证准确，用药周密，故两剂而大效。

再诊时，病机基本同上，当守原法，但应增强健运脾胃之功，生化有源则诸证可愈，故去代赭石之重镇，加健脾利湿之薏苡仁，协同神曲消食，合健胃之谷芽，两剂而告愈。

（选自《王静安临证精要》第 52 页）

后学点按：王老在治疗小儿呕吐时，守前贤张景岳之旨，以虚实来概括呕吐，言简意赅，深入浅出，实为典范。景岳谓：凡属邪在胃而作呕，因寒滞者，必多疼痛；因食滞者，必多胀满；因气逆者，必痛连心胁；因火郁者，必烦热燥渴，脉洪滑；因外感者，必头身发热。虚证亦当知其所辨，与实证相对而言，胃脘不胀者，非实邪也；胸膈不痛者，非气逆也；内无燥热者，非火证也，外无寒热者，非表邪也；无食无火，忽为呕吐者，胃虚也；呕吐无常而时作时止，亦属胃虚也。本案食入即吐，吐乳喷射，吐物酸臭，次多而量少；夜卧不安，食少神差，面色少华，欲饮冷饮，大便干结，舌红苔黄，指纹紫滞，故辨证为热吐，治法用清热化痰、降逆止呕。这种寒热虚实辨证方法，既可抓住呕吐病因的关键，又可预测疾病的转归。

## 【案二】

魏某，男，3 个月，住成都新华东路。1983 年 3 月 28 日诊。患儿面色微红，唇红，烦躁不安。家长代诉：吐乳月余，食后片刻即吐，吐出酸臭乳食，胃纳差，夜间哭啼，其父母多方求治，效果不显。食入即吐，且兼烦躁，夜间哭啼，吐出物酸臭。舌红，苔黄腻，指纹紫滞。

［诊断］呕吐。

［辨证］热邪犯胃，气机上逆。

［治法］清热降胃。

［处方］半夏曲 15g，茯苓 30g，陈皮 5g，连翘心 10g，黄连 3g，竹茹 15g，山栀仁 3g，白豆蔻 10g，山楂 15g，神曲 15g，苏梗 15g，藿香 15g（3 剂）。

10 天后复诊，患儿夜啼已愈，呕吐减轻，时仍少有呕吐酸臭乳食物。

半夏曲 15g，茯苓 30g，陈皮 5g，连翘心 10g，黄连 3g，竹茹 15g，山栀仁 3g，白豆蔻 10g，山楂 15g，神曲 15g，苏梗 30g，藿香 20g（3 剂）。

（选自《静安慈幼心书》第 217 页）

后学点按：患儿烦躁，夜间哭啼，吐出物酸臭，此胃有热也，"诸逆冲上，皆属于火"。察其舌红，苔黄腻，指纹紫滞，更证明为热邪犯胃。胃喜清凉，气以下降为顺。方中效黄连温胆汤之意，以二陈加黄连、竹茹、山栀仁以清胃止呕；加白豆蔻、山楂、神曲健胃消食；加苏梗、藿香理气和中，醒脾化湿，更增连翘心以泻其热。10天后复诊，患儿夜啼已愈，呕吐减轻，时仍少有呕吐酸臭乳食物，原因为哺乳时不注意冷热所致。遂用前方，重用苏梗、藿香，以增益胃和中之力。服药三剂而愈。此即清胃而不忘益胃和中之治也。

**【案三】**

董某，女，52天。1983年2月28日诊。其母诉：出生后呕吐至今，食后即吐，不思食，腹膨满，大便带不消化之乳食，夜啼。察其舌红，苔薄白，纹紫滞。

［诊断］呕吐。

［辨证］脾胃虚弱，胃气上逆。

［治法］降逆健脾。

［处方］丁香6g，吴茱萸3g，黄连3g，党参10g，茯苓30g，白术10g，京半夏6g，竹茹15g（2剂）。

服药两剂，呕吐缓解。但又见大便结燥，察其纹紫，舌红，苔白腻。

丁香6g，吴茱萸3g，黄连3g，党参10g，茯苓30g，白术10g，京半夏6g，竹茹15g，槟榔3g，生大黄（后下）6g。

原按：呕吐一证，在儿科首辨其病。若生后即吐，多为先天性食管幽门狭窄，有的随其生长发育而改善，也有的严重病例，内治不能见效，需请外科手术辅助。案三治疗有效，可能是轻症。后天性呕吐，首先要排除中枢感染性疾病。属于呕吐辨证论治的多属神经性代谢障碍、理化因素刺激等非器质性病变。法宗病因辨证，分寒、热、虚、实、食、惊等诸型，所列辨证要点、治则选方均宗一般规律，但疗效佳劣决定于三点：一是注意兼夹寒热错杂，重要的是注重加减；二是不论寒热虚实，如半夏、丁香等降逆止呕具有特定疗效的药物必用、重用，只是随证配伍不同；三是在患儿安静不吐之时，频频喂入或滴入，不必日以数计。初纳者若有反吐，不惊不慌，只要证治无误，必渐多纳而见效。另外，在喂药前，除伤食呕吐外，宜先少纳乳食或米汤以养胃气，减少药物对娇弱胃府的刺激。总之，辨证确切，方法恰当，两者俱重。

（选自《静安慈幼心书》第217页）

后学点按：患儿不思食、腹膨满、大便带不消化之乳食、夜啼，此乃脾胃虚弱，加之其父母溺爱，哺乳不节，更损脾胃，故乳食不化，积滞久而化热，邪热乘胃，胃热上冲，而致胃虚夹食，化热呕吐，此乃寒热虚实错杂。治宜消食导滞，清热和胃，降逆止呕。方用丁萸连理汤，加京半夏、竹茹等。服药两剂，呕吐缓解。但又见大便燥结，察其纹紫，舌红，苔白腻，宗前方加少量生大黄以通腑泄热，佐槟榔健胃消满，续服三剂，呕吐痊愈。若其母能以乳汁哺养，当嘱其母注意其情志，不可因小儿呕吐而担心影响其乳汁分泌，加重患儿呕吐；二则告知可服小儿之药，以利小儿恢复，民间有过奶一说，王老认为有理，可予试之。

## 【案四】

张某，女，6岁。呕吐一日，伴胃脘痛。前日因食火锅后胃脘即发疼痛，入夜呕吐不止，吐出食物及黄水，到医院急诊，诊为急性胃炎。要求入院治疗，家属不愿，在急诊室输液后即转求中医诊治，患儿入诊室即吐黄黑水及食物残渣。初诊：神志清楚，面色青白少华，舌淡红，苔黄腻，呕声洪亮，吐出食物残渣及黄水腥而臭秽，呕逆频作，脉弦细数。此乃胃气滞逆所致，治宜和中止呕。

［诊断］呕吐。

［辨证］胃热气滞。

［治法］理气清胃，降逆止呕。

［处方］苏梗10g，藿香9g，陈皮6g，姜竹茹6g，吴茱萸6g，姜半夏9g，赭石30g，炙旋覆花15g，黄连9g，黄芩6g，白豆蔻6g，炒谷芽30g，炒麦芽30g，木通10g，车前草30g（1剂）。

二诊：服用上方后呕止，胃脘仍有疼痛。面色青白，舌淡红，苔微黄腻，脉细数。

苏梗10g，藿香9g，陈皮6g，广木香6g，吴茱萸6g，姜半夏9g，南沙参10g，延胡索10g，黄连9g，黄芩6g，白豆蔻6g，炒谷芽30g，炒麦芽30g，木通10g，车前草30g（3剂）。

原按：此证是小儿饮食不节，暴饮暴食，过食肥甘生冷，以致脾胃受伤，食物不化，阻滞中焦胃气上逆而为吐，阳气被伤，气机不利，故胃脘痛、频繁呕吐，胃络受损则呕吐黄水。病位在胃在气血，来势急迫，宜速救之，治以消食导滞、降逆和胃、行气止痛，用自拟健胃运脾汤加减。方以赭石、炙旋覆花降逆止呕，抑制胃气上逆之势；以陈皮、姜竹茹消肃胃气；以苏梗、藿香芳香和胃、宽中下气、辟秽止呕；黄连清胃泻火，吴茱萸辛开解郁，两者共用，以疏肝行气；白豆蔻运脾和胃、理气降逆，炒谷芽、炒麦芽消食导滞；升肝胃之清气，清气升则浊气降，升降复则气机自畅，用木通、车前草以交通上下阴阳，阴阳交泰，气机畅达则胃和呕止。二诊时因药中病机，呕吐已止，而胃脘仍有疼痛，故去赭石、炙旋覆花、姜竹茹，加广木香、延胡索以行气止痛，加南沙参以益气和胃，胃和气顺而得痊愈。

（选自《王静安医学新书》第 275 页）

后学点按：此病无严格的年龄、季节界限，但夏秋季节和乳幼儿相对较多。小儿由于阴精不足，急需从外界摄取营养，以供旺盛的生长发育之需，但又因小儿脾胃脆弱，胃肠狭小，运化力弱，摄入乳食相对较成人为多，更不知饱足，故临诊常见乳食停滞致呕吐者多，肝气犯胃甚为少见，故应把握胃气上逆为其总病机。王老将本病分为积吐、寒吐、热吐、惊吐四证，分别采用消积和胃、温胃止呕、清热降逆、抑肝和胃的治疗原则。若见呕吐，仅为其他疾病之兼症者，则不以呕吐为主治，必审证求因，追本溯源，分清标本缓急而治之。

## 小儿厌食

### 【案一】

黎某，男，1 岁 6 个月。1989 年 1 月 21 日诊。患者不思乳食 2 个月有余。曾多方医治，服过多种开胃中药及开胃的糖浆未能奏效。患儿每日进食约 400mL 牛奶，见食不贪，有时甚至拒绝进食。患儿除形体偏瘦外，其他无特殊异常，两便正常，精神状态正常，舌苔薄白微腻，指纹淡。

［诊断］小儿厌食。

［辨证］脾虚湿滞。

［治法］健脾化湿，消食导滞。

［处方］广藿香 10g，炒陈皮 6g，云茯苓 10g，炒麦芽 15g，苍术 10g，白豆蔻 6g，山楂 10g，神曲 10g，鸡内金 10g，枳壳 10g，槟榔 10g（2 剂）。

后随访，服两剂后，食欲大增，已停药数日。

（选自《王静安临证精要》第 109 页）

后学点按：小儿脾常不足，脾胃功能尚未健全，若饮食不调、喂养不当，损伤脾胃，伤于脾则水湿内困，伤于胃则食积停滞，日久郁而化热，形成湿浊、食滞、郁热并见的证候。小儿厌食当与积滞鉴别，在病理上，前者是以湿困脾胃为主，兼有食滞、郁热；后者则相反。在症状上，前者以不思饮食为主，无腹胀、腹痛、大便酸臭等见症，精神状态较好；后者虽有纳呆，却伴见一系列食积停滞之象。本案为厌食，故应以健脾化湿为主，兼以消食导滞。

## 【案二】

林某，男，2 岁 2 个月，2005 年 12 月 21 日诊。食欲不振半年。家长购药，曾让患儿自服健胃消食中成药（具体不详），症状未能缓解。初诊：患儿不思乳食，纳呆，口干，欲饮，夜卧不安，小便正常，大便干，精神差，面色无华。诊查合作，脘腹无胀满，无压痛，舌质红，舌苔白腻。

［诊断］小儿厌食。

［辨证］脾胃不和。

［治法］健脾和胃。

［处方］紫苏 10g，荆芥 6g，苍术 3g，香附 10g，黄芩 6g，枳壳 9g，白豆蔻 15g，炒谷芽 30g，炒麦芽 30g，广木香 3g，川黄连 5g，连翘 6g，肉苁蓉 12g，午时茶 1 方，山楂 10g，神曲 10g（2 剂）。

以上诸药直接加水煎煮，共煎煮 3 次，一剂服 3 日，每日 4 次，每次 30mL。

小儿按摩法：令其母平坐，屈膝呈 90°，大腿靠拢平放，将患儿仰卧于其上，家属用双手轻握患儿手足。医者凝神聚气，运内八卦于手指掌，用单侧或双侧掌根，或以鱼际着力，由上脘、中脘、经建里、下脘至神阙。反复推之，脘腹柔软为度。再将小儿翻转，俯于腿上，推、按、震、抖，由风门起，经肺俞、膈俞、膈关，经脾俞、意舍、胃仓至三焦俞。

二诊：家长代诉服药后患儿食欲有所改善，每次可喝牛奶 50mL 左右，略有食欲，口干欲饮，小便正常，大便质地变软，排便容易，每天排 1 次，舌质红，舌苔白略腻，指纹红。服药后，大便逐渐恢复正常，此脾胃运化功能渐复，继用前法，守方治疗。

①一诊处方去黄芩，加鸡内金，以免苦寒之品伤胃，加强健脾和胃之功。

②小儿按摩法同前。

三诊：家长代诉服药后患儿食欲大有改善，每次可喝牛奶 80mL 左右，口干欲饮，二便正常，舌质红，舌苔白，指纹红。服药后食欲增强，脾胃运化功能逐渐恢复，治疗已有显效，故守法、守方治疗，同时要多用按摩。

原按：本案厌食症属脾胃疾患，乃脾胃不和，为脾胃功能发生障碍所致。组方围绕"脾湿""运化失调"，自拟和胃醒脾消食方。以和胃醒脾为主，佐以消导，内外合治，并贯穿疾病始终，收效颇佳。

（选自《王静安医学新书》第 290 页）

后学点按：由本案可知，小儿厌食症的调护非常重要，中医主张"乳贵有时，食贵有节"，提倡"若要小儿安，常带三分饥与寒"。另外，小儿患病不可妄自投药，更勿滥用抗生素，以免误伤脾胃，反致厌食加重。

## 【案三】

卢某，男，8岁，2006 年 4 月 12 日诊。患儿长期厌食，饮食不佳，曾服用开胃消食药未能奏效。现纳呆少食，见食不贪，口干，卧睡汗多，无腹胀、腹痛，小便黄，大便干结，精神略差，消瘦，面色无华，舌质红，苔白，脉细。

［诊断］小儿厌食。

［辨证］脾胃不运，饮食积滞。

［治法］和胃醒脾，消导积滞。

［处方］紫苏 10g，荆芥 9g，陈皮 6g，姜竹茹 6g，厚朴 6g，草果 10g，川黄连 3g，天花粉 30g，连翘 6g，桑叶 10g，牡蛎 30g，白豆蔻 15g，肉苁蓉 15g，山楂 10g，神曲 10g，木通 9g。

以上诸药直接加水煎煮，一剂药煎煮 3 次，第一次煮开后 5 分钟，第二次煮开后 8 分钟，第三次煮开后 12 分钟，取汁去渣。一剂服 3 天，每日 4 次，每次 30mL。小儿推拿法同前。

二诊：家长代诉服药后患儿食欲有所改善，出汗减少，大便干结缓解。仍食少，口干，小便黄，舌质红，苔白，脉弦细。

服药后，患儿食欲略有增加，大便逐渐恢复正常，说明脾胃运化功能障碍已有改善，继前守法、守方治疗。上方加栀子、午时茶加强清热健脾导滞之功。小儿推拿法同前。

三诊：家长代诉服药后患儿食欲大有改善。仍食少，吐涎，口干，小便黄，舌质红，舌苔白，脉弦细。药已中的，固守前方，以巩固疗效。同时要多按摩。

原按：厌食症发病机制主要是脾胃功能障碍，运化失常，饮食不化，积滞停聚又加重脾胃功能障碍，造成恶性循环，故治疗重在和胃醒脾，佐以消导积滞通便。方中紫苏、荆芥、白豆蔻为主药，重在健脾化湿、和胃醒脾，加理气助运药，健中有消，具有开胃醒脾和运脾和中之功；陈皮、姜竹茹、川黄连、连翘清热除烦；木通清热利湿；厚朴、草果、山楂、神曲、肉苁蓉宽中下气，消食导滞通便，使邪有出路；桑叶、牡蛎、天花粉养阴清热止汗。

（选自《王静安医学新书》第 292 页）

后学点按：王老治疗厌食症（脾胃不和）组方有如下特点。治疗重点在恢复脾胃运化功能，以芳香醒脾、化湿和胃为主，佐以消导，以紫苏、荆芥、白豆蔻为主药，重在健脾化湿、和胃醒脾，加理气导滞之品，使其健中有消，具有开胃醒脾和运脾之功。其中紫苏能芳香醒脾，健胃化湿之力强，然用量不可太过。同时，配合按摩手法也很重要，通过按摩可调理脏腑功能，使气机通畅，有助于胃肠的蠕动与运化。

## 【案四】

魏某，女，5 岁，1989 年 2 月 7 日诊。患儿厌食 1 年多。曾服开胃药 30 余剂，效果不佳。自觉饮食无味，不思饮食，食物含在嘴里久久不愿咽下，有时整天不饥，不思饮食，大便常夹有不消化残渣，面色萎黄，精神较差，易感冒，舌淡苔薄白，脉弱。

［诊断］小儿厌食。

［辨证］脾失健运，饮食积滞。

［治法］健脾消食。

［处方］南沙参 15g，黄芪 9g，炒苍术 9g，云苓 15g，炒陈皮 6g，怀山药 15g，炒扁豆 15g，砂仁 5g，白蔻仁 5g，山楂 15g，神曲 15g，炒麦芽 15g（2 剂）。

外用腹部推拿和捏脊疗法。

复诊：1989 年 2 月 11 日。服药后胃纳增加，大便逐渐成形，原方续服 3 剂。

2月20日随访，患儿食量明显增加，药已停服。

（选自《王静安临证精要》第110页）

后学点按：脾胃气虚，运化力弱，饮食积滞，胃纳不开，故自觉饮食无味，不思饮食，小儿食物入口但久久不愿咽下，甚则整天不饥不食。气血不能生化，精微不能转输，气虚失养，故面色萎黄，精神较差，卫气不足，易感冒。脾弱清气不升，运化失常，清浊相混，致大便常夹有不消化食物残渣。苔薄白、脉弱为脾胃气虚之征。故应健脾益气，兼以助运，佐以推拿、捏脊提高疗效。

## 【案五】

程某，男，3个月，1989年3月诊。患儿不思乳食1个月余，面黄肌瘦，并伴有轻微呕吐，夜啼，经中西药治疗不效。患儿舌淡、苔白腻，指纹色淡，二便正常。

［诊断］小儿厌食。

［辨证］脾不健运。

［治法］运脾开胃。

［处方］苏梗6g，广藿香3g，陈皮3g，云苓3g，厚朴3g，苍术6g，白豆蔻3g，枯黄芩6g，鸡内金9g，炒怀山药10g，山楂10g，神曲10g，连翘6g，炒麦芽15g，炒谷芽15g（2剂）。

复诊：1989年5月25日。患儿因湿疹来诊治，家长告知上次健胃药服两剂后就痊愈了，体重增加了十余斤，近来更加活泼，乳食佳。

（选自《王静安临证精要》第110页）

后学点按：本案治疗以脾健不在补、贵在运为原则。宜以轻清之剂解脾气之困，拨清灵脏气以恢复转运之机，故用苏梗、广藿香、厚朴、苍术，使脾胃调和，脾运复健，则胃纳自开。本案脾胃气虚证不明显，若予健脾益气容易碍胃，故不用参、芪等品，而予芳香醒脾和胃之品，以解脾困，故效。

## 【案六】

詹某，女，10个月，2005年12月2日诊。患儿食欲不振2个月，其余无明显不适表现，家长并未引起重视，随后食量逐渐减退，近几日来每日食量仅400mL牛奶，见食不贪，有时甚至拒绝进食，食稍多则呕吐。初诊：不思乳食，食甚则呕，肠中浑流作声，夜寐不安，大便干结，面色无华，精神尚可，舌质红，苔白腻，指纹紫。

［诊断］小儿厌食。

［辨证］湿浊食滞，化热伤脾。

［治法］醒脾化湿，导滞清热。

［处方］苏梗 9g，广藿香 6g，苍术 3g，陈皮 6g，厚朴 6g，槟榔 3g，木香 3g，肉苁蓉 12g，姜竹茹 9g，黄芩 9g，黄连 1.5g，连翘 6g，白豆蔻 15g（2 剂）。

每日 1/3 剂，每次 15mL，每日 6 次。嘱其忌强迫喂食。

二诊：家长代诉，服药后患儿饮食量增加，其余症状亦消失，近 20 天来体重增加，面色渐润。此为脾胃纳运功能恢复之佳兆，但两日前又因乱投杂食，出现大便色白、略稀，夜烦哭闹，舌质红，苔白腻，指纹紫。

苏梗 9g，广藿香 6g，苍术 3g，陈皮 6g，厚朴 6g，槟榔 3g，姜竹茹 9g，黄芩 9g，黄连 1.5g，连翘 6g，白豆蔻 15g，炒谷芽 30g，炒麦芽 30g，川木通 9g，车前草 30g，焦栀子 1.5g（2 剂）。

煎服法同前。

后因他病来诊，家长代诉服药后诸症消失，食量正常。嘱其添加辅食时应循序渐进，以简单营养为佳，不可骤进补剂。

原按：本案以湿困脾胃为主，兼有积滞、郁热，故以醒脾化湿为主要治法，而不过用消导和苦寒，方用和胃醒脾化湿汤，使脾运正常而胃纳自开。

（选自《王静安医学新书》第 291 页）

后学点按：本案以醒脾化湿为主，兼用导滞清热。醒脾以藿香、苍术为主药，且常用苍术，王老认为其气味芳香，醒脾之力强，又非刚燥，适宜厌食症小儿。王老还认为导滞清热应掌握尺度，不可过用消导和苦寒，当以和为贵，以调为先。方中黄连仅用 1.5g，取其解郁热而健胃，小剂量用黄连，亦是王老宝贵经验之一。一诊、二诊之方均遵上法，使脾能运化水湿而不为湿浊困阻，脾运恢复正常而胃纳自开。

## 胃脘痛

【案一】

张某，女，5 岁，1987 年 4 月 3 日诊。其母诉患儿经常胃脘隐痛，心烦易怒。

现症见：神疲乏力，心烦易怒，胃痛隐隐，纳差，舌质红，苔白，脉细无力，大便稀溏。

［诊断］胃脘痛。

［辨证］胃气阻滞。

［治法］和胃行气。

［处方］温中顺气汤加味。

香附 10g，沉香 6g，广香 6g，苏梗 9g，广藿香 9g，高良姜 6g，白豆蔻 6g，黄连 3g，香橼 6g，神曲 15g，苍术 6g，厚朴 9g，草果 10g，天花粉 10g，延胡索 10g（3 剂）。

复诊时，患儿胃脘痛明显好转，仅晨起后微感隐痛，约 10 分钟后疼痛自消，纳食增进，大便已正常。舌质红，脉细数。于上方中加入姜汁竹茹 10g，再服 3 剂后，余症痊愈。

原按：患儿经常胃痛，病程日久，已伤脾胃正气，故见纳差，神疲乏力，脉细无力。气机不畅，枢机不利，则大便稀溏。气机郁滞于胃脘，故见胃脘隐痛。心烦易怒，说明有郁而化热之势。王老以温中顺气汤加味，使胃脘部郁滞之气得以疏利，气机条达，胃痛减轻，大便正常。二诊加姜汁竹茹以和胃清热。气机郁滞既消，纳食增加，脾胃功能得以恢复，则气血生化运行如常，诸症痊愈。

（选自《王静安临证精要》第 28 页）

后学点按：本案的病位在胃，病机在于饮食伤胃，胃主受纳腐熟水谷，其气以和降为顺，故胃痛的发生与饮食不节关系最为密切。小儿脾胃虚弱，若饮食不节，暴饮暴食，损伤脾胃，饮食停滞，致使胃气失和，胃中气机阻滞，不通则痛；故《素问·痹论篇》曰："饮食自倍，肠胃乃伤。"《医学正传·胃脘痛》曰："初致病之由，多因纵恣口腹，喜好辛酸，恣饮热酒煎爆，复餐寒凉生冷，朝伤暮损，日积月深，……故胃脘疼痛。"

【案二】

潘某，女，8 岁，1997 年 1 月 17 日诊。患儿 2 个月前因过食生冷后觉胃脘部疼痛，先后在某综合性医院门诊、住院治疗，均未做出明确诊断，对症治疗效果不明显，遂来我院门诊部就诊。见患儿精神不振，疼痛时作，痛时欲呕，食欲下降，大便较干，舌质稍淡，舌黄苔薄，两脉弦紧。

［诊断］胃脘痛。

［辨证］寒郁气滞。

［治法］散寒行气。

［处方］紫苏梗 9g，广木香 9g，高良姜 6g，沉香 6g，砂仁 6g，炒香附 10g，当归 10g，丹参 10g，檀香 3g，陈皮 3g，姜竹茹 3g，白豆蔻 15g，神曲 15g（2 剂）。

二诊：服药 1 剂后复诊。呕吐消失，大便通畅，腹痛减，口微苦，余如前，效不更方，略施化裁。上方去砂仁、陈皮、姜竹茹，加川木通、白芍、黄芩，嘱服 4 剂。

1 月 26 日三诊：腹痛续减，精神转佳，此中阳已运，气血渐调。于上方增开胃之品，继服 2 剂。

1 月 30 日四诊：疼痛已消，饮食增加，唯感身倦乏力。病欲愈，更添益气之品收全功。

（选自《王静安医学新书》第 370 页）

后学点按：胃脘痛有虚证、实证之分。各种外邪及食积导致胃气横逆、湿热内蕴、痰饮停聚等引起气机阻滞者，多为实证。脾胃阳虚或阴虚者，可致胃络失养，拘急而痛，则为虚证。胃痛初期，多因胃寒或肝郁或食积引起，如不及时控制，则病邪郁而化热，积而化火，日久耗伤阴津，或脾胃阳气受损，运化失司，产生痰饮等有形之邪，导致恶性循环，应尽快控制病情的发展，在理气行气、疏肝解郁、温胃散寒等基础上辨证施治。本案患儿 2 个月前因过食生冷后觉胃脘部疼痛，属胃痛初期，治疗及时，故取效迅速。

**【案三】**

吴某，男，2 岁 6 个月，1996 年 12 月 20 日诊。患儿 3 天前外出受寒后诉胃脘痛，哭闹不休，在某诊所服药后不减，遂来就诊。见患儿坐卧不安，舌淡苔薄。

［诊断］胃脘痛。

［辨证］寒郁气滞积食。

［治法］散寒行气消食。

［处方］紫苏梗 9g，广木香 9g，高良姜 3g，陈皮 3g，姜竹茹 3g，炒香附

10g，白豆蔻 10g，砂仁 6g，藿香 6g，沉香 6g，川黄连 1.5g，炒谷芽 30g，炒麦芽 30g（2 剂）。

12 月 24 日复诊，疼痛已减，神情如常，胃纳稍差，大便干。上方加神曲、枳壳，继服 2 剂，诸症消失。

原按：就余多年临证所得，对小儿胃脘痛多从寒辨治，小儿脏腑娇嫩，过食生冷苦寒易克伐中阳，致使阳气失于舒展，加之小儿卫外不力，外寒易于循经入里，客于胃肠之间，寒性凝滞，阻滞气机，气机不通，"不通则痛"。承《诸病源候论》云："凡腹急痛，此里有病……寒冷之气客于肠胃膜原之间，结聚不散，正气与邪气交争相击故痛。"又《景岳全书》述："小儿腹胀腹痛多因食积或寒凉伤脾……小儿腹胀或痛虽曰多由积滞，然胃气无伤而腹中和暖则无留滞作痛，是痛多由乎寒也，治痛治胀者必当以健脾暖胃为主，若无火证，不得妄用凉药。"是以治疗原则宗"通则不痛""是寒则温之，是气则顺之"之旨。基本方中白豆蔻、高良姜温健中阳；紫苏梗、香附、广木香、沉香行气止痛，川黄连制诸药之燥，诸药共呈温经散寒、行气止痛之效。

（选自《王静安医学新书》第 370 页）

后学点按：小儿胃痛也可因食积引起，见胃脘胀满疼痛，嗳腐吞酸，不思饮食，加谷芽、麦芽；属食积者，加六神曲；属内积者，加焦山楂。胃脘痛兼大便秘结也常见，若为热灼津液而致阴虚便秘者，可加肉苁蓉、郁李仁、火麻仁。注意消积导滞不可太过，饮食积滞者应及时予以健脾和胃之剂以善后。

## 泄泻

### 【案一】

安某，12 岁，1989 年 7 月 15 日诊。反复腹泻两年，大便每日 4~6 次，便清稀，甚至完谷不化，形体瘦弱，神差，懒言思睡，面色晦暗，畏寒肢冷，纳呆，舌淡，苔白，脉沉细无力。

［诊断］泄泻。

［辨证］脾肾阳虚。

［治法］温补脾肾。

补骨脂 30g，吴茱萸 6g，安桂 3g，云苓 10g，陈皮 10g，白豆蔻 9g，炒怀山药 15g，苍术 9g（2 剂）。

二诊：服上方 2 剂后，泻下次数减少至每日 1 次，但便不成形，畏寒肢冷不解。

［处方］补骨脂 30g，吴茱萸 6g，安桂 3g，云苓 10g，陈皮 10g，白豆蔻 9g，炒怀山药 15g，苍术 9g，附片（先煎）10g，陈皮 9g，广木香 6g，高良姜 9g，炙甘草 10g。

三诊：服上方 2 剂后，大便转干，每日 1 次。原上方加苏梗 10g，醒脾健脾以善其后，再服两剂以收功，随访半年无复发。

原按：小儿久泻，在脏主要责之于"脾"与"肾"。脾虚生湿，健运无权，清气下陷，水谷糟粕混杂而下。或脾虚日久，水谷精微生成不足以滋养五脏，肾阳渐衰，肾阳虚则不能助脾胃以腐熟水谷、运化精微，所以此病病机常有脾虚而致肾虚，因肾虚而更虚其脾的变化规律。治疗上，古有"利小便以实大便""治泻不利小便非其治也"之说，强调治泻运用淡渗利湿之品。王老临证 50 年以来，认为以上所说是指急性腹泻而言，对于泄泻日久之患儿，其脾胃阴液已伤，补之尤恐不及，何以敢再利。因此，若遵古之说，投以利剂，定使阴液更伤，成落井而又下石之举。治疗久泻应在紧扣"脾""肾"的同时，以补虚为本，泻实为辅。对于脾虚证，王老用苍术、云苓、陈皮健脾益气燥湿，脾得健运，则化源不竭，湿祛泻止。炒怀山药、白豆蔻健脾温中，佐以补骨脂温养脾阳，吴茱萸温中散寒，安桂温补肾阳，苍术、白豆蔻、炒怀山药、陈皮、云苓健脾益气燥湿，使湿除而脾健运。另外，在内治的同时常用上等安桂粉 1.5g，用纱布垫贴在神阙穴上，每天换 1 次，3 天为 1 个疗程，一般 1 个疗程后可见良效。治泻不仅在遣方用药上要特别注意，对患儿的饮食控制也很重要。病轻要减少饮食，改普食为软食，或改软食为流食，以助调理脾胃。病重者应禁食，禁食期则用米汤加葡萄糖喂食患儿以利调养，切不可乱投饮食，损伤胃气，以致病症缠绵难愈。

（选自《王静安医学新书》第 376 页）

后学点按：小儿为稚阴稚阳之体，脾肾虚弱，泄泻日久，肾阳虚衰，不能温养脾胃，运化失常，水谷不化，下趋肠道而泻。阳虚不能腐熟水谷，故泻下完谷不化或水样大便。肾阳虚衰，失于温煦，故形寒肢冷。舌淡苔白，脉沉细无力，皆为脾肾阳气不足之征。王老针对病情采用补骨脂补命门火，温肾助阳，温煦脾阳为君；吴茱萸温中散寒。安桂补火助阳，引火归原。云苓健脾渗湿，而药性平和，为健脾利水渗湿之要药。苍术有燥湿健脾之功，与茯苓相伍，燥湿与健脾同用，共奏祛湿健脾之效。白豆蔻化湿行气，温中止呕，开胃消食。炒山药健脾益胃。陈皮行气宽中，健脾和胃。全方共奏温肾健脾、固涩止泻之效，使命门火强而土旺，胃肠功能恢复而泻止。便不成形，加高良姜温胃散寒，此王老之经验。

**【案二】**

李某，男，11 岁，2005 年 10 月 28 日诊。腹泻伴腹痛 1 周。曾到市某医院就诊，以腹泻待诊，给予西药后症状未得缓解。患儿 1 周前无确切诱因腹泻，伴腹痛，以脐周为甚。泻后疼痛暂时缓解，大便臭秽，但无黏液、脓血，不呕吐，体温 37.2℃。发育正常。

初诊：患儿神疲乏力，面色无华，懒言，腹软，无压痛。察其舌质红，苔黄腻，诊其脉滑数。急当为先。

[诊断] 泄泻。

[辨证] 湿热下注。

[治法] 清热解毒，利湿止泻。

[处方] 二马白头翁汤。白头翁 30g，秦皮 12g，广木香 9g，川黄连 6g，炒荆芥 9g，熟大黄 3g，黄芩 9g，马齿苋 30g，马蹄草 10g，川木通 9g，苏梗 10g，白豆蔻 30g，车前草 30g。

每日 4 次，每次 60mL，忌食鸡、鱼、生冷。

二诊：药进 2 剂后，大便每日 1 次，但尚未成形，腹已不痛，体温正常，精神转佳，声音洪亮。舌质红，苔白稍薄腻，脉稍和缓。药已中的，肠道湿热已去之过半。宜续清余热，兼燥湿醒中。原方去黄芩、秦皮，加苍术、草果各 10g。2 剂药后腹泻止，大便正常，舌苔退净，面色正常，精神好转。

原按：小儿脾胃薄弱，脾喜燥而恶湿。今人多独子，偏嗜生冷肥甘厚腻之品，损伤脾胃，脾失健运，湿热内生，日久成毒。又四川盆地湿气素甚，内外合邪，蕴结脾胃，导致脾胃运化功能失调。饮食入胃，水谷不化，精微不布，合污而下，致成腹泻，故本地以湿热型腹泻最为多见。特拟"二马白头翁汤"以治之。白头翁、秦皮、川黄连、黄芩、马齿苋、马蹄草清热解毒；川木通、车前草利湿止泻；辅以苏梗、广木香、白豆蔻等理气化湿，调和脾胃。正如《景岳全书·泄泻》所说:"泄泻之本,无不由于脾胃。"诸药合用,湿热毒邪得以清解分消,脾胃功能恢复正常,故腹泻、腹痛迅速缓解。本症邪气偏盛而正气已虚,按医家常法本应祛邪扶正,加入补气之品。但根据多年临证经验,王老认为:此证虽有脾虚,但湿热毒邪蕴结脾胃是其主要病机,故当先祛邪实,泻实以补虚。脾胃功能正常,饮食精微得以敷布,正虚自复。且脾贵在运,不在补,故在二诊中仅加燥湿醒脾之品。小儿湿热腹泻首重除湿清热解毒,并以祛邪为先,从中可略见一斑。

(选自《王静安医学新书》第 276 页)

后学点按:泄泻者大便次数增多,溏薄,甚至如水样便,现在称为消化不良或婴幼儿肠炎。因此,有别于菌痢脓血赤白、里急后重之滞下痢症。王老认为泄泻的基本病机是脾失健运,清浊不分,升降失常而致。遵从以上原则,泄泻初起腹泻水样,臭味不大,不烦不渴,胸脘闷胀,纳食减少,恶心欲吐,舌淡苔腻,纹紫滞,脉濡数,宜健脾醒中,佐以渗湿,以健胃运脾汤为基础方。

苏梗 9g,陈皮 3g,苍术 9g,广木香 3g,黄连 6g,白豆蔻 9g,木通 10g。

若伤食,泻下腐臭,腹胀热满,口臭纳呆者,加大腹皮、槟榔、山楂、神曲、麦芽、谷芽;若湿热蕴结,大便如水,黄绿色多,成伴黏液,肛门灼热,小便黄少,舌质红,苔黄腻者,加黄芩、黄连、车前子等;下焦湿重,加滑石、木通;胃寒者,加草果、砂仁;脾气虚弱,加米炒怀山药、米炒白术;脾虚下陷者,加党参、苍术、升麻;兼外感发热,加葛根、苏叶。

小儿具有"稚阴稚阳"的生理特点和"易寒易热"的病理特点。小儿泄泻易于损伤气液,常发生"伤阴伤阳"之变。久泻伤及脾阳者,用人参、炙甘草、炒怀山药、赤石脂、炒粳米、生姜汁煎服。若兼脾阴伤,则加沙参、石斛、麦冬;兼肾阳衰者,加吴茱萸、肉桂。如脾肾阳虚,气阴两虚者,表现久泻不愈,时泻时止,下利便溏,完谷不化,四肢欠温,睡卧露睛,舌淡,脉微者,用土炒白术、炒怀山药、云苓、炙甘草益养脾阴,附片、炮姜、菟丝子、补骨脂、益智仁等升命门之火。还可外用麝香 0.05g,安桂 3g,研粉敷脐。

## 滞颐

### 【案一】

方某，1.5 岁，1983 年 5 月 28 日诊。患者颜面青紫，唇红，体形瘦小。其母代诉：流口水月余，近日感冒后尤甚，喜冷饮。流出的口涎黏稠成丝，小便黄赤、短少，大便臭秽，入睡时烦躁不安。舌质红，苔薄黄，指纹紫。

［诊断］滞颐。

［辨证］脾胃积热。

［治法］清热泻脾。

［处方］清热泻脾散加减。栀子 3g，生石膏 30g，黄连 3g，木通 10g，黄芩 10g，竹叶 6g，甘草梢 3g，金银花 15g，连翘心 12g（2 剂）。

二诊：服药 2 剂后，流涎减少。但食欲仍差，食后腹胀，前方加山楂 12g，神曲 12g，炒谷芽 15g，炒麦芽 15g，消食导滞。取竹茹以降逆止呕，苏梗和胃以解表，车前草渗利湿热，继服 2 剂，诸证悉减。

（选自《静安慈幼心书》第 126 页）

后学点按：滞颐，为小儿常见证候，多因脾虚失运，中焦积热所致。《黄帝内经》中称为"涎下"；《伤寒论》《金匮要略》中称"口吐涎"。脾为该病重要病位，治当以脾胃为中心，分清虚实，根据兼证加减用药。本案唇红、体形瘦小、喜冷饮、流出的口涎黏稠成丝、小便黄赤短少、大便臭秽、入睡时烦躁不安、舌质红、苔薄黄、指纹紫，一派实证之象，治宜清胃泻脾之法，以清热泻脾散为主方。二诊症减，而现食后腹胀纳差，此食积伤胃之症，即加山楂、神曲、谷芽、麦芽，以消积导滞；苏梗、竹茹、车前草，以和胃醒脾、降逆渗湿。待滞颐愈后，再予健脾和胃之剂以善其后，方能避免复发。并嘱家长合理喂养，饮食有节。

### 【案二】

王某，男，2 岁，口涎外流。3 个月前，患儿无明显诱因出现口涎逐渐增多，衣服前襟常因口涎流出渗湿而不得干，严重时口角糜烂。到某医院就诊，诊断为"维生素缺乏症"。服用多种维生素均无效，服用中药及单验方亦收效甚微。初诊：口角流涎，涎多臭秽，颐间红赤糜烂。唇红，纳差。大便稀溏，尿黄赤而少。面色青白少华，形体肥胖。舌质红，舌苔薄黄，指纹淡紫。

［诊断］滞颐。

［辨证］湿热停滞。

［治法］清热化湿。

［处方］苏梗 9g，陈皮 9g，白豆蔻 9g，草果 10g，苍术 6g，黄芩 9g，连翘 10g，姜竹茹 12g，川木通 10g，车前草 30g，神曲 10g，炒谷芽 30g，炒麦芽 30g（2 剂）。

煎水内服，每次 20mL，每日 4 次。忌辛燥之品。

二诊：服用前方后口涎明显减少，臭秽减轻，颐间红赤消退过半，纳食增加，大便正常，苔黄略退，指纹淡紫，此乃阳明实热得以清泻、太阴之寒得以消散之征，当守法守方。前方去温燥之草果，再服 2 剂，服法同前。

三诊：服药后患儿口涎未再流出，颐间皮肤恢复正常，食欲大增，小便清长，略有黄苔，指纹淡红。守方减量再服 2 剂，以巩固疗效。追访患儿未再复发。

原按：《素问·宣明五气篇》说"脾为涎"，故有涎出于脾而溢于胃之说。小儿脾胃运化功能尚未健全，对水谷精微的需求较成人更为迫切，调护稍有不慎，极易损伤脾胃，脾胃一伤则廉泉不闭，津液失约，口涎自溢。《灵枢·口问》曰："胃缓则廉泉开。"本案患儿形体肥胖、便溏、面白，知为脾虚；不能运化水津和统束涎液，脾湿外溢，涎臭、颐赤、唇红、尿黄，知为胃热；失于和降则浊气上逆，涎液溢于口外。以八纲定性，属寒热虚实夹杂证，设清胃益脾法。苏梗、苍术、陈皮、白豆蔻、草果芳化燥湿，以运代补。因小儿脾之生气旺盛，健脾贵在运而不在补，以性温之品疏通、鼓舞、温运脾气，脾胃健运则能运化津液和统束涎液；黄芩、姜竹茹善清胃热而降胃气，则上逆之浊气得以下行，涎液自能减少；木通、车前草、连翘除湿利尿泄热，使内郁之湿热外出，给邪出路；神曲、炒谷芽、炒麦芽和胃消滞，是防脾胃再伤于食。诸药合用，胃之实热得以清泄，脾之虚寒得以温运，脾升胃降有序，初诊即收明显疗效。二诊效不更法，守方治疗，基本痊愈，唯去辛香浓烈之草果，因太阴寒湿去之八九，再用恐助阳明独盛之热。

围绕病机，切中要点，用药准、切、精、捷是本案证治特点。病势偏上而病本在中焦，用药应轻活灵动、疏通脾胃，在于调整其升降功能，但不忘引邪外出。

（选自《王静安医学新书》第 299 页）

后学点按：上两例皆为滞颐，何以首诊处方用药差异甚大而均取速效？ 此王老临证变化之要妙。细观审之，一儿体型肥胖，一儿瘦小；一儿面色青白，一儿面紫；一儿流涎湿不得干，一儿黏稠成丝；一儿大便溏泄，一儿大便臭秽。同有脾失健运，然前者为中焦积热，为标之实热证，故用清热泻脾，予治苦参、连翘、木通、竹叶治其标，待症减则予消积导滞、健脾和胃之剂；后者则为脾失健运、胃失和降之虚实夹杂证，故予苏梗、陈皮、白豆蔻、草果、苍术温运脾气为君，予黄芩、连翘、姜竹茹清胃热而降胃气为臣，木通、车前草除湿清热为佐，神曲、谷芽、麦芽，消积和胃为使，病同而治不同、药不同，此同病异治之理也。

## 黄疸

### 【案一】

姜某，男，2岁10个月，1975年10月18日诊。患儿小便深黄，短少，纳呆食少，呕吐。于16日到某医院检查尿液正常，17日检查肝功能：麝香草酚浊度试验（TTT）80U，脑磷脂胆固醇絮状试验（CFT）（+++），谷丙转氨酶（SGPT）234U，前来我院求治。患儿皮肤巩膜黄染，色鲜明如橘子，精神差，苔白厚腻，脉濡数。

［诊断］黄疸。

［辨证］湿热蕴结，胆汁外溢。

［治法］清热利湿，利胆退黄。

［处方］茵陈31g，车前子12g，黄芩12g，金钱草31g，满天星31g，车前草31g，滑石15g，虎杖31g，槟榔6g，枳壳9g，泽泻9g，苍术10g，午时茶2块（8剂）。

10月28日二诊：患儿服药后，尿黄减轻，尿量增加。

陈皮1.5g，厚朴9g，木通9g，茵陈31g，车前子12g，黄芩12g，泽泻9g，苍术6g，槟榔6g，金钱草31g，满天星31g，虎杖31g，车前草31g（2剂）。

11月2日三诊：患儿服上药后，诸症减轻，食欲增加，黄疸基本消退，精神转佳，因患外感前来就诊。

炙旋覆花12g，炙百部9g，茵陈31g，陈皮1.5g，厚朴9g，川木通9g，黄芩

12g，金钱草 31g，满天星 31g，车前草 31g，槟榔 6g，泽泻 9g，苍术 6g，午时茶 2 块（2 剂）。

11 月 12 日四诊：患儿服上药后，外感已除，仍拟清热解毒、利尿行气之法。

茵陈 31g，木通 9g，六一散 31g，泽泻 9g，神曲 12g，黄连叶 31g，郁金 1.5g，厚朴 6g，炒香附 9g，连翘 9g，车前草 31g，满天星 31g，苍术 6g（4 剂）。

11 月 25 日五诊：患儿小便量多，色正常，巩膜恢复正常。大便干燥。

茵陈 15g，苍术 6g，泽泻 9g，木通 9g，六一散 15g，炒谷芽 15g，炒麦芽 15g，大黄 6g，郁金 3g，连翘 9g，金钱草 31g，车前草 3g，大青叶 6g。

12 月 18 日六诊：患儿经传染病院复查肝功能示一切正常，病告痊愈。

原按：病毒性肝炎虽说病原为毒，现今亦谓如大青叶、板蓝根、青黛、虎杖、柴胡皮有抗病毒的作用，但究竟对何种肝炎病毒毒株有效？多是人云亦云，难以确论。故中医治疗临证应以湿热论治，疏肝利胆，清热化湿，着眼其效力。

（选自《静安慈幼心书》第 180 页）

后学点按：黄疸者，分阴阳，以黄色鲜明如橘，并伴燥热、口渴、大便秘结、口苦等为阳黄。黄色晦暗、大便溏稀、腹胀、口不渴等为阴黄。仲景云："诸病黄疸，但利其小便。"朱丹溪言："五疸者……但利小便为先，小便利白，其黄自退。"故祛湿利小便为除黄大法。王老认为，治疗黄疸确当祛湿为要，重用利湿退黄如茵陈、金钱草、满天星、虎杖等药。但亦当调和肝脾，顺和两脏之性，参以郁金、香附、苍术、白豆蔻、苏梗等药行气疏肝，醒脾化湿，盖因肝主疏泄之能，黄为太阴脾土之主色。此小儿证属阳黄，因感受湿热疫毒之邪，蕴结肝胆，胆汁外溢肌肤巩膜而致，治疗当重剂清热利湿，方能顿挫黄疸的进展。方中以茵陈、金钱草、虎杖、滑石、满天星、车前等大队清热利湿之药为首，期湿热之邪从小便而出，此举亦是驱邪外出，加速黄疸的消退。黄芩清肝胆积热；苍术醒脾燥湿和胃，运化中州；槟榔、枳壳理气宽中，使气行则湿行，助黄疸消退。而后诸诊，黄疸能逐渐消退，直至痊愈，皆是因王老以清利肝胆湿热为要旨，重用利湿退黄之药，且能兼顾肝脾两脏，疏泄气机，运化水湿。如此，直中病机，配伍分明，故治疗效果显著。

【案二】

刘某，男，15 岁，1986 年 5 月 4 日诊。患者于 1986 年 3 月中旬出现尿黄，伴厌油腻，食欲不振。3月25日发现目黄。4月初目黄加重并皮肤发黄，于某医院就医，查肝大4cm，脾大2.5cm，并伴肝区压痛，大便溏泻，每日4~5次。收入住院后经用肝血宁、维生素、肌苷、葡萄糖液、泼尼松等药物治疗，黄疸继续加深，并出现腹胀如鼓，一身悉肿不能倒卧，食欲锐减，鼻衄齿衄不止，皮肤黏膜出现瘀斑及出血点，各项肝功能检查均大幅度超出正常值。于5月4日邀王老会诊：除上述症状外，苔黄白秽腻，脉弦数。

［诊断］黄疸。

［辨证］湿热壅盛，胆热外泄。

［治法］清热利湿，利胆退黄。

处方1：金钱草60g，车前草60g，满天星60g。

煎水代茶饮，频服。

处方2：茵陈30g，郁金9g，黄连10g，栀子9g，白豆蔻9g，广木香9g，炒香附15g，香橼9g，沉香6g，金钱草30g，满天星30g。

煎汤，日服数次。

5月25日二诊：服药3天，黄疸明显消退，尿量大增，衄血止，精神食欲好转。服上方8剂后，自觉腹胀减轻，苔化薄转白。此乃湿热疫毒已无嚣张之势，但留连未去，故于方中加苦温之苍术、草果、厚朴、檀香，以辛开苦降，运脾除湿，疏肝利胆。令其停服第一处方。6月22日查各项肝功能恢复正常，遂出院，但仍感胁痛。此乃肝气不舒，气血不畅，恐久病正虚，又久服攻伐之剂，正气受损，乃令其以独参汤送服自拟效灵丸（当归、乳香、没药、沉香、丹参、麝香），并处以下方。

茵陈20g，黄连9g，云苓9g，泽泻9g，白豆蔻6g，炒香附12g，沉香6g，草果9g，苍术9g，车前草30g，金钱草30g，满天星30g。

服上方1个月后随访，见面色红润，食欲旺盛，两便正常，余无病态。

原按：黄疸的发生、发展和转归是正气与邪气双方斗争的过程。正气是指机体的抗病力和自然修复力，邪气是指致病因素。黄疸发生的初期大多以邪实为主，治疗首当攻邪；中期以祛邪安正，后期则应扶正为主。根据现代药理研究，茵陈、栀子、花斑竹、金钱草等祛邪之品，无论用于人或动物，均能使之排泄大量的稀薄胆液，呈现明显的利胆作用，同时也有一定程度扩张胆道末端奥迪括约肌的作用，而达到祛邪的目的。人参、黄芪、炒怀山药等益脾固气之品，能提高网状上皮系统吞噬功能，并能促进蛋白合成，使抗体提前形成，从而增强机体的免疫力和抗病力，促使机体的康复，达到扶正的目的。

（选自《王静安临证精要》第 40 页）

后学点按：此黄疸，证既阳黄，肝胆热毒瘀蕴结，水湿聚积不化，病机错综复杂。湿热蕴结则一身俱黄；肝胆热盛则迫血妄行，故见齿衄，皮肤出血点；水湿内聚，则腹胀如鼓，一身悉肿。治疗宜清热利湿，逐下利水，使热毒瘀结从小水而出，方能顿挫黄疸进程。方中茵陈、金钱草、满天星清肝胆，泄湿热，利水逐饮；黄连、栀子苦寒清热，凉肝泻胆；香附、郁金、沉香行气疏肝，活血止痛，一则使气行而湿化，二则活血以散瘀结；白豆蔻、广木香辛温芳香醒脾，运化水湿，以和中气；待湿热清、瘀结散，则黄疸减轻，继服则明显消退；后期以健脾疏肝、化气利水，参以扶正祛邪以善后。方中满天星为蜀中退黄之常用草药，又名星宿草，好长于湿地，为多年生草本植物天胡荽全草，其味微酸，性微寒，入肝、胆、脾、胃经，有清热利湿、解毒明目的功效。合金钱草可增退黄健脾之功效。

## 胁痛

陶某，男，7 岁。右下胁疼痛 1 周，加重两日。患儿半年前曾患甲肝，经治疗痊愈。元旦期间因饮食不慎，过食肥甘生冷而腹胀，食欲下降，继而出现胁下胀满、隐痛。家长恐其肝炎复发，遂先后到两家医院检查，肝功能正常。1 周前食用牛肉后胃脘区胀满，右胁下疼痛，虽经服药仍痛。两日前在学校上体育课时，因跳绳胁下疼痛加剧，伴恶心呕吐，大便燥结，小便清，前来就诊。

初诊：神志清楚，面色青黄，形体消瘦，行动迟缓，右胁胀痛，恶心，呕吐，不欲饮食，大便干结，舌红，苔黄腻，脉弦数。

患儿身体素弱，曾患肝炎，虽愈而未加爱护，过食肥甘、生冷损伤脾胃。脾胃为气血生化之源，脾胃受损则气血生化失常；肝为藏血之脏，肝血不足则胁下胀痛。加之过累，肝血损耗，故疼痛难愈；胃气伤则恶心呕吐，不欲饮食；胃脘胀满、脾失健运，故大便秘结。

［诊断］胁痛。

［辨证］肝郁气滞，脾胃失和。

［治法］疏肝理气、健脾和胃。

［处方］疏肝汤。炒香附 15g，香橼 9g，当归 6g，肉苁蓉 15g，厚朴 9g，槟榔 10g，枳实 10g，延胡索 15g，胖大海 15g，山楂 15g，鸡内金 15g，白豆蔻 6g（2 剂）。

二诊，上方服后，胁痛明显减轻，恶心呕吐消失，大便通畅，纳差，舌淡白，苔薄白，脉弦数。胁痛，恶心呕吐消失，大便通畅，是肝气已疏，胃气已和，纳差是邪除后脾胃之气较弱，治当理气宽中、健脾益气以善其后。用自拟健脾和胃方。

苏梗 10g，藿香 6g，炒香附 15g，广木香 3g，苍术 6g，槟榔 9g，山楂 15g，神曲 15g，炒谷芽 15g，炒麦芽 15g，白豆蔻 10g，草果 12g，川黄连 3g，木通 9g（2 剂）。

原按：《素问·六元正纪大论篇》曰："木郁之发……病胃脘当心而痛，上支两胁，膈咽不通，食饮不下。"此案患儿素体瘦弱，又曾罹患肝病。病后未加精心护理，又恣食肥甘生冷，损伤脾胃，气血化生之源不足，肝血耗则胁下疼痛，脾胃不和则恶心呕吐、大便干结、食欲不振。故治以疏肝理气、健脾和胃为先，又以理气宽中、健脾益气善后，故收殊功。

（选自《王静安医学新书》第 342 页）

后学点按：此案患儿有肝病史，因恣食肥甘厚味，使胃气损伤，通降失和，气机逆乱，故见腹胀、恶心、呕吐；中焦为气机枢纽，胃气不降则脾气不升，脾气不升则肝气之疏泄功能受到影响，故见胁肋胀痛。肝气常横逆犯胃，胃气失于通降，亦能逆犯肝气。王老处方用药皆从病机出发，予槟榔、厚朴、枳实行气导滞，降胃顺气；山楂、神曲、鸡内金、白豆蔻消积化滞，调脾和胃；香橼、香附、当归、肉苁蓉疏肝气，养肝血。期使痞塞之肝气与胃中积滞随下路倾泻而出，如此，则气机调畅，肝气亦因之而平和。

服药后，大便通畅，则腑中壅塞之气已下泄而降，无力逆上作乱，故恶心呕吐亦消失。气机通达，则肝气顺畅，故胁痛大减。王老以疏理气机、通降胃气、健脾和胃为大法，故收全功。

## 痉病

黄某，女，3 岁。患儿手足抽动、强直间断发作 2 个月，近半个月加剧，每日发作数次。患儿面色青白，消瘦，四肢冷，诊脉时突发双手强直，双脚交叉，阵阵抽搐，历时数十秒，经用手法点穴而止。家属代诉，此次发作为轻，严重时数分钟方能缓解。入冬以来，每遇气候变冷则加重。曾到多家医院诊治，查脑电图、血常规均正常，诊为"小儿抽动症"。经服用镇静药、钙剂、鱼肝油等，抽动、强直发作仍频。

初诊：患儿形寒畏冷，厌食，腹胀，舌淡，苔薄白腻，脉细而紧。先予点穴外治，以救急解痉。其法以拇指点压内关（双侧）、人中、神门。待其缓解，再予"散寒解痉汤"熏洗外治，以散寒温经、引邪外出。

[诊断] 痉病。

[辨证] 寒湿侵袭，经脉不畅。

[治法] 散寒除湿，疏通经脉。

（1）外用方：紫苏 30g，荆芥 30g，羌活 30g，独活 15g，白芷 30g，菖蒲 30g，陈艾 30g，川芎 30g，姜 100g，葱 100g。

同煎浓汁，趁热熏肢关节处，稍温后将手足浸入熏洗，洗后重被避风而卧，以得微汗为佳。

（2）内服方：加减当归四逆汤。当归 10g，川芎 6g，白芍 10g，细辛 3g，桂枝 3g，大枣 10g，苏叶 10g，高良姜 3g，川木通 10g，伸筋草 15g（3 剂）。

煎浓汁频服，每剂服 2 天。

1 周后复诊。患儿四肢温和，手足抽动强直基本消失，仍用前法治疗。

半个月后再诊。患儿面色红润，饮食增加，活泼如常，手足抽动、强直未复发。

原按：此证由于感受寒湿之邪所致，加之正虚脉络失养，经筋闭塞，邪实正虚，故用内外合治法。先予点穴解痉救急，次用"散寒解痉汤"熏洗。此法宗《黄帝内经》"其有邪者，渍形以为汗"之理而行。沐浴熏洗令其体表毛窍舒张，药物易透入体内，邪随微汗而解，故熏洗后四肢温和；再予内服养血温经通脉之当归四逆汤加减，内外合治，使邪气除、正气复，痉病速愈。

（选自《王静安医学新书》第 325 页）

后学点按：《黄帝内经》云："诸暴强直，皆属于寒。"寒为凝滞之邪，能收引经脉，闭阻血脉，损伤阳气。此患儿先天阳气虚弱，阴寒内盛，收引经脉，故频见手足抽动，强直不断。阳气不充周身，故形寒畏冷，面色青白。浊阴内聚，脾阳困阻，故见腹胀、厌食。舌淡，苔薄白腻，脉细而紧，皆是虚寒内盛之象。法宜温补阳气，散寒化凝。待阳气足则寒气散，寒气散则经脉气血流动，周身肌肉筋膜无不因阳气充达而柔和。王老以当归四逆汤为主药，方中桂枝、高良姜温阳散寒；细辛启少阴阳气，化凝通结；苏叶、川芎辛温走窜，温气行血；当归、白芍养血解痉；木通、伸筋草通利血脉，疏经活脉。全方以温散为主，活血通脉为辅，配以外治熏洗，辛温散寒，引邪从肌表而出。终使寒邪尽散，气血流通，痉挛自止。

## 瘰疬

### 【案一】

杨某，男，4 岁，住四川卷烟厂，1979 年 11 月诊。患儿半个月前始觉右侧下颌疼痛肿胀，逐渐加重，在当地县医院查血液常规：白细胞 10 600/mm³，淋巴细胞 42%，多核细胞 57%。确诊为：右侧颌下淋巴结炎。经治疗无效，特来就诊。患儿颌下有数粒结块，如指头大小，肿胀疼痛，皮色不变，身不发热，口不渴，食欲不佳，舌质微红，苔薄黄而微腻，脉细数。

［诊断］瘰疬。

［辨证］风火夹痰，阻滞经络。

［治法］清热解毒，祛风通络。

［处方］金银花 15g，射干 9g，牛蒡子 9g，梅花 15g，荆芥 6g，枳壳 6g，白薇 31g，炒谷芽 15g，炒麦芽 15g，大青叶 15g，夏枯草 31g，僵蚕 9g，蝉蜕 5g（3 剂）。

患儿服药后局部疼痛消失，肿胀亦除，血液常规检查：白细胞 6400/mm³；淋巴细胞 28%；多核细胞 40%。舌质微红，苔薄微黄，脉略数。再宗上方去枳壳，加山豆根 3g，玄参 12g，陈皮 6g，茯苓皮 31g，天花粉 15g。再服 4 剂而病愈。

（选自《静安慈幼心书》第 119 页）

后学点按：患儿发作迅速，正属于风热痰毒范畴。风热外袭，痰热内蕴成毒，阻遏经气，壅塞经脉，故患处肿胀疼痛。治疗当清热解毒，疏风散热，通络消肿。使之热毒解，风热散，气血流通则肿胀自消。方中金银花、大青叶清热解毒；射干、牛蒡子、夏枯草消肿解毒散结，梅花、僵蚕、蝉蜕疏风散热，又能通络消肿；枳壳行气导滞，以畅气血壅塞；白薇清热解毒凉血。炒谷芽、炒麦芽顾护脾胃。二诊，加玄参、天花粉、山豆根养阴解毒，陈皮行气化湿，茯苓皮利水湿而引热下行。正因新病急发，根蒂未深，盘结未固，所以待热清毒解，气血壅塞宣通，则瘰疬迅速消散。

## 【案二】

宋某，男，2 岁 2 个月。患儿 1 个月前感冒高热后即出现颈部、耳后、颌下多处淋巴结肿大，曾到某医院诊治，无明显效果。患儿反复感冒，食欲不振，咽部红赤，曾服用多种抗生素均无明显效果。1 周前因感冒咳嗽，虽服药但肿块又有增大。患儿自半岁后食欲不振，好食甜食，腹胀，口干欲饮，烦躁不安，常哭啼，二便正常。

初诊：患儿神志清楚，面色青黄，形体偏瘦，躁动不安。颈部出现多个肿大淋巴结，不红。喉中有痰鸣，声音洪亮。舌质淡红，苔白微黄腻，指纹紫过风关。

患儿淋巴结肿大乃由感冒后高热，伤津耗液，痰浊凝结于"筋"而成。患儿烦躁易怒，肝气郁结，高热咳嗽，灼炼为痰，痰气相结，故成瘰疬。患儿自小厌食，脾胃虚弱，此次用抗生素日久，脾胃更伤，故腹胀、纳差、口干欲饮。

［诊断］瘰疬。

［辨证］气滞痰凝。

［治法］疏肝理气，涤痰软坚。

［处方］柴胡疏肝散加减。柴胡 10g，青皮 10g，枳壳 10g，荆芥 6g，浙贝母 30g，牡蛎 30g，牛蒡子 10g，板蓝根 30g，连翘 6g，天花粉 30g，黄芩 10g，夏枯草 30g，鳖甲 10g，穿山甲（代）10g，白豆蔻 6g（2 剂）。

水煎服。每日 1/3 剂，每日 4 次，每次 30mL。

二诊：上方服后，肿块消退大半，药已中病，故守前方，加炒谷芽、炒麦芽，再加炙旋覆花、橘络以加强涤痰之力，去天花粉、黄芩、连翘、夏枯草以防清热过度而保正气。

柴胡10g，青皮10g，枳壳10g，荆芥6g，浙贝母30g，牡蛎30g，牛蒡子10g，板蓝根30g，鳖甲10g，穿山甲（代）10g，白豆蔻6g，橘络12g，炒谷芽30g，炒麦芽30g，炙旋覆花10g（3剂）。

三诊：3剂服后，颌下与颈部、耳后淋巴结肿大均已消失，咳止，诸疾痊愈，予调和脾胃兼行气涤痰方以善其后。

原按：《医门补要》说：瘰疬"大都多由肝经忿郁，胃府痰瘀，经络不畅，则痰随气上升至颈……气遇痰则凝，痰有热则肿，结久不散乃成"。治疗常用柴胡疏肝散加减。方中柴胡、青皮、枳壳疏肝理气；牡蛎、鳖甲、穿山甲（代）、夏枯草软坚散结；浙贝母、牛蒡子涤痰消肿，荆芥、连翘、板蓝根、天花粉、黄芩清热解毒，白豆蔻和中以顾护胃气，诸药合用，共收疏肝理气、清热解毒、涤痰消肿之功。

（选自《王静安医学新书》第328－329页）

后学点按：本案患儿因高热后热毒未清，脾胃损伤，痰浊与热毒互夹，循经滞涩，气血受阻而发瘰疬。法当行气化痰，活血软坚，解毒清余热。方中以柴胡疏肝散行气解郁，消瘰丸软坚散结，更加天花粉、鳖甲、穿山甲（代）活血软坚以增效力；牛蒡子、黄芩、板蓝根清热毒；因辨证准确，故一诊肿块消退大半。二诊继守原方出入，加橘络、旋覆花祛痰行气，以固效力。治之得当，三诊即结肿消失。2岁孩童，浙贝母、天花粉、板蓝根、夏枯草用至30g，可谓大也！细审原著，其症如颈部、颌下淋巴结肿大，咽部红赤，喉中痰鸣，声洪亮，此大实大热之候。王老认为其病机为"痰浊凝结于筋"，速解其结为当务之急，不可迟疑。急则治其标，故予大剂软坚散结之品。小儿烦躁易怒，肝郁化火之征，故佐以疏肝解郁之品，二诊加和胃之谷芽、麦芽，只去芩、翘、夏、粉，防清热过度而伤正气，加旋覆花、橘络涤痰通络。三诊复予调和脾胃，兼以涤痰。前后辨证用药，丝丝入扣，可谓剑胆琴心。吾师临证取效奥妙在此，后学当细思之。

## 脓耳

**【案一】**

李某，男，10个月，1985年8月诊。发热2天，耳内流脓半天。2天前洗澡受凉，体温38℃左右，终日哭吵，睡卧不安，摇头不已，不思食，多饮，发热日渐高达39℃。经某医院退热治疗，热势不降，半天前右侧耳内流出浅黄脓液，面红唇干，舌红苔黄，指纹紫。有沐浴水入耳中史。

［诊断］脓耳。

［辨证］湿热交阻，化腐成脓。

［治法］清胆泻湿，解毒排脓。

［处方］龙胆草9g，黄连5g，连翘10g，桔梗10g，黄柏5g，知母10g，木通10g，金银花10g，竹茹5g，石膏30g，菊花10g，白薇30g。

服上方2剂，流脓基本消失，烦躁啼哭好转。二诊时去黄连、竹茹，加石斛10g，炒谷芽15g，炒麦芽15g。2剂后一切正常，活泼如常儿。

原按：脓耳与肝胆关系甚密，尤其是足少阳胆经，从耳后入耳中，出走耳前，故用清肝泻胆的龙胆草、黄连为主药；黄柏清热泻火毒，治疗疮疡肿毒；肝肾同源，下元亏虚则肝火无以制约，故配知母以制阳气。所以治疗脓耳，龙胆草、黄连、知母、黄柏必不可少。

（选自《王静安临证精要》第78页）

后学点按：脓耳亦名聤耳、耳痈等，是以耳膜穿孔、耳内流出脓液为主要表现的疾病，相当于现代医学的化脓性中耳炎。《诸病源候论》指出："因沐浴，水入耳内，而不倾沥令尽，水湿停积，搏于气血，蕴结发热，亦令脓汁出，皆谓之聤耳。"此言正合此患儿之病因病机。耳中水湿蕴结，循经脉扰动少阳胆气，因胆内寄相火，致相火妄动，火炼水湿，化腐成脓。治疗当清泻胆热，解毒排脓。王老以龙胆草、黄连清泻肝胆，解毒消肿；连翘、金银花、菊花疏散风热，清利头目；知母、石膏清气泻火；白薇凉血清热；知母配黄柏滋阴清热、燥湿泻火，以治肿毒；木通清利水湿而引热下行，协同连翘分消热势；桔梗排脓解毒，又为舟楫之使，载药上行。全方清胆泻火、解毒消肿，佐以疏风渗湿，使热清湿除，故脓液两剂即若失。证减而去黄连、竹茹，加益养和胃之石斛、谷芽、麦芽为善后促愈之法，合而同用，方可收全功。10个月之幼儿，石膏、白薇用至30g，且随龙胆草、黄连、黄柏、金银花、连翘大队清热解毒之品同用，此湿热走毒之重症方可用之，后学不可盲目套用。

### 【案二】

余某，男，3个月。2个月前患黄疸型肝炎，经治疗痊愈，停药1周后即发现耳中流脓，至今已有3天。曾到某医院诊为急性化脓性中耳炎。用药效不佳，故前来求治。初诊：患儿大便干结，小便黄赤，腹胀、食少纳差，夜汗多。舌红，舌苔白黄腻。指纹紫滞。

［诊断］聤耳。

［辨证］湿热未清，肝胆火冲。

［治法］清肝利胆，祛湿和胃。

［处方］龙胆泻肝汤加减。茵陈15g，白豆蔻6g，焦栀子3g，木通9g，车前草30g，龙胆草10g，金钱草30g，焦黄柏9g，知母3g，炒香附9g，炒谷芽30g，香橼6g，炒麦芽30g（2剂）。

复诊：家长代诉，服药后耳中流脓停止。二便正常，夜汗止，食欲稍好。舌质红，舌苔黄腻消退。宜清泄余热、健脾和胃之法以善其后。前方去金钱草、知母、龙胆草、焦栀子、香橼，加苍术3g，厚朴6g，山楂10g，神曲10g，调整剂量，继服2剂。追踪观察，未见复发。

原按：肝与胆相为表里。足少阳胆经从耳后入耳中，走耳前，如湿热蕴结肝胆，常易循经上逆累及耳窍而发聤耳。治当清泄肝胆湿热以绝其源。肝又主疏泄，司脾升胃降，疏泄失职则胃失和降发为腹胀、便秘、食少纳差，故辅以行气和胃之品。经云：上工治未病，见肝之病，知肝传脾，当先实脾。又云：夫肝之病，补用酸，助用焦苦，益用甘味之药调之。本方以焦苦之药清泄肝胆湿热，再辅以味酸之香橼疏肝理气，味甘之炒谷芽、炒麦芽和胃健脾，深得仲景治肝补脾之妙。

（选自《王静安医学新书》第322页）

后学点按：患儿因湿热未清，肝胆之热循足少阳胆经上冲所致。因是肝胆湿热，故宜清肝利胆，此龙胆泻肝汤之加减为王老之常用方，方中在清利的同时，以黄柏、知母泻上游之相火，实为经验。二诊证减，湿热清，则予运化脾胃、调补中焦以善其后。以上两例病虽同，而用药差异甚大，皆能取效，何也？前例石膏、天花粉、黄连、金银花、连翘、菊花清热解毒之品，后例全然未用，而改予茵陈、金钱草、香橼、香附，王老临证审时度势，辨证用药要妙在此。

## 心悸

### 【案一】

任某，女，3.5 岁，住四川灌县轻工机械厂宿舍。1982 年 10 月 4 日诊。

患儿形体消瘦，步履迟缓，颜面苍白，语音低怯，四肢欠温。自诉心跳、心慌，稍事活动则剧烈不能自主，睡眠噩梦多，思食而食后腹胀。4 个月前曾在当地医院就医，心电图报告单写"窦性心动过速，频发性室性期前收缩，呈二联律、四联律"。后来送至我市某医学院附院住院治疗，病历记载：抗"O"、LDH 均明显增高，诊断为"病毒性心肌炎（亚急性期），频发室性期前收缩"。住院期间服能量合剂、泼尼松、盐酸美西律等药物治疗 2 个月余。出院上车时稍用力登高又出现室性期前收缩且较前频繁，即转中医治疗。诊其脉沉细结代微数，查其舌质淡，苔白微腻根黄。遂投以益阳化瘀汤 4 剂，嘱每日 1 剂，少服频饮。取其益心气、温心阳、活血化瘀之意，服药 14 剂，心跳、心慌减轻，每晚能睡 7 小时以上。食欲仍差，咽干，微烦躁，即合清心莲子饮加减，取莲子清心解热除烦，白豆蔻健胃行气，橘络理气化痰，藿香醒脾燥湿，麦芽、谷芽、山楂、神曲开胃健脾消食。服药 45 剂，已能参加正常活动，睡眠饮食较前大为好转。脉象平和，结代次数减少，至今尚间周来诊一次，继以益阳化瘀汤加减以巩固疗效。

（选自《静安慈幼心书》第 114–115 页）

后学点按：患儿消瘦、声低气微、动则加剧、舌淡等症为心气虚之象，而面白肢凉、脉沉细为虚寒之征。气虚则血行不畅，寒凝则血滞于心，气行无力，寒瘀互结，故发为心悸。故王老治以自拟益阳化瘀汤。方中以太子参、麦冬、玉竹、甘草益心气、养阴生津，附子、薤白、桂枝振奋心阳，丹参、当归、川芎活血化瘀，苏梗、瓜壳、橘络理气宽胸，因有烦躁、苔微黄腻、脉细数等湿热之象，故加黄连、郁金等清化湿热。服药后，诸症缓解，再以清心莲子饮清心除烦。对于心悸，一般多以滋阴养血、宁神镇静为法，而王老立益气、温阳、化瘀之法则，实是几十年临床之宝贵心得。

**【案二】**

钟某，女，84 岁。患者 2 年前曾以心累心悸就医，心电图提示"频发室性期前收缩"。在某医院以"病毒性心肌炎"住院治疗 3 个月余。此后每当感冒或劳累后病情加重，多次复查心电图均与住院时相同。1 个月前，又因感冒心悸加重，胸闷不适，失眠，动则诸症加重。初诊：患者神差，面色苍白，心界正常，心音低钝，舌淡红，苔白腻，脉结代，但无晕厥史。心电图提示"窦性，一分钟 78 次，频发室性期前收缩，多呈插入性"。

［诊断］心悸。

［辨证］气阴两虚，兼夹湿热。

［治法］补气益阴，清热化湿。

［处方］太子参 30g，丹参 30g，滑石 30g，紫苏 12g，麦冬 10g，川木通 10g，姜黄 10g，郁金 10g，白豆蔻 10g，橘络 10g，玉竹 15g，黄连 9g，栀子 6g（4 剂）。

二诊：服药后，胸闷不适、心累心悸、精神状态等均有好转，但心电图改善不明显，舌苔由厚转薄黄，舌尖少苔，心阴虚之证渐明。上方去滑石、姜黄、郁金，加天花粉 30g，酸枣仁 15g，柏子仁 15g，以顾护心阴。再服 4 剂。

三诊：前诸症进一步改善，心电图提示"频发室性期前收缩明显减少"。除坚持服二诊方外，另予太子参 10g，紫苏 10g，丹参 15g，桂枝 3g，川芎 3g，每日 1 剂，频饮，作茶服。治疗 2 个月后，胸闷、心累、心悸等症状消失。心电图连续复查 4 次，仅偶见室性期前收缩，图形同前。再坚持治疗 2 个月。随访 1 年，未复发。

原按：顽固性室性心律失常之心悸病，临证主要表现为正虚和邪实两方面。正虚常是心之气阴不足，心阳虚弱；邪实则有痰聚、血瘀、湿热阻滞等。该例以心气阴不足为病理基础，兼夹痰滞血瘀，湿热夹杂，故临证表现复杂，缠绵难愈。在治法上应全面顾护心之气阴这一基本病理，先清热除湿，再着重涤痰活血，使邪祛而正安，再加小剂量温心阳、固表益气之品治之，逐渐达到心律复常的目的。

（选自《王静安医学新书》第 338-339 页）

后学点按：患者系高龄，且有心悸病史，此次因感冒诱发，神差、动则心累、面色苍白等气阴两虚之症状为本，而舌红苔腻、胸闷不适等湿热扰心之症状为标，故为正虚邪实证。如过用养阴，则湿气滋腻难化，故王老先重在芳香化湿、清热利湿，辅以益气养阴，待湿热渐去，乃逐渐加入养阴宁神、益气通阳之药，此用药之标本缓急，实为临证之原则。

## 怔忡

患儿谢某，男，12岁，住成都市白家塘街市委宿舍，1978年9月29日诊。

现颜面青白少华，步履缓慢，精神疲倦，自诉4个月前因全身酸痛、关节痛在某医院就诊。心电图报告示"左心室肌劳损"，Ⅱ级房室传导阻滞。化验检查：红细胞沉降率74mm/小时，白细胞10 400，抗"O"1100U，细菌培养阴性，诊断为"病毒性心肌炎"。服激素、维生素C、贝诺酯、阿司匹林等治疗，效果不显，即来我处求治。除上症处，近日食欲不振、咽干、口苦，且有低热（37～38℃），频发心累、心跳，剧烈不能自主，遇惊尤甚。舌质淡，苔白黄相兼，略厚腻，脉细数。诊为怔忡，辨证为心血虚型，即处以益阳化瘀汤治疗。此后均宗前方加减，并合二陈汤、怀山药、桑枝、瓜壳、桔梗等交替使用。

12月12日复诊，患儿纳食、精神较前转佳，咽干、口不苦，仍诉心里难受、胸闷。又加减藿香正气散、瓜蒌薤白汤、左金丸，以及佩兰、炙旋覆花、炙款冬花、薄荷等药交替使用。1个月后心悸、怔忡症状减轻，运动后仍觉心累、胸闷，易感冒，心率90次/分，饮食、二便均可。继以益阳化瘀汤加川黄连、薤白、炒麦芽、炒谷芽等间断服药。1980年5月复查心电图正常，自觉症状消失。后已上学读书，后心悸怔忡症状未见复发。

（选自《静安慈幼心书》第115页）

后学点按：王老认为心悸一般包括惊悸和怔忡，二者之间关系紧密，怔忡多由惊悸日久发展而成，所以怔忡内虚之证重于惊悸。故患儿稍事活动则心累心跳加剧，不能自已。《丹溪心法·惊悸怔忡》说："怔忡者，血虚；怔忡无时，血少者多。"此患儿即以心血虚为本，痰湿阻滞心胸为标。故仍以益阳化瘀汤益气通阳、养血活血，又陆续加入桑枝、桔梗、佩兰、旋覆花等祛痰化湿之药，坚持治疗，终获疗效。

启迪后学：古人所论心悸一般包括惊悸和怔忡，王老认为二者关系密切，且怔忡重于惊悸。临床表现上，小儿则多觉心跳加快、加剧，或伴有惊慌不安，每因小儿先天性心脏病、病毒性心肌炎所致，在老年人则常觉胸闷、心累、心悸等症，多见于冠心病、肺心病等。

王老认为小儿心悸除先天性心脏病、心气虚衰者外，其他多见于高热、急性喘促等病症或血虚者。所以心血不足，心失所养；心阳不足，心脉失于温养；心胆素虚，突受惊恐；瘀血阻络，血运不畅，是为小儿心悸之常见病因病机。心悸一般是外邪引动内虚，虚实互见，并在心、脾二脏。王老本着"益气通阳、活血化瘀"之法则，拟定经验方益阳化瘀汤作为治疗心悸之基本方。如脉见结代者，加炙甘草汤；胸闷不适者，加瓜蒌薤白汤；喘咳睡卧不宁者，加苓甘五味夏仁汤；心悸较甚者，加养心汤；食欲不振，脘腹胀满，舌苔白腻者，加白豆蔻、山楂、神曲、谷芽、麦芽。

此外，如气血两虚较为明显，心悸气短，面白少神，声音低微，呼吸无力，汗出，舌质淡红或淡嫩，苔白或无苔，脉细无力者，可取益阳化瘀汤去苏叶、附片，加熟地黄、酸枣仁、柏子仁、炙甘草、朱茯苓、龙骨、牡蛎等治之。

如久病体虚，损伤心阳，心悸气短而兼疲乏头晕，肢冷形寒，脉沉细，舌质淡苔白者，治宜温补心阳，安神以定悸，常用益阳化瘀汤合桂枝甘草龙骨牡蛎汤加减。可重用川芎、桂枝、炙甘草，以温补心阳；龙骨、牡蛎以安神定悸，改太子参为红参，更增温补之力。

如因心惊气乱不能自主，心虚胆怯而见心动悸、坐卧不宁、梦多易醒、舌润苔薄、脉来细小略数或结代者，治当镇静安神、养血宁心。用益阳化瘀汤合平补镇心丹加减，注重补养心气，镇惊定志。

如胸阳不振，瘀血阻络，血行不畅而见心悸，心区憋闷、刺痛，面色无华或紫暗，舌质淡或紫或有瘀斑，脉见细涩、迟或结代者，治宜通阳散结、活血行气化瘀，用益阳化瘀汤，加瓜蒌、远志、菖蒲、半夏。

王老还强调，在四川地区，湿热也是诱发心悸的常见病因，如有湿热征象，在治法上要在顾护心气阴的基础上着重清热除湿，再以涤痰活血，使邪祛而正安，再加小剂量温心阳、补心气之品，使心律逐渐恢复正常。

## 神志昏迷

王某，男，23 天。患儿咳嗽、呕吐、吵闹不安 1 周，用药治疗症不减。早晨不慎冷风吹后，咳甚，痰鸣，气急，鼻塞，且呼之不应，时露白睛。家长以为嗜睡，至傍晚仍如此，喂食不进，乃急邀余诊之。初诊：患儿呈昏睡之状，推之不醒，神志昏蒙。急用自制丹药吹入鼻中，患儿即刻满面通红，喷嚏数个，鼻中涕出痰涎及奶瓣少许，哭声不断，神志即清。

［诊断］神志昏迷。

［辨证］痰迷心窍。

［治法］开窍化痰。

［处方］麝香 1.5g，白芷 3g，牙皂 5g。

共碾为极细末。每次用 0.3 ~ 0.5g，吹鼻中，每日 1 ~ 2 次。

原按：本方牙皂通窍、祛痰。《本草纲目》云："（皂荚）通肺及大肠气，治咽喉闭塞，痰气喘咳。"为醒脑开窍主药。白芷气微香、味辛苦，入肺、胃、大肠经，有祛风、止痛之功，东垣谓之能通窍。二药又借麝香之香气，引入鼻腔，而开关通窍，醒脑更灵，凡头昏、眩晕、头痛者均可少量用之。

（选自《王静安医学新书》第 346 页）

后学点按：此案为咳嗽、呕吐之后伤及脾肺，神志昏蒙。"脾为生痰之源，肺为储痰之器"，脾肺受损，痰浊内蕴蒙闭清窍之证，证属危急，故王老用外治通关开窍方，吹鼻取嚏、祛痰通窍之法。方中牙皂有"利九窍""祛一切痰气"之效，配辛窜通窍的麝香、白芷，共奏祛痰通窍醒神之功。"鼻为肺窍"，乃呼吸出入之门户。外治吹鼻以通肺气，诸凡猝死、息闭不通者，皆可试用此法。

## 胸痹

### 【案一】

叶某，男，62 岁，1986 年 9 月 10 日诊。发现高血压 2 年，伴心前区反复疼痛半年，时有压迫感或刺痛，心慌气塞，头昏眼花，左侧有麻木感，眠差梦多，下肢微肿发麻，体重进行性增加（近 3 个月体重由 83kg 增至 88kg）。经某医院检查提示：不完全左前半支传导阻滞、心肌广泛缺血，诊断为高血压、冠心病。西药治疗效果不理想，希望中医治疗。查其舌质淡胖嫩、苔厚腻、脉缓弱乏力。

[诊断] 胸痹。

[辨证] 胸阳不振，痰浊阻滞。

[治法] 温通心阳，开胸散结。

[处方] 宣痹汤加减。太子参30g，苏叶10g，当归10g，桂枝6g，川芎6g，丹参30g，郁金10g，黄连6g，茯苓皮30g，瓜蒌10g，薤白10g，半夏10g。

另泡温阳汤，频饮。

服3剂后，下肢肿消，胸痛等症状减轻，舌苔化厚腻为薄白，脉缓有力，但纳呆。继以原方去茯苓皮，加白豆蔻6g。服用3个月余，诸症消失，体重由88kg减至82kg，经检查提示：心肌缺血改善。随访3个月，未见复发。

（选自《王静安临证精要》第103-104页）

后学点按：患者有梦多、肢麻、胸闷等痰浊闭阻等症状，王老辨为痰浊停胸、阻碍清阳之胸痹证，故以宣痹汤去滋腻之麦冬、玉竹，加瓜壳、薤白、半夏等宽胸化痰。二诊又加白豆蔻芳香化湿，待痰湿去则胸痹自消，体重也随之下降。温阳汤组成为：桂枝、川芎各3g，太子参10g，紫苏10g，丹参10g，泡茶以温阳益心气。

【案二】

曾某，女，50岁，1986年4月17日诊。频发心悸、气紧5年。时感胸中闷痛，纳呆神疲，脘胀腹胀，面色萎黄无华，舌淡苔白腻，脉结代而缓。心电图提示：左前半支传导阻滞，室性期前收缩。

[诊断] 胸痹。

[辨证] 脾虚生痰，心阳被遏。

[治法] 温阳化痰通痹。

[处方] 桂枝9g，川芎6g，太子参30g，苏梗9g，陈皮6g，草果3g，白豆蔻6g，云苓9g，郁金9g，黄连3g，丹参15g。

服上方6剂，诸症减轻。上方加丝瓜络15g，再进6剂，诸症大减。又加减治疗1个月，诸症消失。随访至今未见复发。

（选自《王静安临证精要》第104-105页）

后学点按：脾虚失运，痰湿内生，阻于中焦，日久阳气被遏，此为"阳微"；

痰湿内盛，浊阴乘虚居于胸阳之位，阴寒渐生，此为"阴弦"。阳虚阴盛，发为胸痹。治疗时以桂枝通阳化气以助阳复，太子参益气养心，紫苏梗、郁金行气止痛，陈皮、草果、白豆蔻健脾运湿以祛病源，加川芎、丹参活血以防瘀血为患。上药合用，以达振奋胸阳、降其浊阴、养血通络之效。

## 小儿夜啼

万某，男，38 天，2005 年 11 月 16 日诊。患儿出生后，家长发现其入夜后烦躁不安，睡眠差，易惊醒，醒则啼哭不止。

初诊：大便不干，但难解，无黏液。小便黄，食欲较差，偶发吐奶。咽部不红，腹软，无压痛。肛周稍发红，无溃疡、红疹及分泌物。诊为婴儿夜啼，宜用内外合治之法。

（1）小儿推拿法：令其母平坐，屈膝呈 90°，大腿靠拢平放，将患儿仰卧于其上，家属用双手轻握患儿手足。医者凝神聚气，运内八卦于手指掌，用单侧或双侧掌根，或以鱼际着力，由上脘、中脘，经建里、下脘至神阙，反复推之，至脘腹柔软为度。再将小儿翻转，俯于腿上，推、按、震、抖，由风门起，经肺俞、膈俞、膈关，经脾俞、意舍、胃仓，至三焦俞。

（2）处方：金银花 10g，竹叶 6g，熟大黄 1.5g，木通 6g，白薇 15g，萹蓄 10g，瞿麦 10g，苏梗 3g，炒谷芽 15g，炒麦芽 15g，山楂 6g，神曲 6g，泥鳅串 6g，车前草 15g，钩藤 10g，连翘 3g，荆芥 3g（2 剂）。

水煎服，每剂药中加梨 1 个，去皮、去核煎煮 3 次。第一次煮开后 5 分钟，第二次煮开后 8 分钟，第三次煮开后 10 分钟，取汁去渣。每日 1/3 剂，每日 4 次，每次 20mL。忌辛辣油腻。

二诊：服药后效果佳，患儿大便通畅，心烦已除，哭闹停止，夜卧安静，饮食恢复正常。

原按：患儿夜烦，大便难解，肛周发红，舌质红，苔黄腻，指纹紫，一派内热炽盛之象。原因有两个：一，小儿是"稚阴稚阳"之体，纯阳之身，病变极易生热；二，由于四川地区多湿，母体湿热之邪易传于小儿，因而于胎中受热。小儿"心常有余"，内热炽盛最易导致心火旺盛，心火上炎，积热上扰，则心神不安而啼哭不止。由于心火过亢，阴不能潜阳，故夜间不寐而啼哭不宁。彻夜啼哭之后，阳气耗损，无力抗争，故白天入寐；正气未复，入夜又啼，周而复始，循环不已，出现夜烦不安，哭啼不止，小便黄赤。正如《普济方》云："阳者脏热，夜则阳衰，与脏热交击，亦作痛而啼也。"又因患儿湿热郁结于下焦，以致腑气不通，大便难解，肛周红赤。故治疗在小儿推拿的基础上，选八正散去栀子、滑石，留其清心导滞、清利小便的功效，加入金银花、连翘、竹叶、荆芥以疏风清热。又因患儿惊悸不安，故加钩藤以安神镇惊；再以山楂、神曲、炒谷芽、炒麦芽健脾开胃；而泥鳅串即是马兰（路边菊）在四川地区的叫法，其性味辛凉，入肝、胃、肺经，功可清利肠胃湿热。最后入白薇养阴清热，以防灼热伤阴以善后。故两剂之后，患儿症状基本解除。

（选自《王静安医学新书·医案近选》第 323—324 页 ）

后学点按：此案病因、病性较为单纯。患儿夜烦、便难、舌红苔黄腻，皆一派内热之象，故辨证分型为心热型，治当清心除烦。故以清心导赤散清心泻火，以八正散去栀子、滑石等以利小便、清热利湿，又加金银花、荆芥等疏风清热，加钩藤安神镇惊，加山楂、神曲、谷芽、麦芽健脾开胃。方中最妙是以梨一个为药引，既能增强清热养阴作用，又能改善汤剂味道，方便小儿服用，不可谓不巧妙。全方照顾全面，配合王氏特色推拿，故二诊则症除。

启迪后学：夜啼是指小儿白日如常，入夜则啼哭或每夜定时啼哭，甚则通宵达旦，是儿科常见病。另外，一些小儿性情执拗，一时不见玩弄之物或常带之人，开灯睡觉等习惯而啼哭者，称为拗哭，不做病态。夜啼之因，王老认为不外脾寒、心热二端。脾寒者，患儿哭声低弱，睡喜伏卧，曲腰抱膝，四肢欠温，面色青白，便溏泄青，舌淡苔白，脉象沉细，指纹青红而淡。方用加味平胃散（苍术、厚朴、陈皮、炒香附、白豆蔻）及验方二香汤（广木香、小茴香、紫苏叶）治疗。心热者，夜间啼哭，睡喜仰卧，闻噪声及灯光益盛则烦躁不安，面赤唇红，口中气热，手腹俱热，小便或短涩，大便或秘结，脉数有力，指纹青紫。方用清心导赤散（竹叶、木通、黄连、神曲、灯心、炒谷芽、炒麦芽、钩藤、蝉蜕、白薇）治疗。若夜啼多在上半夜，面赤唇红，喉间痰鸣，苔白黄而腻，此是心热夹痰，加验方清络化痰汤（橘络、胖大海、连翘心、木通）。惊恐者，卒受惊恐，至夜啼哭，睡中惊惕，或睡中忽起，惊叫啼哭，紧挨母怀，面色乍青乍白，脉弦急，指纹紫滞，方用验方清心镇惊丸（连翘心、龙齿、莲子心、木通、钩藤、蝉蜕）治疗。

## 舌痛

伊某，男，5岁，2005年12月16日诊。舌痛1年，加重4天。1年前因患感冒，随即出现舌部裂纹，在当地某医院输液后发热等感冒症状消失，但舌部裂纹逐渐增多，并感舌体疼痛、瘙痒，数次易医，均以清热中药治之，疗效枉然。4天前舌部出现溃疡，到某医院就诊，考虑为维生素缺乏，治疗后舌痛加重。

初诊：舌痛，舌痒，口渴，喜冷饮，不思饮食，神疲乏力，声低气短，面色萎黄，舌质红绛，无苔，脉细。细察舌体，舌面多条裂纹纵横交错，舌尖及舌边可见四个浅表如豆大的黄色溃烂点。

［诊断］舌痛。

［辨证］余热未尽，肺胃津亏。

［治法］清泄余热，养阴生津。

［处方］益胃汤加减。石斛15g，麦冬12g，百合30g，生地黄9g，栀子3g，连翘6g，川木通9g，淡竹叶6g，车前草30g，荆芥花6g，薄荷6g，桔梗9g，苏梗10g，炒谷芽30g，炒麦芽30g，甘草3g（2剂）。

煎服。每日1/2剂，每次35mL，每日4次。忌辛燥之品。

二诊：服用前方后舌痛、舌痒消失，舌体尚有轻微灼热感，纳食增加，精神转佳，口渴减轻，舌质红而不绛，舌苔薄白，脉细。舌体、舌面无明显裂纹，仅舌心处见三条模糊浅纹，舌体溃疡明显减少，仅右舌边有一小溃疡点，疡面变白。此为肺胃津液渐复，当守法守方，前方去荆芥花，加玄参10g以增养阴之力。嘱连服4剂，病愈。

原按：患儿素喜零食，伤及脾胃，使其不能转输津液，感受外邪发热后又使肺津受损，故舌体出现裂纹，此时若及时投以养阴和胃之剂，舌面裂纹可愈。前医不识，概投苦寒清热，反生苦燥劫津之弊，肺胃津伤则虚火上炎，熏灼口舌，肌膜受伤，裂纹加深，溃疡又起，病情益重。吴鞠通说："温病燥热……不可纯用苦寒也，夫之反燥甚。"病程虽长，奈何受邪后伤及肺胃，无力驱散外风，风留故见舌痒。虽然热病后肺胃津液亏损较甚，急需滋养，但炉烟虽熄而灰中有火，单用养阴又恐死灰复燃，当养阴与清热并举才可兼顾。

初诊之方，以百合、石斛、麦冬、生地黄滋养肺胃，生津润燥；栀子、连翘轻用可轻解郁热，性虽苦寒，但同川木通、淡竹叶、车前草导热下行之品相伍，可令寒而勿凝，不致重伤阴津。苏梗、炒谷芽、炒麦芽调和脾胃，使其运化水津的功能恢复。荆芥花、薄荷、桔梗疏风宣肺，是为舌痒而设。如此配伍，同病机环环相扣，初诊便使一年顽疾消除过半，复诊时增入玄参，同生地黄咸寒入肾，令肾水泉源不竭，后天肺胃津液易充。再诊则痛消。小儿发育迅速，阴津相对不足，热病中极易化燥伤阴，故清热不可忽视养阴扶正。

（选自《王静安医学新书·医案近选》）

后学点按：世人多知荆芥、薄荷、桔梗宣肺疏风，治外感之证，而王老谙熟药性，如《道地药材和地方标准》载，薄荷有宣散风热、清头目、治喉痹、口疮之载。荆芥：《本草纲目》言其"利咽喉，消疮肿"。桔梗：《本草纲目》载其"主治舌生疮"。《本草正》载其"治赤白肺痈"。故此方中三药除常法之外，更具解毒祛风之效，合诸药治口疮、疮肿、赤白肿痛，用之甚为合拍。

## 汗证

### 【案一】

张某，男，7岁，1979年7月24日诊。盗汗自汗3个月。3个月前患黄疸性肝炎，经中药治疗，至今未愈。目前，盗汗自汗，蒸蒸而出，纳呆恶心，右胁胀痛，乏力便干，溲少色黄，神差形瘦，面萎黄，毛发枯黄，苔黄质红，脉细数。证属气阴两伤，湿热余邪不尽。治宜气阴双补，法以滋阴燥湿。

［诊断］汗证。

［辨证］气阴两伤，湿热未尽。

［治法］气阴双补，清热燥湿。

［处方］参须16g，黄芪15g，沙参15g，麦冬10g，石斛15g，知母10g，焦柏6g，黄连5g，茵陈15g，木通10g，车前草15g，炒麦芽30g，炒谷芽30g，丹参10g，竹茹6g（6剂）。

复诊：药后饮食明显增加，精神好转，大便正常，自汗盗汗减去大半，苔薄黄，脉数有力，上方去黄连、参须，服3剂。

三诊：盗汗自汗止，纳佳，胁已不痛，两便正常，面有笑容。再拟补肝和胃善其后。经随访，盗汗、肝炎未犯。

（选自《王静安临证精要》第 58 页）

后学点按：此案病性较为复杂，既有阴虚，又有气虚，还兼杂湿热，故见自汗、盗汗尽有，且神色形态俱差。治疗上以参须、黄芪补气，石斛、知母养阴，兼用茵陈、木通、车前利湿化浊。又因病久伤及脾胃，而加健脾和胃之品，一助药物吸收，二防苦寒、滋腻伤中。条理清晰，故疗效甚佳。

**【案二】**

冯某，男，1 岁 10 个月。1 个月前因外感高热数日不退，后经中西医治疗，外感高热缓解，但逐渐出现夜间烦躁不安，阵阵啼哭，遍身汗出，以头项背心为甚。实验室检查：血常规及 X 线摄片正常。

初诊：患儿夜间汗出兼夜啼，伴见口干欲饮，大便秘结，小便短少黄臭，察其舌干尖红少苔，指纹淡紫。

［诊断］汗证。

［辨证］阴虚心热炽盛。

［治法］养阴生津，清热止汗。

［处方］参麦桑牡汤加味。沙参 15g，麦冬 10g，知母 10g，天花粉 10g，石斛 15g，竹叶 9g，连翘 9g，川木通 9g，桑叶 10g，牡蛎 30g，炒麦芽 15g，炒谷芽 15g（3 剂）。

二诊：服上方汗止，诸证悉除。

原按：此方为阴虚盗汗效方。方中沙参、麦冬善养阴液为君，配知母、天花粉、石斛滋阴生津为臣，佐以清热泄热之桑叶、竹叶、连翘、川木通，使阴血得以化生，心热得以清降，再合育阴潜阳善治阴虚阳亢的牡蛎，养阴止汗之功更强，炒谷芽、炒麦芽之合用有消食健脾开胃之能，与上药合用更具防止阴柔清泄之品伤及脾胃阳气之功，此"先安未受邪之地"法也。

（选自《王静安医学新书》第 316 页）

后学点按：患儿高热伤阴，阴伤热扰，津液外泄，故见盗汗。阴虚不能纳藏心神，故见烦躁异常，夜啼不止。故用沙参、麦冬养心益阴安神，石斛、天花粉滋养肺胃之阴。牡蛎敛汗，如此共奏养阴清热之功，体现"主藏化液，心为汗"的理论。

**【案三】**

唐某，女，5岁。患儿近年来时有溅然汗出，反复感冒，近2个月加剧。稍加活动或进食后汗出更甚，四肢出汗尤多，肤凉汗冷，食少，倦怠懒言，大便时溏。初诊：证见患儿面色萎黄，舌质淡、苔薄白，脉细弱。

［诊断］汗证。

［辨证］气虚脾失健运。

［治法］益气健脾，固表敛汗。

［处方］参芪桑牡汤加减。参须15g，黄芪15g，防风10g，苍术6g，草果10g，云苓10g，陈皮3g，白豆蔻6g，炒麦芽15g，炒谷芽15g，牡蛎30g，桑叶10g（6剂）。

二诊：服上方后，汗止便实。近半月没有感冒，仍纳差，于上方中加砂仁5g，鸡内金10g，再服6剂。经追访观察，诸证消除，未复发。

原按：此方为气虚自汗效方，方中参须、黄芪益气固表为君，佐防风以益气而御风，苍术、草果、陈皮、白豆蔻芳香醒脾，配参须、黄芪使脾气得以升发健运，牡蛎育阴潜阳，合桑叶滋燥柔润，既可防上诸药之辛燥，又可配合其固表敛汗，炒谷芽、炒麦芽合用开胃健脾。用治自汗之证甚为合拍。

（选自《王静安医学新书》第316页）

后学点按：患儿溅然冷汗，反复感冒，是肺气已虚，卫表不固；食少倦怠，面色萎黄，乃是脾虚不化，中气久虚，而大便溏、苔薄白是中虚湿不化也。故一方面补肺健脾，固表止汗，另一方面利湿，芳化并举，湿气尽除，卫气得固，故汗止矣。

**【案四】**

肖某，女，5岁。患儿近1周卧则冷汗出，衣被均湿，摸之黏稠。初诊：患儿面色萎黄，精神不佳，好坐卧而不好动，纳差，口渴不欲饮，午后发热，溲黄，察其舌白腻微黄，舌质红，诊其脉数。

［诊断］汗证。

［辨证］湿热熏蒸。

［治法］除湿清热止汗。

［处方］茵陈桑牡汤加减。茵陈15g，桑叶10g，牡蛎30g，川黄连6g，川木

通 9g，连翘 9g，白豆蔻 6g，苍术 6g，炒麦芽 15g，炒谷芽 15g（2 剂）。

二诊：上方服汗出即止，仍纳差，故于前方中加藿香 6g，再服 2 剂，诸证悉除。

原按：此方为治湿热汗证效方。方中用茵陈为君，该药味苦微寒，为清热利湿要药，配清热峻药黄连、连翘使热邪得清解；白豆蔻、苍术芳香醒脾化湿，川木通利水渗湿，合用之使湿邪得以排出；桑叶、牡蛎滋阴敛汗，炒谷芽、炒麦芽消食开胃健脾，用治夏秋之季湿热汗证效如桴鼓。

（选自《王静安医学新书》第 317 页）

后学点按：此例患儿自汗较甚，摸之黏稠，确是湿热为患。汗证患儿以湿热为病因，湿热内蕴体内，如蒸笼然，则毛孔大开，汗出如油，摸之黏稠。午后身热、口干不欲饮、舌红苔腻，均是湿热内盛之明证。治湿热之法，除湿为先，上下分消，利湿、芳化、苦燥之药皆用之，意在使湿邪尽除，热邪亦随之而去也。

## 【案五】

黄某，男，6 岁，2005 年 10 月 28 日诊。多汗 1 个月。

近 1 个月来患儿白日稍一活动即出现汗量增多，汗出以头部、肩背明显，常湿透衣领，夜间出汗不明显。家长在药店自购"虚汗停"，服药后汗不见好转。患儿平素尤喜零食。初诊：自汗，动则尤甚，不思饮食，稍食则腹胀，口气臭秽，夜寐不安，小便黄，大便干燥，神疲倦怠，舌质红，苔厚，脉数。

［诊断］汗证。

［辨证］食滞于胃，湿热内生。

［治法］清热祛湿，消积导滞。

［处方］茵陈桑牡汤加减。桑叶 10g，茵陈 30g，牡蛎 30g，苏叶 10g，枳壳 9g，白豆蔻 15g，槟榔 6g，山楂 15g，神曲 15g，炒谷芽 30g，炒麦芽 30g，栀子 3g，连翘 6g，肉苁蓉 12g，胖大海 15g，午时茶 1 方（2 剂）。

水煎服，每日 1/2 剂，每次 50mL，每日 4 次。忌零食。

二诊：服用前方后汗止，胃纳大增，大便通畅，余症亦明显减轻，舌质淡红，苔薄黄，脉数。此为湿热积滞得去，腑气通畅，蒸腾之势渐去。继用原方 2 剂，病愈。

原按：《丹溪心法》曰："自汗属气虚、血虚、湿、阳虚、痰。"小儿脾胃运化功能尚未健全，患儿平素喜零食，易停滞于胃，妨碍中焦升降，产生积滞和水湿两种病理产物。小儿为纯阳之体，积滞、水湿易郁而化热，迫津外泄，产生自汗并伴便秘、腹痛、夜不寐等食滞见症。

本案为湿热、积滞阻滞中焦，治疗应疏通中焦壅塞。枳壳、白豆蔻畅气醒中；栀子、连翘、午时茶轻清解热，合用能化中焦湿热；槟榔、山楂、神曲、炒谷芽、炒麦芽消食导滞，合肉苁蓉、胖大海润肠泻下，积滞去以复脾胃纳运。如此，中焦壅塞之湿热、积滞得以清除，自不会蒸腾津液于表。中焦湿热，需分消上下之势。桑叶、苏叶轻宣肺气，使湿从上出；茵陈清利水湿，使湿从下解，配牡蛎敛汗。小儿汗证不应拘泥于虚证之说，本例即从脾胃入手，以畅中为主，兼顾宣上、渗下，仅二诊而愈。

（选自《王静安医学新书》第 317–318 页）

后学点按：汗是人体五液之一，为心所主，由阳气蒸化津液，发泄于腠理而得。故凡阴阳平衡，气血调畅，营卫调和，腠理固密，津液即内敛而不易外泄。反之，若体质虚弱，阴阳失调，气血受损，营卫不和，腠理疏松，则常汗出较多，形成汗证。临床上一般分为自汗和盗汗。不因外界因素影响，而白昼时时汗出，动辄益甚，称为自汗；寐中出汗，醒来自止者称为盗汗。自汗、盗汗病因各异，《丹溪心法》说："自汗属气虚、血虚、湿、阳虚、痰，盗汗属血虚、阴虚。"论之较为妥当。

在小儿而言，汗证较成人简单，王老一般分为三种。

（1）气虚型（如案一、案三）：自汗出，汗出恶风，稍动更甚，以头部、肩背部汗出明显，神疲乏力，面色少华，平时易患感冒，饮食差，大便溏，舌质淡，苔薄白，脉细弱。治当益气健脾、固表敛汗，方用自拟自汗方（黄芪、防风、参须、龙骨、牡蛎、竹茹、石斛）益气固表。气虚甚，中气下陷者，可加红参补气举陷；纳差者，加炒谷芽、炒麦芽开胃健脾，使后天得健，生化有源；气虚伴有阳虚见形寒肢冷者，加桂枝温阳通络，附子温阳化湿。

（2）阴虚型（如案二）：夜寐盗汗，或兼夜啼，神差形瘦，面色萎黄，五心烦热，口渴，纳呆恶心，大便秘结，小便短少，舌红苔少，脉细数，指纹淡紫。治当养阴生津、清热止汗，方用自拟参麦桑牡汤（沙参、麦冬、天花粉、石斛、竹叶、连翘、川木通、桑叶、牡蛎）。纳差者，加炒麦芽、炒谷芽；"汗为心之液"，汗出伤阴而见心阴耗伤者，加何首乌、酸枣仁；若真阴耗损，火热之象甚者，加知母、黄柏。

（3）湿热汗出（如案四、案五）：汗出，心烦，口苦而黏，午后发热，面色萎黄，精神不佳，好坐卧而不好动，纳差，口渴不欲饮，溲黄，大便黏稠，舌质红，舌白腻或黄厚，脉濡或数。湿在上者头汗甚，湿在下者可见阴汗。治当清热化湿止汗，方用自拟茵陈桑牡汤（茵陈、桑叶、牡蛎、黄连、川木通、连翘、白豆蔻、苍术）。因食积日久而生内湿者，加用保和丸以消导积滞，疏通中焦，贯通上下，使湿邪循常道而出。

**附：**止汗食疗方。通治各种久治不愈之汗证。

桑叶 250g（鲜、干均可），米汤 250g（大米汁），饴糖 30g，蜂糖 30g，白糖 30g。

煎服法：熬好去渣，其汁作茶饮，饮后以溲淡黄米汤尿为度。桑叶在《本草纲目》有"止盗汗"的记载，《本草从新》则谓之"得金气而柔润不燥"，故用之止汗甚妙。

## 小儿劄目

卿某，男，7 岁，2005 年 11 月 25 日诊。患儿 1 个月前无明显诱因出现眨眼频繁，且不时叹气，似胸中郁结，以吐为快，经中西医诊治未能缓解，现在仍然频频眨眼，不时叹气，纳差。初诊：神疲乏力，不时叹气，纳差，眨眼频作，舌质红，苔薄黄，脉滑数。此证属外感风热之邪引动肝经之热，内外合邪，交攻于目，邪热灼津，津伤不能润目，故眨眼频繁。肝气不舒，故常叹息。舌红、苔薄黄、脉滑数均为肝经风热之象。

［诊断］小儿劄目。

［辨证］肝经风热。

［治法］疏风散热，清肝明目。

［处方］五花饮加减。金银花 15g，菊花 15g，密蒙花 15g，木贼 15g，枳壳 9g，桔梗 9g，黄芩 9g，知母 15g，荆芥花 6g，橘络 15g，旋覆花 15g，白豆蔻 15g，炒谷芽 30g，炒麦芽 30g，金钱草 30g，蝉蜕 30g（2 剂）。

两剂服后，眨眼即告痊愈。

原按：小儿为稚阴稚阳之体，肝常有余。外感风热之邪引动肝胃之热，合攻于目，邪热伤津，津不润睛，故眨眼频繁。肝气不舒，故常叹息。治当疏风散热，清肝明目，用自拟五花饮加减。方中金银花、菊花、密蒙花、荆芥花、木贼、蝉蜕清热明目，黄芩、知母、金钱草、枳壳、橘络、旋覆花疏肝通络、引热下行，白豆蔻、炒谷芽、炒麦芽健脾和胃以防肝木克土，诸药合用，共建奇功，故患儿一诊而效，两剂而愈。

（选自《王静安医学新书》第 343 页）

后学点按：眨眼古称"劄目"，古时劄亦通"札"，故《审视瑶函》卷四说："目札者，肝有风也。风入于目，上下左右如风吹，不轻不重而不能任，故目连札也。"肝开窍于目，故王老认为眨眼多与肝和肺、胃经脉有关。小儿肝常有余，外感风、湿、热之邪引动肝胆之热，合攻于目，故眨眼频。治以经验方红眼五花饮，因患儿有肝气不疏的症状，故加枳壳、橘络等疏肝通络；苔黄、脉滑为湿热之象，故黄芩、金钱草清热利湿，末加和胃之药二三味。处方照顾全面，方药对证，故显效明显。

## 天行赤眼

杨某，女，9 岁，1984 年 8 月 10 日诊。发热后白睛红赤 2 天。2 天前高热（39.5℃），经注射青霉素并服药后不再发热。半天前出现手擦双眼，继之双目红赤，眼胞肿胀，热泪频流，晨起睑肿如胡桃，眵多胶结，睫毛与两睑交封，夜啼心烦，大便两日未解，尿黄少，舌质红，苔黄厚腻，指纹青紫。

［诊断］天行赤眼。

［辨证］肺胃风热，复感疫疠。

［治法］清热解毒，凉血明目。

［处方］金银花 15g，蝉蜕 30g，刺蒺藜 30g，荆芥花 9g，菊花 9g，夏枯草花 30g，木贼 9g，密蒙花 15g，谷精草 30g，黄连 6g，连翘心 15g，金钱草 30g，车前草 30g。

若大便干结，另包番泻叶 9g，单煎服，便通则停服。

服药 2 剂，随访痊愈，未再复发。

原按：天行赤眼病在眼部，主要在白睛，与肺、肝二经有关。肝经风热毒邪干于眼，治疗肝、肺二经是重点，疏风散邪、清肝明目是主要的治疗法则。选药以清肝明目的菊花、夏枯草花、木贼、密蒙花、谷精草、刺蒺藜等为主，加疏风消肿止痛的金银花、蝉蜕，泻火解毒的黄连、连翘心，其效果比之重用清肺胃二经热邪者更为满意。

　　另外，天行赤眼之调护亦甚为重要。

　　（1）汤药宜少量频服，以利药物吸收利用。

　　（2）禁食辛辣之品，恐助火势，加重病情。

　　（3）切忌揉擦患眼，应保持眼部卫生，恐其邪势加重。

　　（4）患者手帕、洗脸用具、枕套等要隔离和消毒。

　　（5）病愈之前，不得送幼儿园，以免相互传染。

（选自《王静安临证精要》第 71-72 页）

　　后学点按：本病因外感时行热毒、疫疠之气，引动素累之肺胃积热，移热于肝胆，内外合邪，交攻于目而发病。故王老治疗本病的基本原则是：疏风散热，清肝明目，并佐以凉血活血，处方为自拟红眼五花饮加减。方中以金银花、荆芥花、菊花、蝉蜕、刺蒺藜疏风散邪，解毒消肿；夏枯草（花）、木贼、谷精草、密蒙花清肝明目。另外，配赤芍、川红花凉血活血，以除白睛红赤、溢血疼痛；配黄连、连翘心清心泻火、去翳除烦。另有大便秘结者，加神曲 15g，番泻叶 3g，导滞泻热；热毒盛而舌苔黄腻者，加金钱草 30g，车前草 30g，引热下行，以上下分消；咽喉疼痛者，加蜡梅花 15g，射干 6g，清热利咽；热甚伤津而口渴者，加天花粉 15g，白薇 30g，以清热生津；小便短赤者，加川木通 10g，车前草 30g，清心热、利小便。方中重用蝉蜕 30g，取其疏风通络、化痰解痉之效，是王老临床经验之一。

## 颤振

　　关某，男，74 岁，2004 年 10 月 27 日诊。主诉：双手颤抖伴手足发硬 10 余年，现病史：10 多年前无原因开始双手颤抖、手足发硬，在多家医院诊断为"帕金森病"，服西药及中药治疗未见明显改善，呈缓慢进行性加重。时觉心情急躁，情绪不易控制，精神紧张或情绪激动时震颤加剧，甚至肢体麻木瘫痪，纳少，时觉胃脘痞满，寐差，常有心悸心慌感，口唇发绀，舌体胖大，质暗红，舌上有横裂纹、苔腐，因手颤，不便诊脉。

　　［诊断］颤振。

　　［辨证］肝郁气滞，痰湿阻络。

　　［治法］疏肝理气，化痰通络。

　　［处方］太子参30g，丹参15g，黄连3g，陈皮6g，姜竹茹12g，龙骨30g，牡蛎30g，石斛30g，知母15g，香橼9g，木香9g，枳壳9g。

　　11月5日二诊：药后睡眠转佳，余症变化不明显，舌质暗红，舌苔中后部白腻较前明显退。方取越鞠丸合栀子厚朴汤化裁，疏肝健脾化湿，继予益气养阴、化痰通络之剂。

　　（1）紫苏10g，荆芥9g，香附15g，神曲15g，白豆蔻15g，厚朴6g，栀子1.5g，黄连1.5g，午时茶1方，菊花10g，金钱草30g。

　　先服1剂，使气机调畅，脾运复常，使后服之药更好发挥疗效。

　　（2）太子参30g，丹参15g，陈皮6g，姜竹茹6g，龙骨30g，牡蛎30g，知母15g，麦冬15g，紫苏梗9g，白豆蔻15g，神曲15g，香附15g，菊花10g，草决明30g（3剂）。

　　11月15日三诊：药后心悸好转，纳转佳。

　　处方：太子参30g，丹参15g，麦冬15g，玉竹15g，炒酸枣仁15g，熟地黄10g，龙骨30g，牡蛎30g，石斛15g，姜竹茹10g，肉桂3g，黄连1.5g，白豆蔻15g，菊花15g，草决明30g。

　　11月24日四诊：服前方4剂后觉颤震有时能自行控制，纳眠均转佳，心慌心悸减，舌质转为淡红，苔白腻、苔根部较厚。前方去竹茹，加黄芪30g，当归10g，白芍15g，制何首乌15g。

　　［选自：王静安验案3则.中医杂志，2006，47（9）：663-664］

　　后学点按：本病突出症状是震颤，《素问·至真要大论篇》云：“诸风掉眩，皆属于肝。”本例患者既有肝肾阴虚，又有血瘀动风的一面，临证所见确为肝郁气滞、痰浊阻络之证，故王老治以疏肝理气、化痰通络之法；再予疏肝健脾化湿，继以益气养阴、化痰通络；后予顾本养血活血、活络息风。扶正当补肝肾、益精血。肝体阴用阳，肝藏血，补血即是养肝体，补血同时又需活血，以达“治风先治血，血行风自灭”之效。故王老以肉桂温补下元，白豆蔻散寒温中，扶先后天之阳，而对黄连、栀子等清热药极其慎重。方中太子参、丹参气血两调，麦冬、玉竹、石斛养肺胃之阴而不敛邪。熟地黄补血滋阴，益精填髓。竹茹化痰，白菊散热清肝，草决明平肝明目，炒酸枣仁养心益肝，除烦安神。肉桂、川黄连取交泰丸之意，交通心肾，而肉桂量倍于黄连，在于温肾阳以助气化。四诊时痰浊、瘀血等标实已去七八，当顾本虚为要，以益气养血、活络息风为法，加黄芪、当归、制何首乌精气血同补，白芍养血柔肝，合熟地黄、当归、丹参实寓四物汤之意。如此顽证，难一举而愈，之后各诊随证加减，药物略有变动，而大法未变。综观其治疗过程，不难看出王老临证深究病机，确切辨证，灵活对症下药的治病风格。

## 癫痫

范某，女，12岁，1980年11月6日诊。半年前患儿因其母打骂而受惊吓，次日早晨即出现肢体抽搐、口吐白沫、两目上视、二便失禁、喉出异声等症，持续10多分钟，后隔月则发。8月28日曾大发作一次，持续2个半小时，脑电图可见中度异常，西医确诊为原发性癫痫。患儿平时经常头晕头痛，睡眠不佳，神情疲乏，表情淡漠，时而凝视，胆怯自语，喜静少动。舌红，脉弦细。

［诊断］惊痫。

［辨证］惊恐伤肾，肝郁犯脾。

［治法］镇肝化痰，健脾补肾。

［处方］

（1）代白散，每次3g，每日3次，白萝卜汤送下。

（2）陈氏定痫丸（去金箔、朱砂）、河车八味丸（鹿茸改用鹿角霜），早晚交替各服1次。

以善言开导之，令家长多宽慰，调节文娱生活。

1周后复诊，期间癫痫未发，睡眠改善，表情稍灵活，但头痛如故。

头痛系肝肾阴虚所致，河车八味丸内含麦味地黄丸也足以对证，无需加药，久病痼疾，只可缓图，不能急求。嘱其以后每周复诊1次，前后共诊治12次，观察3个月有余，治法与方药不变，期间诸症消失而癫痫一次未发，乃复查脑电图，未见异常。仍以代白散、陈氏定痫丸、河车八味丸调服3个月而痊愈。且患儿学习成绩优秀，智力未受影响。

注：代白散即由代赭石和白胡椒之细末组成，配方剂量比例为 1∶2。

服法：小儿每次 0.5~1g，重症或学龄儿童可用 2~3g，每日 3 次，白萝卜汤下。3~6 个月为 1 个疗程，间隔 2 周，可重复疗程。长期服用本方，部分患儿有胃肠道刺激等不适反应，而白萝卜汤送下可减轻其不适。

（选自《静安慈幼心书》第 254 页）

后学点按：王老认为癫痫虽有"痰痫""风痫""惊痫"及"瘀血痫"四大证型，但各型发作时大同小异，皆以突然昏仆、意识丧失、颤动抽搐、口吐痰涎为主证。癫痫宜分标本虚实，频繁发作者以治标为主，着重豁痰顺气、息风定痫；发作间隔时间较长者，以治本为主，宜健脾化痰、柔肝缓急；癫痫持续状态可用中西药配合抢救；对于反复发作，单纯中药治疗效果欠佳者，可配合针灸、推拿等综合治疗。

陈氏定痫丸：人参、白术、茯苓、陈皮、半夏、石菖蒲、苍术、肉桂、白芍、白豆蔻、广木香、龙齿、朱砂、金箔。

河车八味丸：紫河车、熟地黄、山茱萸、牡丹皮、泽泻、鹿茸、茯苓、山药、附片、肉桂、五味子、麦冬。

# 惊风

## 【案一】

廖某，男，38 天，1982 年 7 月 23 日诊。

患儿 15 天前因受惊而出现手足抽动，某医院以低钙抽风收入院，经西药治疗数天后疗效不显，故来寻求中医治疗。患儿现在只要听闻声响就会手足抽搐，不发热，二便正常，舌红，苔白，纹紫，余皆如常。

［诊断］急惊风。

［辨证］神志怯弱，复受惊恐。

［治法］清心涤痰，镇惊安神。

［处方］清镇汤、导赤散加减。黄连 3g，栀子 3g，连翘 10g，天竺黄 6g，麦冬 10g，牡蛎 30g，龙骨 30g，川木通 10g。

上方连进 2 剂，抽搐程度减轻，次数减少，但目眵增多，故以原方加菊花、龙胆草，再进 2 剂，抽搐悉止。

原按：此案有惊恐在前，而抽搐在后，故应属于急惊风之惊恐型，王老从心肝入手，治以清心镇惊，数日而愈。需要指出的是，此案西医诊为低钙抽搐，而中医则认为是急惊风有余之证，故治疗时不能根据西医病名判为虚证而妄投补剂，虚实之分应当依据中医之辨证。

（选自《静安慈幼心书》第 50 页）

后学点按：急者速也，即发病急骤而迅速之谓。凡属急性热病或外感疾病而发生的抽搐一类的病证，均为急惊风。急惊风证，"四证八候"俱全，治疗之法不离清热、豁痰、镇惊、定搐，即治风先治惊，治惊先豁痰，豁痰先清热。故王老治惊以清泻为主，自制清镇汤为本法的要方。

## 【案二】

龚某，男，3 岁 1 个月，2005 年 11 月 4 日诊。患儿反复高热伴惊厥 1 年有余。曾到医院诊治，检查脑电图正常，疾病却反复发作。查患儿面黄气促，口臭，汗多夜甚，舌质红，苔黄腻，指纹青紫。

［诊断］急惊风。

［辨证］脾虚生痰，热盛生风。

［治法］清热涤痰，息风通络。

［处方］陈皮 9g，姜竹茹 10g，川黄连 3g，栀子 6g，连翘 9g，钩藤 15g，龙胆草 9g，龙骨 30g，牡蛎 30g，白豆蔻 15g，密蒙花 9g，炙旋覆花 15g，橘络 30g，姜黄 15g，木通 9g，车前草 30g。

水煎服，每日 1/3 剂，每日 4 次，每次 40mL。

另以推拿疗法：令其母平坐，屈膝呈 90°，大腿靠拢平放，使患儿仰卧于其上，家属用双手轻握患儿手足。医者凝神聚气，运内八卦于手指掌，用单侧或双侧掌根，或以鱼际着力，由上脘、中脘，经建里、下脘，至神阙。反复推之，至脘腹柔软为度。再将小儿翻转，俯于腿上，推、按、震、抖，由风门起，经肺俞、膈俞、膈关，经脾俞、意舍、胃仓，至三焦俞。

二诊：上药服 3 剂，病情大为好转，发热已止，惊厥次数明显减少。嘱其继服原方。

（选自《王静安医学新书》第 343-344 页）

后学点按：此例惊风是因热盛生风，故治当清热涤痰、息风通络。方中黄连、栀子、连翘、龙胆草、密蒙花可清心肝之热，陈皮、姜竹茹清化热痰，旋覆花、橘络涤痰通络，龙骨、牡蛎、钩藤镇肝息风，车前草、木通利湿清热，佐以姜黄外散风寒、内行气血；白豆蔻醒脾除湿，杜绝生痰之源，防苦寒伤胃之弊。再辅以王氏推拿手法，重在调和脾胃升降之功，防食积生风。内外合治，故取效甚速。

启迪后学：王老认为小儿急惊风的原因虽有不同，但其发生的机制则一，诸因皆可化热成火，热盛而生痰，痰盛而生惊，惊盛则抽搐风动，由此而形成热、痰、惊、风四证。心主火，肝主风，肝风心火，风火属阳，二阳交并，风乘火势，火借风威，而成抽掣搐搦，故本病主要在心、肝二脏。必须把握生理，推断病理，才不致临证狐惑，不知所措。

再附：

①外邪引发惊风

辨证要点：恶寒流涕，高热不退，惊惕不安，神昏抽搐。

治法与方药：此属表证未罢，热扰神志，拟以解表清热、镇惊安神，投以清心凉膈散，加钩藤、蝉蜕、全蝎、远志等。本方以桔梗、薄荷宣表；连翘、栀子清心；黄芩泻肺；远志安神开窍；钩藤、蝉蜕、全蝎祛风镇惊。共得解表清里、神宁风息之效。抽搐不止者，加羚羊角粉（代或倍用山羊角粉）。

②热邪引发惊风

辨证要点：高热不退，口噤搐搦，大便干燥。

治法与方药：此属热邪内入，里热炽盛，神志不清，拟用泻火通腑法，以凉膈散加郁金、黄连。本方以芒硝、大黄通腑泻热，意在釜底抽薪；以黄芩、栀子、连翘心清心泻火，加入黄连，清热解毒之力更强；加郁金助薄荷以醒脑开窍，共得通腑泻火、清心开窍之功。

重证辨证要点：身热如焚，口中气热；口噤咬牙，项背反张，神昏谵语；大便秘结。

治法与方药：此为火热炽盛，燔扰心神，当以清热解毒、通下泻火，本治惊先治热之旨，用当归龙荟丸。本方以黄芩、黄连、栀子、柏子仁清热解毒；龙胆草、青黛清肝泻胆；大黄、木香通腑导滞；当归、芦荟助大黄以活血通便；麝香开窍镇惊，共奏清热泻肝、通腑解毒、镇惊开窍之效。如有痰涎壅盛者，可加胆南星、竹沥涤痰，有利于息风镇惊。

③食厥型

辨证要点：发热夜甚，腹热肢厥；手足瘛疭，神倦嗜睡。

治法与方药：此属热郁、食滞、痰闭之证，宜以清热息风、导滞、祛痰、开窍为法，用保和丸加僵蚕、全蝎、郁金、菖蒲。本方以山楂、神曲、麦芽消食导滞；以二陈汤燥湿除痰；莱菔子下降以消满胀；郁金、菖蒲化湿浊以开郁闭，共奏消食导滞、祛痰开窍之功。

④惊恐型

辨证要点：面色时青时白，时作惊惕、瘛疭。

治法与方药：王老常以清热涤痰、镇惊安神，用自拟清镇汤而获良效。本方连翘心、栀子、青黛、黄连清热；牛黄、天竺黄、胆南星导痰；茯神、酸枣仁、龙骨、牡蛎、朱砂以镇惊安神，少佐薄荷、木通上下通宣；再佐麦冬、白芍等以滋液柔筋，以达热去痰除，惊瘛悉止的目的。

上述各型，凡有高热、痰涎壅盛者，均可用安宫黄牛丸；神昏之甚者，加至宝丹；抽搐甚者，加紫雪丹；如热甚伤阴，阴虚风动者，还可酌加六味地黄丸，以滋水涵木。急惊后期，正气耗损，应以健脾生津以善其后，常选用参苓白术散加枸杞子、麦冬。

## 尿血

### 【案一】

林某，男，13 岁，1987 年 4 月 6 日诊。尿血 1 年余，曾经市某医院诊断为"肾小球肾炎"，中西药治疗疗效不显。证见面色无华，神疲，饮食不佳，喜卧懒言，尿如洗肉水，时有腰痛，动则尿血，腰痛加剧，舌淡边有齿痕，苔白，脉细数。小便常规：红细胞（++++）、蛋白（++），可见大量透明管型及少许颗粒管型。

［诊断］尿血。

［辨证］肾虚火旺。

［治法］滋阴降火，凉血止血。

［处方］荷叶茅仙汤加味。荷叶 30g，白茅根 30g，生地黄 15g，焦栀子 15g，

炒槐角 15g，炒地榆 15g，三七粉（冲服）10g，山茱萸 10g，威灵仙 15g，知母 15g，焦黄柏 15g（3剂）。

另以鲜韭菜汁 100mL，童便 20mL，同服。

二诊：4月9日。服上药后，无肉眼血尿出现，饮食、精神好转，大便正常。小便化验：红细胞（++），蛋白（+）。原方加黄芪 30g，再进 3 剂。

三诊：5月12日。服药后，自觉症状消失，因经济困难，未及时复诊，最近因受凉出现腰痛，但无血尿出现，精神饮食均好。小便常规：尿色黄，红细胞（++），蛋白（–）。脉数，苔黄，舌微红。原方加鲜车前草 30g，再服 3 剂。

四诊：5月19日。服药后，精神、饮食基本正常，并能从事劳动。小便常规：尿色淡黄，未见红细胞。为巩固疗效，宜益气健脾。上方去车前草，加广明参 30g，炒续断 30g，白豆蔻 6g，炒怀山药 15g，服 3 剂。痊愈，无复发。

原按：《证治汇补·尿血》说："胞移热于膀胱则尿血，是尿血未有不本于热者，但有各脏虚实不同耳。"实者为邪热下移膀胱，灼伤脉络，治疗应清热利尿，顺其势，使邪从小便而解；虚者多为肾虚火旺，灼伤肾络，治疗应滋阴降火。本病为火证，治疗用药以降火为要，实则清利，虚则引火归原，以治根本。本病不宜用收敛之品，以防闭门留寇，正如《医学心悟·尿血》中训示："凡治尿血，不可轻用止涩药。"

（选自《王静安临证精要·尿血》第 91–92 页）

后学点按：尿血是以小便中混有血液或血块，甚则尿出鲜血的一种病症，古称溺血、溲血，随出血量的多少不同。以小便呈淡色、鲜红色或酱红色为主要证候特征。在显微镜下查见有红细胞，小便颜色并无任何改变，亦当属本证范围。如果小便色红、淋漓涩痛者，此属淋证，不在此例。

【案二】

徐某，男，10岁，学生，住四川茂汶县商业局宿舍。患儿于 1981 年 7 月下旬门诊。呈急性重病容，面青而白。7 月初因感冒，初则恶寒、头痛，继而出现腹部持续性疼痛，阵发性加剧。痛处按之无形，肠中辘辘有声，胃纳骤减，食后腹胀。中旬开始出现踝关节疼痛、水肿，双膝关节以下出现紫红色、高出皮肤的斑疹块，在当地医院诊治，经用维生素 C、芦丁片、安特诺新、泼尼松等西药治疗，效果不显而来余处就诊。

［诊断］尿血。

［辨证］里热炽盛，迫血外溢。

［治法］清热凉血、祛瘀止血。

［处方］犀角地黄汤合十灰散加减。浓缩水牛角粉6g，生地黄12g，赤芍15g，牡丹皮15g，侧柏炭15g，茜草根30g，大黄9g，山栀子9g，大蓟25g，小蓟15g。

如此随证加减，连服20余剂后，小便常规检查正常，亦未发生继发性肾炎而痊愈。

原按：尿血治宜因势利导，使热从小便而解，实证则利水泻热，虚则健脾固肾。在临证时，以荷叶茅仙汤（荷叶30g，炒白茅根30g，炒仙鹤草30g）为基础方，随证加减治疗尿血。

（选自《静安慈幼心书》第80-81页）

后学点按：尿血与心和小肠有着密切的关系。《证治准绳》说："溺血者，盖心主血，与小肠相合，血之流行，周遍经脉，循行脏腑，若热聚膀胱，血渗入胞，故小便血出也。"由此可知，凡属心经积热，心热移于小肠，或下焦热结膀胱，均能损伤脉络，迫血下溢，从小便排出。即心火炽盛，膀胱蓄热，阴虚火旺为血尿的基本病机。

## 【案三】

张某，女，11岁。尿血4年多。4年前患儿扁桃体化脓，经抗生素治疗后症状消失，但随即出现尿血，用止血抗炎药物治疗后尿血消失。此后经常患扁桃体肿大，每次必伴随尿血症状出现，待扁桃体红肿消退后，尿血症状减轻或逐渐消失。曾多处医院就诊，诊断为"慢性肾炎"。对症治疗症状缓解后，长期服用泼尼松等激素类药物控制，停药则加重。数日前又因扁桃体炎症住院，予抗炎对症治疗后出院。现已无咽痛，仍有尿频，尿少，尿中带血，大便调，纳可。初诊：面色无华，神疲乏力，少气懒言。尿频，尿少，尿中带血。舌质红，苔白腻，脉沉细。

［诊断］尿血。

［辨证］湿热内蕴，迫血外溢。

［治法］清热利湿，凉血止血。

　　［处方］荷叶茅仙汤加减。白茅根 30g，荷叶 30g，仙鹤草 30g，蒲黄炭 30g，茜根炭 15g，侧柏炭 15g，栀子 6g，白薇 30g，萹蓄 30g，瞿麦 30g，萆薢 30g，大蓟 30g，小蓟 30g，木通 9g，车前草 30g，海金沙 30g。

　　二诊：服药后小便增多是邪有出路之象，但舌质红，苔白腻，脉沉细，乃余邪未尽，尿常规检查显示血尿仍在，治用原方去侧柏炭、白薇、海金沙，加煅花蕊石、炒续断。

　　白茅根 30g，荷叶 30g，仙鹤草 30g，蒲黄炭 30g，茜根炭 15g，侧柏炭 15g，焦栀子 6g，萹蓄 30g，瞿麦 30g，萆薢 30g，大蓟 30g，小蓟 30g，木通 9g，车前草 30g，海金沙 30g，炒续断 30g，花蕊石 30g。

　　三诊：服上方后，尿量增加，尿常规检查仍有隐血，舌质红，苔白腻，脉沉细，精神欠佳，咳嗽，是有新增外感证候，当先治外感，再予原方加三七止血。

　　四诊：服药后感冒咳嗽痊愈，尿血消失，但精神仍然欠佳，舌质红，苔白腻，脉沉细，药已中病，守方守法，再用荷叶茅仙汤加减滋阴降火、凉血止血，以巩固疗效。

　　　　　　　　　　　　　　　　　（选自《王静安医学新书》第 303–304 页）

　　后学点按：本病为"火"证，治疗用药以降火为要，实则清利，虚则引火归原，以治根本。本病不宜用收敛之品，以防闭门留寇。初诊用荷叶茅仙汤加减治疗就属诸利降火之治。方中荷叶清泄邪热、凉血止血；白茅根清热利尿，使邪热从小便而解，亦有凉血止血之功；仙鹤草泄热凉血、收敛止血。诸药合用，内行脏腑，外布肌肤，使诸气上达，浊邪下泄，故为治血基础方。复加山栀子、白薇以加强清热之力；加蒲黄炭、侧柏炭、茜草根炭、大蓟炭、小蓟炭以增强止血之功；再以萹蓄、瞿麦、萆薢、木通、车前草、海金沙清热利尿以泄邪热，诸药合用，共治尿血。复诊守法守方，灵活化裁，故能治愈患儿病症。

## 水肿

**【案一】**

　　邓某，女，6 岁，1982 年 12 月 30 日诊。患儿面水肿，迅及全身，已 4 天，小便量少，伴流清涕，咽喉红赤疼痛，乳蛾肿大，时有寒热，纳食欠佳，时作呕哕，大便如常，舌质淡红，苔薄白，脉浮略数。小便常规检查：蛋白（＋），红细胞 2 ~ 8，脓细胞 1 ~ 6，颗粒管型 0 ~ 1（高倍镜见），血常规检查：白细胞总数 10 900/mm³，多核细胞 80%，带状细胞 1%，嗜酸细胞 1%，淋巴细胞 18%。

［诊断］水肿。

［辨证］风水泛滥。

［治法］疏风清热，宣肺行水。

［处方］苏桔渗湿汤。苏叶 15g，桔梗 9g，炒陈皮 3g，车前子 15g，茯苓皮 30g，淡竹叶 9g，桂枝 15g，橘络 9g，六一散 30g，川黄连 6g，白茅根 30g，白薇 30g。牛蒡子 9g，梅花 15g。

服 4 剂。嘱其注意休息，忌咸食。

复诊：1983 年 1 月 12 日。患儿全身水肿已基本消失，尿量中等，寒热除，咽喉痛已止，乳蛾轻度肿大，食欲不振，舌脉如前。小便常规检查：蛋白（－），白细胞（－），红细胞（－）。仍用前方去牛蒡子，用紫苏叶 9g，以防开宣太过伤正，加白豆蔻 3g，炒谷芽 15g，炒麦芽 15g，以增强脾土运化制水之力。服 3 剂，嘱注意休息，进淡食。

三诊：1983 年 1 月 20 日。患儿头面四肢水肿全消，纳食稍增，小便量较平常少，精神稍差，舌淡苔白黄，脉略沉而数。此时增强温阳化气，以巩固疗效，防止复发。

苏叶 9g，桔梗 6g，炒陈皮 3g，苍术 6g，车前子 15g，茯苓皮 30g，桂枝 3g，橘络 9g，枸杞子 15g，胡芦巴 15g，补骨脂 15g，炒谷芽 15g，炒麦芽 15g，鲜车前草 30g。

服药 4 剂。后经几家医院复查小便和血常规，均为正常，至今其病未复发。

原按：小儿水肿临床常见，小儿水肿的发生，脏气不足是其病变的根源，外邪入侵，则又加速水液的停滞。肺、脾、肾三脏是水肿病机的关键，而且三脏在水肿的整个过程中互相影响，关系密切。小儿水肿的治疗原则，以开上、运中、利下、通络为要点。王老除用苏桔渗湿汤加味外，若尿血严重的，也常用八正散加石韦、赤芍、牡丹皮等清热凉血、利水消肿之品，多数病例确有实效。阴水肿即阳虚水肿，小儿最常见的是肾病综合征，用温阳化水、宣肺肃降、实脾制水，配伍通络疏道之法，选用苏桔渗湿汤加桂枝、附片、补骨脂、菟丝子、枸杞子或真武汤传统之法，或以消肿较单纯的真武汤亦好，但也有不效的，此为其一；其二即便是肿消，有的也有反复，更不能令人满意的是，蛋白尿往往时多时少，迁延反复难尽，王老以通络和肺、肾、脾同治，只为此增添一法。其他如活血化瘀、益气摄精，以及复方中加玉米须、僵蚕、蝉蜕等，也未可尽能获效。总之，本病确切有效的治疗方法还需继续探索。

（选自《静安慈幼心书》第 61-64 页）

后学点按：临床上，小儿水肿虚、实并见为多，虚为肺、脾、肾三脏主持水运的功能失常，实为水液潴留不去。所以，要开上、运中、利下的主张，是顾及正虚、邪实两个方面。如开上，既有恢复肺脏宣发肃降、通调水道的功能，又有使肺气得宣，毛窍得开，汗液外达，驱邪外出的作用。小儿脏器清灵，随拨随应，故在选用药物开上时，不宜过用辛温发汗之品，如麻黄等药。通络为王老临证常用之法，药用橘络，与剂量大小关系甚大，重者可用 30g，轻者可用 5g，辨证而用，亦可与丝瓜络同用，通络、化痰、通便、渗湿而不伤正气，是行之有效的药对。

## 【案二】

李某，男，6 岁半。患儿因持续水肿月余就诊。患儿水肿开始于颜面，逐渐蔓延全身，伴小便量少，初起时有咽痛、咳嗽等症。在某医院以"急性肾小球肾炎肾病型"给予激素、抗炎及对症治疗 20 余天，水肿稍退，持续蛋白尿，血尿不减。

初诊：患儿腹胀纳差，大便稀溏，神疲懒言。

[诊断]水肿。

[辨证]湿热外感，脾失健运。

[治法]健脾运脾，清热除湿。

[处方]紫苏 10g，川木通 10g，草豆蔻 10g，白豆蔻 10g，丝瓜络 10g，滑石 30g，车前子 30g，萹蓄 30g，瞿麦 30g，炒地榆 15g，炒槐角 15g，茜根炭 15g，大蓟 15g，小蓟 15g，橘络 15g，苍术 6g（3 剂）。

二诊：服药后小便量多，肿渐退，精神好转，舌苔转薄白，食欲增加，尿液检查出红细胞（+～++），尿蛋白（+），但腹胀，此为三焦枢机渐通、湿邪郁毒消退，但脾气运化未复之表现。前方去丝瓜络，加槟榔 6g，炒谷芽 15g，炒麦芽 15g。连服 3 剂，全身水肿消除，精神渐复，腹胀减轻，胃纳转好，尿蛋白、红细胞转阴。但面色萎黄无华，此为邪气消退，肺脾正气未复，故前方去大蓟、小蓟、茜根炭、滑石，加参须、黄芪各 15g 益气固表，加车前草 30g 利水渗湿。该方连服 6 剂，水肿等症消失，随访半年未曾复发。

（选自《王静安医学新书》第 307 页）

后学点按：小儿先天禀赋不足或素体虚弱，易感受风邪、湿热、热毒，致邪伏于内，伤及脏腑，而造成水肿的发病。构成水肿的基础与三焦化气功能失调有关。肺、脾、肾三脏之间的功能借气化以上下交通，肾有聚水之功，肺有行水之功，其关键又有脾之运化。

王老在长期临证工作中通过对水肿病因病机的不断认识，在宗前贤发汗、利小便、实脾土、温肾阳基础上，采用开上、运中、利下、通络四法通用为治疗小儿肾炎的指导原则，自拟消肿通利汤。

小儿之水肿，常因小儿素体虚弱，尤以肺、脾、肾功能不足，易感风、湿郁热毒之邪，致邪伏于内，伤及脏腑而发。治疗当应注意解表、祛湿、清热、解毒的几个环节及其联合运用。

## 肾炎

### 【案一】

郑某，男 6 岁，1988 年 3 月 20 日诊。一身尽肿 3 个月。8 个月前突然眼睑、面目和双下肢水肿，小便短赤。某医院检查和小便化验：蛋白（＋＋＋），红、白细胞满视野，脓细胞少许，诊断为"急性肾小球肾炎"，住院 2 个月余，症状控制出院。回家后继续服用激素控制。以后小便多次复查不正常，肿势渐重，一身尽肿，纳差神疲，面色苍白，小便色赤，大便时溏，舌淡脉弱。

［诊断］肾炎。

［辨证］湿热下注。

［治法］清利湿热。

［处方］拟消肿通利汤化裁。紫苏 9g，连翘 9g，白薇 30g，萹蓄 30g，瞿麦 30g，木通 10g，滑石 30g，车前草 30g，大蓟 15g，小蓟 15g，仙鹤草 30g，山楂 10g，神曲 10g，炒麦芽 30g，炒谷芽 30g，白豆蔻 6g（4 剂）。

复诊：4 月 3 日。服上方纳食稍好，小便增多，舌淡苔滑腻。巩固疗效，加强燥湿之力，初诊方加黄连 9g，姜黄 12g，嘱服 6 ~ 8 剂。

三诊：5 月 10 日。查小便常规：尿色淡黄，蛋白（++），白细胞少许，上皮细胞少许。精神食欲好转，水肿减退，小便量增加，脉沉有力，舌淡、苔黄微腻。现病向愈，正气渐复，嘱激素逐渐减量至不服。中药加强清热凉血、疏利气机。

萹蓄 30g，瞿麦 30g，木通 10g，滑石 30g，车前草 30g，白薇 30g，白茅根 30g，蒲黄炭 15g，炒槐角 10g，炒地榆 10g，仙鹤草 30g，焦栀子 6g，姜黄 15g，黄连 9g，郁金 12g，炒麦芽 30g，炒谷芽 30g。

四诊：6 月 2 日。服上方 10 余剂，经某医院检查，小便蛋白正常，尿液清长量多，纳食皆好，脉沉有力，苔薄黄。病至恢复期，以健脾补肾为主，佐以治标，间断服药，巩固疗效。

骨碎补 30g，续断 30g，白豆蔻 9g，藿香 6g，苏梗 9g，白薇 30g，萹蓄 30g，瞿麦 30g，木通 10g，车前草 30g，焦栀子 9g，炒地榆 10g，炒槐角 10g，仙鹤草 30g，大蓟 30g，小蓟 30g，炒麦芽 30g，炒谷芽 30g，姜黄 10g，黄连 9g。

随访未再复发。

**【案二】**

陈某，男 20 岁，1988 年 1 月 10 日诊。水肿，血尿和蛋白尿 2 个月余。2 个月前小便鲜红色如洗肉水，头昏，眼睑、面目轻微水肿。某医院查小便常规：尿色浑浊，反应酸性，蛋白（+++），白细胞满视野（高倍镜下），红细胞满视野（高倍镜下）。血压 160/100mmHg，诊断为"急性肾小球肾炎"。住院 20 余天，经青霉素、酚磺乙胺、诺氟沙星等治疗，仍有水肿和尿血，蛋白尿控制不好，要求出院行中医治疗。后经某中医院治疗 1 个月余，效果不明显，始经人介绍来我处。症见眼睑水肿、青紫，面色无华，尿少，纳差，时呕恶，舌淡、苔厚腻，脉沉弱。此脾虚湿困，胃失和降。法当运脾化湿，行气止呕。

［诊断］肾炎。

［辨证］脾虚湿困，胃失和降。

［治法］运脾化湿，行气止呕。

［处方］苏叶 15g，藿香 10g，陈皮 6g，竹茹 12g，黄连 10g，白豆蔻 9g，炒麦芽 30g，炒谷芽 30g，姜黄 12g，郁金 12g，木通 10g，车前草 30g，焦栀子 9g，

大蓟 30g，小蓟 30g（4 剂）。

复诊：1 月 17 日。服上方呕恶去，尿量稍增，色如茶色。小便常规：蛋白（++）、红细胞（+）、白细胞（+），余及舌脉同上。现以清热利尿、凉血止血为治。

萹蓄 30g，瞿麦 30g，车前子 30g，薏苡仁 30g，木通 10g，滑石 30g，苇根 30g，苏叶 10g，黄连 10g，姜黄 12g，白豆蔻 9g，炒地榆 15g，炒槐角 15g，蒲黄炭 15g，大蓟 30g，小蓟 30g，仙鹤草 30g。

三诊：3 月 3 日。服上方 10 剂后，水肿明显消退，饮食增加，小便清长。查小便常规：蛋白（+），上皮细胞少许，脓细胞 1～3 个，红细胞 0～2 个。舌苔变薄，脉浮有力，此时当标本兼顾，减轻疏表和淡渗之品，增加补肾固本功力，亦可消除蛋白尿。上方加续断、骨碎补、萆薢，去车前子、薏苡仁、苏叶、苇根。

四诊：3 月 28 日。服上方 6 剂。查小便：尿色清，白细胞少许，蛋白（-），红细胞（-）。舌质淡，苔薄黄，脉数有力。续服上方 4 剂。

五诊：4 月 3 日。查小便常规一切正常。小便清长，舌淡苔少，脉细数微弦。此时病至恢复期，且气阴有所损伤，续上方 4 剂。另拟养阴益气以善后。

广明参 30g，麦冬 15g，莲须 30g，藿香 10g，苏梗 10g，白豆蔻 10g，炒香附 10g，丹参 15g，车前草 30g，萆薢 15g（3 剂）。

半年后随访，患者已于 10 月上班。

原按：肾炎方的使用体现数法同施，应用时应根据病症虚实轻重而行，具体用法应注意以下几点：①宣肺利水之药量宜轻，味数宜少，儿童 6～9g，即可。有表证时亦应体现宣肺利水，仅用紫苏一味。表证兼见呕吐，用苏梗加藿香；畏风发热，用苏叶、连翘。②水肿、血尿明显者，清热利尿和凉血止血之药宜味多而量较大。对肾炎急性期，不论阴水还是阳水都可如此用药。血尿减少或消失后止血药可减味。③脾为制水之脏，喜燥而恶湿，治肾炎水肿，燥湿重于淡渗。燥湿用黄连、陈皮、苍术、草果，淡渗用薏苡仁、茯苓皮、泽泻、车前子。④急性期过后应治本，去尿蛋白，加用续断、骨碎补，佐以温阳通络的沙苑子、丝瓜络加强温阳利水之功。肾炎阴水亦可以此为主治疗。⑤病久气阴受伤，气滞血瘀时，气阴双补，用沙参、麦冬等；活血化瘀用姜黄、郁金、香附、丹参等。⑥据现代研究，车前草有降血压之功，肾炎方中必用。

（选自《王静安临证精要》第 53-57 页）

后学点按：小儿肾炎一般指肾小球肾炎，简称肾炎，是一种双侧肾的弥漫性、非化脓性疾病，为一组急性起病，不同病因所致的感染后免疫反应引起的弥漫性肾小球损害性疾病，常继发于上呼吸道的细菌或病毒感染，一般病程 4~6 周。夏秋季是小儿肾炎好发季节，多见于 5~12 岁儿童。临床上以水肿、蛋白尿、贫血、血尿及高血压为主要表现，小儿肾炎的治疗并不复杂，而护理很重要，并对预后起着决定性作用。

## 淋证

### 【案一】

谭某，女，13 岁。1988 年 10 月 2 日诊。小便淋漓不尽 1 个月余，系农村小孩。1 月前出现小便淋漓不尽，尿频、尿急，尿痛引小腹，小便量少，混有血丝，终日焦躁不安，羞于启齿未治，舌尖红，苔黄腻，脉濡数。

[诊断] 淋证。

[辨证] 湿热阻于下焦，三焦水道不利。

[治法] 清热利湿通淋。

[处方] 竹叶 9g，木通 10g，生地黄 9g，萹蓄 30g，瞿麦 30g，车前子 10g，滑石 30g，香附 10g，郁金 12g，白薇 30g，桔梗 10g，草薢 12g，大蓟 30g，小蓟 30g。

复诊：服上方后小便清亮，频急减轻，微痛，舌苔变薄。上方去香附、郁金、白薇、桔梗，加琥珀解痉止痛，天花粉养益胃阴，恐利尿伤津。半个月后随访，诸症皆愈。

原按：淋证以湿热为因，膀胱气化不利为果。而三焦总司人体气化，为肾输送元气到各脏腑器官，三焦通利则膀胱气化有力，水湿畅利于体外，故治疗上疏肝清心不可缺少。另外临床常见病儿尿浑浊如米泔色，但尿时无疼痛，不属淋证而曰尿浊。可因恣食肥甘，特别是过食水果、甜食，或饮水不足，而酿生湿热，蕴结下焦所致。一般控制肥甘之摄入，数日即愈。

（选自《王静安临证精要》第 51 页）

后学点按：历代认为淋证病在膀胱和肾，并与肝脾有关。王老认为小儿以热淋居多，常与下阴、膀胱、心、肝有关。治疗上宜通利三焦、清热利湿，常以八正散合导赤散加香附、郁金、白豆蔻、桔梗为治。导赤散清心除烦，八正散清热利湿通淋，加香附、郁金意在疏肝，肝气条达则全身气机通畅，水道通利，故而脾可运湿而去苔厚腻，肾司开阖而气化有力；加白薇、桔梗取其开上利下，清虚热而不伤正气。

**【案二】**

许某，男，4岁。2005年10月14日诊。尿频、尿急。10天前无明显诱因出现小便频数，每日数十次，解时小便淋漓不尽，终日躁动不安。在附近某医院诊为"尿路感染"，服药后症状无改善。初诊：尿频，尿急，尿黄，口渴欲饮，不思饮食，面色微赤，舌质红，苔白腻，脉数。

[诊断] 淋证。

[辨证] 湿热蕴结下焦，膀胱气化失司。

[治法] 清热利湿，通利水道。

[处方] 八正散加减。苏梗9g，藿香6g，荆芥6g，苍术3g，白豆蔻15g，炒谷芽30g，炒麦芽30g，川黄连1.5g，栀子3g，连翘6g，川木通9g，车前草30g，萹蓄15g，瞿麦15g，萆薢15g，覆盆子30g（2剂）。

水煎服，每次50mL，每日5次。忌辛辣厚味。

二诊：上方服后，小便次数明显减少，急促感缓解，尿微黄，纳食增加，舌质红，苔薄腻，脉数。此乃湿热从水道而去，三焦逐渐通畅。继用清利，以去余热，前方去藿香、荆芥、炒谷芽、炒麦芽、连翘，加海金沙15g，木香6g，白薇10g，桔梗3g，2剂，宜忌同前。病愈。

原按：本案虽为湿热蕴结下焦，但关乎中上二焦，故在通利水道的基础上宣上、畅中、固下，三焦并调，以八正散加减而收全功。方中萹蓄、瞿麦、萆薢、车前草清热除湿、利水通淋，对下焦湿热成淋证候，既可消除病因，又可治疗主要症状，是方中主药。荆芥、苏梗开宣肺气，提壶揭盖，肺气宣则水道自调；川木通、川黄连、连翘清心火炽热，使心热难以下窜于腑，此特为上焦而设。藿香、苍术、白豆蔻、炒谷芽、炒麦芽醒脾化湿，脾运恢复则能转输津液，此为中焦而设。栀子清肝泻火，覆盆子固肾摄尿，此又为下焦而设。如此三焦通调，膀胱气化能行，水湿畅通，淋浊自能排出体外。二诊加减仍遵上法，白薇清热利湿更具养阴之力，恐湿热耗伤阴液，用之甚妙。

（选自《王静安医学新书》第 301 页）

后学点按：小儿淋证中以热淋最为多见，热结下焦，膀胱失于气化，三焦总司人体气化，由肾输送元气到各脏腑，下焦湿热蕴结，上焦心肺、中焦脾胃无不受累，热淋病位虽在膀胱，却与三焦密切相关。治疗热淋，从三焦立论，疏通津气，着重调整相关脏腑功能，王老善用大剂白薇是临证取效之经验。

【案三】

李某，女，10 岁。初诊：1998 年 8 月 24 日。患儿 1 天前无明显诱因出现小便频数，每小时小便 3 次，尿量少，欲出未尽，色黄，舌质红，苔薄黄腻，脉细数。尿八联检查未见异常。

[诊断] 淋证。

[辨证] 湿热下注。

[治法] 清热利湿。

[处方] 清淋饮加减。

苇根 30g，苏叶 9g，桔梗 9g，川木通 9g，滑石 30g，萹蓄 30g，瞿麦 30g，川黄连 3g，连翘 9g，车前子 30g，萆薢 30g，海金沙 30g，车前草 30g（2 剂）。

嘱每剂药服 2 天，每天服 5 次。

8 月 28 日复诊，诉服药 3 次后，小便次数开始减少，尿量增加。次日诸证即解，予健脾除湿以善其后。观察未复发。

【案四】

李某，女，58 岁。1998 年 5 月 4 日诊。小便频数，淋漓涩痛 1 周。曾到某医院就诊，小便常规提示：脓细胞（＋），白细胞（＋）。诊为尿路感染，服药后症状无明显缓解。症见心烦不安，少腹隐痛，舌红，苔薄黄腻，脉滑数。

[诊断] 淋证。

[辨证] 湿热下注。

[治法] 清热利湿。

[处方] 清淋饮加减。苇根 30g，苏叶 12g，桔梗 10g，川木通 9g，滑石 30g，川黄连 6g，连翘 9g，萹蓄 30g，瞿麦 30g，萆薢 30g，车前子 30g，白薇 30g，海金沙 30g，车前草 30g（3 剂）。

每日 1 剂，每日服 4 次。

5月7日二诊，服药后诸症明显减轻。复查尿八联提示：仅见白细胞少许。症见纳差，腹胀，故以原方加白豆蔻、炒谷芽、炒麦芽，再服2剂。5月9日复诊，诸症消失，复查尿八联未见异常。

**【案五】**

黄某，男，1岁半，1998年8月2日诊。家长代诉：1周来患儿小便次数多，每次量少，时而吵闹，纳食减少，夜眠不宁。舌红，苔白腻，纹紫。

［诊断］淋证。

［辨证］湿热下注。

［治法］清热利湿。

［处方］清淋饮加减。苇根15g，苏叶9g，桔梗9g，川木通9g，滑石15g，川黄连1.5g，连翘6g，栀子1.5g，萹蓄15g，瞿麦15g，萆薢30g，车前子30g，车前草30g，白豆蔻6g（2剂）。

每两日1剂，每日服药5次。

8月7日复诊，症见尿量增多，偶见小尿浑浊，原方加泥鳅串10g，再服2剂。追访。1剂服完，诸症即愈。

原按：淋证的病因以湿热为主，病位在肾与膀胱，与肺有密切关系，此证初起多邪实之证，临证最为常见，以此病机，自拟清淋饮治之，甚为合拍。方中萹蓄、瞿麦、川木通、滑石、萆薢、车前子、车前草除湿通淋，川黄连、连翘导赤清热，苏叶、桔梗、苇根开上利下，通水之上源。诸药合用，清热导赤，除湿通淋，故治疗该证确有良效。

（选自《王静安医学新书》第396页）

后学点按：清淋饮为临床验方（苏叶、苇根、桔梗、川木通、车前草、滑石、萹蓄、瞿麦、萆薢、黄连、连翘），案三、四、五用之均取效。临证加减更为重要，小儿纳差，加白豆蔻，防清利过之而受伤；吵闹不停，加炒栀子，以平肝宁心而不伤正；成人、老年人有伤阴之虞，则加白薇育阴而利湿。注意，海金沙需用布包同煎，因其体轻，易随沸腾药汁溢出而不易取效。

**【案六】**

何某，男，5岁。1976年10月30日诊。母代诉：1975年8月，因患肾炎，经某医院检查，小便蛋白（+++），红细胞（+++），血清胆固醇6.88mmol/L，系肾炎肾病型。用泼尼松等药物治疗，好转出院，继续服泼尼松治疗 1 年。患儿来我处诊治时，全身仍见水肿，眼睑尤甚，神疲、乏力、面色㿠白，自诉食欲差，虽时令尚未入冬，但手脚欠温。尤感甚者，近日来小便黄少，解时茎中刺痛，有烧灼感，且少腹胀满，大便秘结。察其唇舌偏红，苔薄黄，脉数，重按无力。

［诊断］淋证。

［辨证］气虚不固，湿热下注。

［治法］补气清热祛湿。

［处方］春泽汤与八正散加减。党参 15g，白术 10g，茯苓 30g，猪苓 30g，泽泻 30g，桂枝 10g，瞿麦 30g，川木通 10g，车前草 30g，萹蓄 30g，滑石 30g，栀子 5g，白豆蔻 10g，桔梗 10g，背扁黄耆 30g，菟丝子 30g，白茅根 30g。

原按：方选春泽汤与八正散合用，加白豆蔻芳香醒脾，意在脾运则水湿不能停聚；加桔梗开提肺气，为舟楫之剂，载诸药而上浮，肺气宣发，水道通调，下输于膀胱，水湿无以聚集；加背扁黄耆、菟丝子温补肾阳，肾阳足则能促膀胱以化气行水；加白茅根清利止血。服药 2 个月余，诸症大减。复查尿常规已为正常，继用补中益气汤，加安桂、补骨脂、枸杞子，以增温肾助阳、益气行水之力，获得满意效果。

（选自《静安慈幼心书》第 85 页）

后学点按：小儿气淋有虚、实之分，统称肺虚气滞。《小儿卫生总微方论》指出："小儿因怒而啼，气入二经，留滞不散，邪正相搏，胞内气胀，其候每溺则脐下憋膨，水道蓄不能下，茎中相引而痛，常有余沥也。"治予益气化水，选春泽汤（五苓散加人参）与八正散，补中益气、利水渗湿并进，以恢复正常的水液代谢。

## 【案七】

邹某，男，15 岁，住成都刃具厂宿舍。自诉 1973 年 11 月上旬起，小便时茎中疼痛，有时突然中断，疼痛剧烈，牵扯腰腹，尿色黄赤浑浊，骑自行车或打球后又能排尿。察其舌色偏红，苔黄腻，脉滑数。

［诊断］石淋。

［辨证］砂石内阻，湿热下注。

［治法］清热利湿，化石通淋。

［处方］石韦散加味。石韦 30g，冬葵子 15g，萹蓄 30g，瞿麦 30g，金钱草

30g, 海金沙（包煎）30g。

服药 8 剂, 诸症悉减。

原按：石淋一证, 每见血尿者, 多加大蓟、小蓟、白茅根、王不留行, 以凉血止血；若兼腰胁少腹拘急疼痛较甚者, 又多用台乌药、荔枝核、白芍之属；若砂石筑之甚紧, 当以三棱、莪术、台乌药、枳实、桃仁、苏木、穿山甲（代）等峻剂, 以行气和血；若病久肾阳虚者, 加安桂、附片、补骨脂；肾阴虚者, 加熟地黄、黄精、鳖甲, 以滋阴补肾。

（选自《静安慈幼心书》第 85 页）

后学点按：小儿石淋少见,《小儿卫生总微方论》有："五淋之中, 小儿有所患者, 除寒、热、气之三证外, 劳石二证, 虚极所致, 小儿未亲色欲, 故无患者, 石淋恐儿本怯肾弱有之。"治疗时考虑病机处方。近年来, 随生活水平提高, 小儿食之甚精, 多有过食肥甘厚腻, 加之学习压力增大, 多坐少动, 故此病亦有增多趋势。治法应在化石通淋、清利湿热外, 加运脾化食、消积导滞之品。

## 【案八】

杨某, 男, 67 岁。1 年前体检时发现有前列腺增生。半个月前患者不明原因出现尿中带血, 伴尿频、尿急、尿痛及间或排尿困难。入院治疗, 诊断为前列腺增生出血。予消炎止血等对症治疗后, 又于直肠 B 超引导下行"前列腺系统穿刺活检术", 术后病检显示：前列腺增生症伴慢性灶性炎症。治疗 4 天后肉眼血尿消失, 排尿通畅出院。初诊：双肾区无叩痛, 输尿管各压痛点无阳性反应, 小便时有时无, 尿频, 尿急, 尿痛, 舌质红, 苔薄黄腻, 脉沉弦。

［诊断］血淋。

［辨证］湿热蕴蒸, 迫血妄行。

［治法］清热利尿, 止血通淋。

［处方］通淋饮加减。

白茅根 30g, 荷叶 30g, 焦栀子 9g, 侧柏炭 15g, 蒲黄炭 15g, 茜根炭 15g, 黄连 6g, 萹蓄 30g, 瞿麦 30g, 萆薢 30g, 海金沙 30g, 木通 9g, 车前草 30g（3 剂）。

二诊：上方 3 剂服后, 尿检仍有红细胞, 舌质红, 苔黄腻, 脉沉弦。方已对症, 守法守方, 加大蓟 30g, 小蓟 30g, 以增强凉血止血之力。

白茅根 30g，荷叶 30g，焦栀子 9g，萹蓄 30g，瞿麦 30g，草薢 30g，侧柏炭 30g，茜草根 30g，蒲黄炭 30g，大蓟 30g，小蓟 30g，仙鹤草 30g，海金沙 30g，木通 9g，车前草 30g（7 剂）。

三诊：又服 7 剂后，尿常规检查已无异常，舌质红，苔黄腻，药已中的，上方去荷叶、海金沙，加太子参、黄芪以补气行血，使离经之血得以归经。

太子参 30g，黄芪 30g，焦栀子 9g，白茅根 30g，茜草根 30g，蒲黄炭 30g，大蓟 30g，小蓟 30g，仙鹤草 30g，萹蓄 30g，瞿麦 30g，草薢 30g（4 剂）。

上方又服 4 剂后，诸证悉平而痊愈。

原按：小便频数短涩，滴沥刺痛，欲出未尽，小腹拘急，或痛引腰腹者为淋证。本案血淋是"五淋"中证情较重的一种，治以清热利尿、止血通淋，用自拟通淋饮，效果极佳。

淋证多由湿热炎毒引起，病变部位在肾与膀胱，并与肺脾有密切关系。《素问·经脉别论》曰："饮入于胃，游溢精气，上输于脾，脾气散精，上归于肺，通调水通，下输膀胱。"此即说明淋证与肺、脾、胃亦有紧密关系。血淋更是由于湿热郁结，损伤血络所致。自拟通淋饮，方中以白茅根、荷叶、栀子、黄连清热利湿、升清降浊；以侧柏炭、蒲黄炭、茜草根炭固涩止血、引血归经；萹蓄、瞿麦、海金沙、草薢、木通、车前草，数药合用，清热通淋、分清别浊，故血淋得止，病证可愈。

（选自《王静安医学新书》第 350 页）

后学点按：王老结合临证所见，认为气淋、血淋、热淋实为小儿多发，湿邪内郁，久而化热，流注下焦，若热与血搏，可迫血下溢，《诸病源候论》说："血淋者是热淋之甚者，发为尿血，谓之血淋。心主血，血之行身，通遍经络，循环脏腑，溢渗入胞而成血淋也。"此案病属成人，在经验之后明言"自拟通淋饮"，药用白茅根、荷叶、焦栀子、侧柏炭、蒲黄炭、茜根炭清热止血。用萹蓄、瞿麦、草薢、海金沙、木通、车前草清热利尿、止血通淋。但"通淋饮"中苏叶、苇根、桔梗君药未用，恐为误也。

## 【案九】

余某，男，3 岁 6 个月。患儿半个月前突发小便频数，淋漓不断，曾到市某医院诊为尿路感染，服抗生素其证不减。两日前饮食不节，微感风寒，小便频数加剧，几分钟小便一次，仅数滴，其状如米泔。初诊：面色萎黄，体形肥胖，腹胀纳差，倦怠乏力，畏寒微咳，便溏，小便少而淋漓不尽，舌淡红，苔白腻，舌根黄，脉滑数。

［诊断］淋证。

［辨证］湿热下注，肺失宣肃。

［治法］清热除湿，清宣肺气。

［处方］苏叶 12g，芦根 30g，桔梗 10g，川木通 10g，滑石 30g，车前子 30g，萹蓄 30g，瞿麦 30g，栀子 3g，连翘 9g，白豆蔻 6g，炒谷芽 30g，炒麦芽 30g，泥鳅串 10g，车前草 30g，萆薢 10g（3 剂）。

复诊：3 剂尽而淋浊除。予益气健脾之剂以善其后，诸症悉除。

原按：小儿淋浊是临证常见病，利水通淋是为常法。治宜开上利下法，宣肺、通淋、清热、利湿。方中苏叶、桔梗通宣肺气，芦根清气分之热而肺窍开，滑石、车前子、萹蓄、瞿麦清热除湿，配萹蓄清湿热而利下窍。米泔尿为小儿脾胃损伤，运化失司，湿浊之邪内生所致，故用白豆蔻芳香醒脾，除湿而助运化；炒谷芽、炒麦芽调和胃气，健脾而消食积。诸药合用，湿除热清，肺气宣通，脾运能健，故淋浊可除。

（选自《王静安医学新书》第 302 页）

后学点按：方中芦根疑为笔误。何也？芦根为禾本科植物芦竹的根，块厚而体实，质硬、味微苦，清热泻火，生津止咳。苇根为禾本科植物芦苇的地下茎，色白，味淡，中空，甘寒，清热解毒，宣肺通络，中空而善利小便。张锡纯《医学衷中参西录》云："其善利小便者，以其体中空且生水中自能行水也；……其性能引水下行。"王老前几方"通淋饮"皆有苏叶、苇根、桔梗，此方为苏叶、芦根、桔梗，恐为误也，后学可验之临床。

**【案十】**

王某，女，5 岁。患儿小便频数，淋漓不尽半月余，近两日面水肿。化验检查小便未见异常。用西药 1 周诸症不减。观患儿面色青白，按之面额微肿，以眼眶为甚，腹部胀满，纳差，口干欲饮，舌淡红，苔薄白微黄。家长诉：小便解出后不久则变混浊。

［诊断］淋证。

［辨证］上焦闭塞，下焦湿热。

［治法］宣肺通上，通淋利尿。

［处方］提壶揭盖通淋汤。苏叶10g，苇根30g，桔梗9g，川木通10g，滑石30g，萹蓄30g，瞿麦30g，草薢10g，车前子30g，连翘9g，炒谷芽30g，炒麦芽30g。

复诊：3剂未尽，小便通畅，面肿全消，仅食欲稍差。于前方去滑石、车前子，加白豆蔻12g，再服2剂。诸症愈。

后学点按：此例小儿面青白、腹胀满、纳差，故王老于"通淋饮"中加谷芽、麦芽、白豆蔻醒脾和胃，故2剂而愈。

## 【案十一】

谢某，男，19岁。患者肾炎后期，面及脚下水肿。近日气候变冷感冒，水肿加重。观其面苍白少华，胸闷，脘腹胀满，厌食，口干不欲饮，舌淡苔薄白微腻，小便少，淋漓不畅，脉浮滑微数。

［诊断］淋证。

［辨证］上焦闭塞，下焦湿热。

［治法］宣肺通上，通淋利尿。

［处方］提壶揭盖通淋汤。苏叶12g，桔梗9g，荆芥9g，枳壳6g，川木通10g，车前子30g，萹蓄30g，瞿麦30g，连翘6g，车前草30g，川黄连6g，炙旋覆花15g，白豆蔻10g，高良姜3g（2剂）。

复诊：服上方后小便量即增多，头面、下肢水肿全消，饮食正常。仅腰胀痛，失寐，故予补肾健脾、养血安神之剂以治之。

原按：从以上案例治疗效果来看，运用"提壶揭盖"之法，通淋利尿之力强，临床疗效显著，是临证独特疗法之一。此法寻其源，乃出于《素问·经脉别论》。经云："饮入于胃，游溢精气，上输于脾，脾气散精，上归于肺，通调水道，下输膀胱，水津四布，五经并行。"文中明确指出：肺主气在上，为水之上源，通调水道。如肺气闭郁，宣降失司，通调受阻，水道必发淋涩。故"提壶揭盖"，急速开宣其上，为治淋浊第一要法。

方中苏叶辛温宣肺，合桔梗宣散之力更强，荆芥味辛，性微温，入肺经，利咽宣肺。皆芳香之品，宣散开窍之力宏。再合以川木通、枳壳之类，行气利窍；

萹蓄、瞿麦、车前草、车前子通淋利尿，合用诸药，使上窍开而下窍利，故治淋有良效。

（选自《王静安医学新书》第 391 页）

后学点按：小儿淋浊为儿科常见疾病，与脾、肺关系密切，脾胃损伤，运化失司，湿浊之邪内生，治疗要利水通淋、醒脾除湿、健脾和胃并重。王老以苏叶、桔梗宣肺为君，开宣肺气。苏叶除了具有辛温解表之用，还能宣通肺气，增加疏布，使肺通调水道的作用增强，方能"提壶揭盖"达到疗效。蜀中苏叶分为红、白两种，临床多混用，实误也。叶面向上青绿而叶背紫红为正品，名紫苏，入肺、肝、脾经，驱寒宣肺，醒脾化湿，行气导滞，宣肺而无伤阴之虞，醒脾化湿而无凝滞之状，行气而无伤正之弊，故为王老临证常用。

## 小儿脱肛

### 【案一】

练某，男，5 岁，1962 年 11 月 30 日诊。患儿已脱肛数年之久，多方求治，其效不著。现每次大便时，肛头脱出寸许，便后须加揉按方能收回，有时加压揉按亦不易收回。大便下泻完谷，小便频数，并伴见鼻流清涕，轻微咳嗽，喉间痰鸣，面微水肿，口和不渴，唇色红，舌质红，苔薄白，脉浮数。

［诊断］脱肛。

［辨证］阴虚肺热，风邪血热。

［治法］清热润燥，凉血育阴。

［处方］沙参 10g，麦冬 10g，黄芩 9g，川连 3g，生地黄 10g，当归 3g，枳壳 10g，厚朴 10g，乌梅 10g，白芍 10g，怀山药 10g，谷芽 10g。

1963 年 1 月 16 日，患儿因咳嗽哮喘来诊时，服上方 6 剂，脱肛已愈，后未复发。

（选自《静安慈幼心书》第 283 页）

后学点按：脱肛是以直肠下坠，脱出肛门为临证特征的儿科常见病症。虚寒与实热是脱肛的两种临床常见证，故治疗以温补固涩、清热育阴为治则。本证为阴虚肠燥，故治疗以清热凉血、养阴润燥和胃为主。以黄芩清肺祛痰，加生地黄、麦冬、白芍养阴，乌梅固涩，山药、谷芽健胃。多方兼顾，故得良效。

**【案二】**

周某，男，1岁3个月。肛门下坠脱出半个月。1个月前曾患肠炎，治疗日久不愈。半个月前受暑热，又成泄泻，虽治愈却见脱肛，初时因腹泻始出，用手可回复。后诸医治疗，服药后大便干结，强力排便后脱肛更甚，终日不回纳，前来求治。初诊：患儿腹部胀满，按之灼热，食欲不振，大便结，小便黄。舌质淡红，苔白黄腻。此乃小儿禀赋怯弱，肠胃薄瘦，先患肠炎，又患暑泄，日久中气下陷而成脱肛。后因前医误用温阳收涩之剂（黄芪、干姜、粟壳等），小儿湿热未尽，辛温收涩而致大便秘结。

[诊断] 脱肛。

[辨证] 气虚下陷，湿热内蕴。

[治法] 益气固脱，清化湿热。

[处方]

（1）补中益气汤加减。太子参15g，党参15g，炙升麻10g，炙柴胡10g，蚕沙30g，川黄连6g，金银花15g，连翘9g，葛根15g，厚朴9g，陈皮3g，郁李仁30g 火麻仁30g（2剂）。

水煎服，每日1/3剂，每日4次，每次20mL。

（2）外用处方：川黄连15g，黄柏30g，青蒿30g，苦丁茶30g，大青叶30g。坐浴淋洗患部。

二诊：服药、坐浴后，患儿大便转稀，脱出直肠收回，应继续巩固。守方守法，续用原方。

原按：《景岳全书·贯集》曰："大肠与肺为表里，肺热则大肠燥结，肺虚则大肠滑脱，此其要也。故有因久泻久痢，脾肾气陷而脱者……有因湿热下坠而脱者。凡小儿元气不实者，常有此证。"小儿脱肛不论何因，皆与大肠密切相连，且与脾相关，小儿禀赋怯弱，脾胃薄弱，久泻、啼哭、号叫致中气下陷，气虚不摄，肛门滑脱而成。本案腹部胀满，按之灼热，结合大便结、小便黄、苔白黄腻，并结合发病季节，考虑湿热未尽。薛立斋曰："脱肛属大肠气血虚而兼湿热。凡湿热日生者，升阳除湿汤……久痢者，补中益气汤加酒炒芍药。"

针对病机，用党参、太子参健脾益气，炙升麻、炙柴胡、葛根升举下陷之气，固脱；厚朴、陈皮理气，蚕沙、川黄连、金银花、连翘清热除湿，郁李仁、火麻仁润肠通便。外用川黄连、黄柏、大青叶、苦丁茶、青蒿增强清热除湿疗效。在脱肛辨证中要重视发病、病程及腹部按诊，标本兼治，方能达到理想效果。

（选自《王静安医学新书》第 311 页）

后学点按：本例病因为气虚下陷。《证治汇补》说："肛门脱出，非虚而何？治须温肺脏，补肝肾。"故用补中益气汤益气举陷，温补固涩。另，咳嗽、便秘、久泻、号叫气伤常为本病的诱发因素，脱肛治疗中要重视诱因，重视发病过程，内外合治，方能达到理想效果。

启迪后学：脱肛是小儿常见的一种病症，以直肠下坠、脱出肛门为临床特征，故称为脱肛。气虚下陷，肺热下移，饮食积滞，湿热内生，下坠肠间，常为本病的发病原因。咳嗽气迫，痢疾努责，久泄气陷，号叫气伤，常为本病的诱发因素。虚寒与实热，是脱肛的两大临床见证。温补固涩与清热泻火，为脱肛的两大治疗原则，但温补固涩过度则热积化燥，应予注意。本病治疗愈早，疗效愈佳，如治不及时或经久不治，病程愈长则气愈下陷，肛门愈见松弛，肛头滑脱不收，则治愈更难。治疗过程中勿食燥火辛辣之品，务使大便通畅，避免感冒、咳嗽，少啼哭。该例患儿，湿热未尽而误用辛温固涩，致热结而大便干结，肠脱不回纳，故弃温补固涩，重予清热化湿、润肠通便。合外治而收全功。此王老善辨证用药又一例也。

## 解颅

狄某，男，1 岁，1963 年 9 月 30 日诊。患儿头大异常，颅骨裂缝，头皮光急，青筋暴露，头围 54cm，神志痴呆，颈软无力，额伸颌缩，两眼下视，面色苍白，舌红，苔黄，指纹紫，达气关。经某医院确认为"先天性脑积水"，多方治疗无效，故来就诊。

［诊断］解颅。

［辨证］清阳不升，浊阴不降。

［治法］升清降浊。

［处方］僵蚕 15g，蝉蜕 5g，姜黄 6g，生大黄 6g，杏仁 6g，厚朴 6g，藁本 6g，瓜蒌 12g。

每两日服 1 剂，又以药外敷治疗 2 个月，服 30 剂后，精神好转，饮食增加，头围缩至 48cm，颅骨裂缝消失，头发增多，颈项不软，面色红润，喜玩笑，饮食、二便如常。随访数年，情况良好，头部发育逐渐趋于正常。智力、神态一如常儿。

（选自《王静安医学新书》第 143 页）

后学点按：解颅是小儿头颅开解的一种病症。本病多由先天肾气不足，肾水上泛；后有火热上冲所致。王老认为清阳不升，浊阴不降，阴阳通道不畅致成本病，故治疗上补先天，养后天，升清降浊。本例中以僵蚕、蝉蜕升发清气，杏仁开宣肺气，藁本轻清直入病所；姜黄、生大黄降泄浊气，瓜蒌理气通络。诸药合用，清浊有别，恢复阻于脊髓之风热痰浊瘀血，配外治之方，守法 2 个月，患儿恢复如常。

## 疝气

### 【案一】

程某，男，6 岁，1989 年 5 月 8 日诊。阴囊肿胀半年余。每因啼哭、运动或咳嗽加重。曾经某医院诊为"睾丸鞘膜积液"。阴囊部逐渐肿大，疼痛加重，甚则面色发青。令其手术，家长不愿而求治中医。望之右侧阴囊肿大，皮色光亮，卧则入于小腹，行立则出小腹、入囊中，面青少华，舌淡苔白，脉迟。

［诊断］疝气。

［辨证］寒凝气滞。

［治法］温通散结，疏肝理气。

［处方］吴茱萸 3g，炒小茴 10g，川楝子 15g，天台乌药 3g，广木香 6g，炒香附 10g，炙柴胡 10g，炙升麻 6g，炒麦芽 30g，炒谷芽 30g，紫苏 10g，白豆蔻（打碎）6g，连翘 9g（2 剂）。

外治方：温经消液散。小茴香 30g，吴茱萸 15g，陈艾 30g，石菖蒲 30g，陈皮 15g，官桂 15g（1 剂）。

上药共研为末后，熬水泡洗两侧小腹及阴囊部，每日 2 次，每剂洗 2 天。每晚必泡洗 1 次，逐渐加热，勿使感冒。

复诊：5 月 25 日。服上方 4 剂和外洗后，阴囊肿胀消失，痛止，仅在下半夜阴囊及四肢发凉。加强益气通络之品。

党参 15g，橘络 10g，青皮 6g，陈皮 6g，炒香附 15g，吴茱萸 6g，炒小茴香 12g，天台乌药 6g，炙柴胡 9g，炙升麻 9g，黄连 3g，连翘 12g。

2 剂而愈。随访至今未见复发。

原按：治疗疝气一般主要采用健脾益气升阳，以其多为中气下陷，故常采用补中益气汤。王老认为脾虚中气不足仅是本虚的一面，标实则更为突出，这就是寒凝气滞。治疗采用温通散结、疏肝理气，常可取得良效，佐以升阳举陷效果更佳。足厥阴肝经沿腹部内侧进入阴毛中，绕过阴部，上达小腹，与肝相表里的足少阳胆经亦出于少腹两侧，经过外阴毛际。疝气的病位主要在两侧小腹和阴囊（外阴）部，故从肝经论治。

（选自《王静安临证精要》第 108 页）

后学点按：王老认为小儿脾常不足，中气下陷，加之寒凝气滞是本病的基本病机。治疗常以温通散结、疏肝理气为主，佐以升阳举陷，内外兼治。现代药理实验报告，补中益气汤具有增强平滑肌张力的作用，对小肠的蠕动在亢进时有抑制作用，张力下降时则有兴奋作用，最终改善脏器的病理性萎缩，调整自主神经功能紊乱，促进代谢，与补中益气相吻合。

## 【案二】

张某，男，1 岁，2005 年 10 月 26 日诊。2 天前患儿啼哭后出现右侧阴囊肿大，夜间睡卧时可自行回入腹中。7 个月前曾做过左侧疝气手术，今现于右侧，家长不愿再做手术，转请中医治疗。初诊：阴囊肿胀，因咳嗽、啼哭而脱出，易于回纳，哭闹不安，食欲不振，面色姜黄，形体消瘦，舌质淡红，苔薄腻，指纹淡紫。

［诊断］疝气。

［辨证］中气下陷，寒凝气滞。

［治法］升阳举陷，温通理气。

［处方］温经汤加减。党参 15g，黄芪 15g，炙柴胡 10g，炙升麻 10g，吴茱萸 3g，炒小茴香 10g，香附 10g，陈皮 9g，栀子 3g，连翘 6g（2 剂）。

水煎服。每日 1/3 剂，每日 4 次，每次 30mL。

外治方：炒小茴香 30g，吴茱萸 15g，两药打碎，炒热布包外熨腹股沟处。忌生冷。

二诊：右侧阴囊未见肿胀，哭闹时亦不见脱出，纳食增加，精神好转，舌质淡红，苔薄白。此乃中气升提之佳兆，守法守方，3剂，随访未发。

原按：疝气乃胎中有病，先天禀赋不足所致。如母体高龄妊娠，或素体多病，或环境改变，或用药不当等引起胎儿腹壁肌肉和筋膜发育不全，导致筋脉松弛；后天如咳嗽、啼哭、便秘等诱因，迫使气血下坠，小肠坠入囊中而成本病。

治疗疝气一般主张采用益气升阳，以其多为中气下陷，故补中益气汤为常用方。王老认为疝气主要发生在少腹两侧，是足厥阴肝经循行的部位，临证从肝论治，温通散结、疏肝理气，常可取得疗效，佐以升阳举陷，疗效更佳。本案选小茴香、吴茱萸温肝祛寒，为治疝气专药；香附、陈皮疏肝理气，气行则寒散；党参、黄芪补益中气，配炙升麻、炙柴胡升阳举陷；小儿为纯阳之体，以栀子、连翘制诸药温燥之势。再配以外治方，温散肝经寒气，疏通气血，促进腹壁修复。

（选自《王静安医学新书》第329页）

后学点按：在小儿疝气的辨证中，中气下陷仅是本虚的一面，标实则更为突出，王老在临证时常依据经络学说从肝经入手，以温通散寒、疏肝理气、内外合治为主要治疗方法，自拟温经汤，疏肝理气、温经散寒，配合升阳举陷，再配合小茴香、吴茱萸外用，故取效迅速。

【案三】

杨某，男，63岁。右侧腹股沟发现阴囊肿块。20天前，过劳后突然发现右侧腹股沟及阴囊有肿块，大如鸡卵，坠胀不收，行动困难，疼痛不堪。到医院诊为右侧腹股沟斜疝。因年纪大，身体差，未做手术，建议保守治疗。经治无效，坠胀疼痛日趋加重。经人介绍前来求治。初诊：患者腹股沟阴囊有肿块约3cm×4cm大小，皮肤颜色、温度基本正常，触之疼痛，硬度中等。卧则肿块缩小，面色萎黄，步履蹒跚，腰背弯曲，行动困难。舌体胖大，边缘有齿痕，舌质淡，舌苔薄白，脉沉弦。

［诊断］疝气。

［辨证］气虚寒凝。

［治法］益气固脱，温经散寒。

［处方］

（1）内服温经消液汤加减。党参 30g，黄芪 30g，炙升麻 15g，炙柴胡 10g，炒小茴香 10g，天台乌药 9g，吴茱萸 3g，安桂 3g，炒香附 15g，白豆蔻 9g，橘络 15g，紫苏梗 9g（3 剂）。

水煎服，每次 60mL，每日 4 次。

（2）外用方：石菖蒲 30g，陈艾 30g，吴茱萸 15g，小茴香 30g，陈皮 15g，安桂 15g，川芎 30g，炒香附 30g（3 剂）。

煎浓汁外洗患部，每日 2 次。

（3）中药疝敷托 1 套，每日佩戴 2～3 次，每次 30 分钟，禁剧烈运动。

二诊：坠胀痛缓解，能迈步行走，舌脉同前，继用前口服方药巩固，3 剂，水煎服，每次 60mL，每日 4 次，忌鸡、鱼。

三诊：肿块消失，无任何不适，舌体瘦小，苔薄白，脉沉细，中药继前方加炒谷芽、炒麦芽各 30g，再服 3 剂，以加强健脾之功，杜绝再发。

原按：《景岳全书·贯集·卷三十二·疝气》曰："疝气病者，凡小腹睾丸为肿为痛，止作无时者，皆是也。"《素问·大奇论篇》云："肾脉大急沉，肝脉大急沉，皆为疝。"又云："三阴急为疝。"《景岳全书·贯集·卷三十三·疝气》又云："疝气之病，有寒症，亦有热症，然必因先受寒湿，或犯生冷，以致邪聚阴分，此其肇端之始，则未有不因寒湿而致然者。""足厥阴之筋……阴器不用……伤于寒则阴缩入。""遇劳苦而发者，至其久也，则正气陷而不举，邪气留而不去，而为癞，为木，难于愈矣。""疝气久者必多虚证，或以元气本虚而偶患者，亦有虚证，或不耐劳苦而微劳即发者，亦有虚证，当以脉证辨之。"又《诸病源候论》说："诸疝者，阴气积于内，复为寒气所加，使营卫不调，血气虚弱，故风冷入其腹内而成疝也。"《素问·缪刺论篇》曰："邪客于足厥阴之络，令人卒疝暴痛。"老人及小儿均易元气虚衰，中气下陷，不能收摄；足厥阴肝经入阴毛，绕阴部，足少阳胆经出少腹两侧，经外阴毛际，寒易凝于此而使本病骤发。针对病机，内服药物以潞党参、黄芪、炙升麻、炙柴胡益气升阳举陷；小茴香、吴茱萸、官桂温肝肾、祛寒邪；台乌药、香附、橘络疏肝理气通络；苏梗、白豆蔻健脾理气。外用菖蒲、陈艾、陈皮、川芎加强温阳行气活血之力，且直接作用于体表病位，以发挥治疗之效。正如《景岳全书·贯集·卷三十三·疝气》所说："治疝必先治气……凡气实者，必须破气；气虚者，必须补气。故治疝者，必于诸证之中俱当兼用气药。"针对本案患者年老体弱，前方加用炒谷芽、炒麦芽增强健脾之功，以之巩固疗效。忌食鸡、鱼。正如《景岳全书》所述："湿疝多为重坠胀满，然亦有痛者……单宜治湿理气……非断房事厚味不能取效。"

在疝气治疗中，不仅要重视脾虚中气不足本虚的一面，更要重视治疗标实肝经气滞的一面，标本内外兼治，使患者免遭手术之苦，效果显著。

（选自《王静安医学新书》第 330 页）

后学点按：疝气病位在肝脾，由任脉为病，邪客于厥阴，病变在筋。在辨证中主要观察阴囊局部色泽及舌脉，以定寒热。重视内外合治，以温经消液汤加减口服，外用"温经消液散"热熨，见效快捷，屡用屡效。此患者内外合治取效是王老治病特色。其中"中药疝敷托"是根据王老治疝验方"温经消液散"，经四川省中医药管理局立项进行临床研究，成功转让投产的一项科技成果，临床效佳。

## 【案四】

陈某，男，3 岁半。半年前开始阴囊肿胀，每因啼哭、运动或咳嗽加重。某医院诊断为"睾丸鞘膜积液"。经治疗，肿胀无减轻，反逐渐增大，遂前来就诊。初诊：阴囊肿大，疼痛剧烈，甚则面色发青，纳呆少食，口干，大便干结，小便黄少，舌质红，苔白厚腻，脉细。

［诊断］疝气（水疝）。

［辨证］寒凝气滞。

［治法］散寒行滞。

［处方］

（1）内服：自拟温经消液汤加减。太子参 15g，黄芪 15g，柴胡 10g，升麻 9g，小茴香 9g，吴茱萸 1.5g，广木香 6g，川黄连 1.5g，川楝子 15g，神曲 10g，白豆蔻 10g，木通 9g，车前草 30g。

（2）外用：温经消液散热敷：炒小茴香 10g，炒吴茱萸 30g。

将上两味药打碎，炒热，各自装入长形布袋中，分别在患儿腹股沟处热敷，并加固定，每日 2~3 次。

（3）推拿导引法：推任脉、肝经 5~10 分钟。

二诊：阴囊肿胀明显缓解，啼哭、运动或咳嗽略肿胀，舌质红，苔白腻，脉细。前方有效，温经散寒、行气止痛治法不变，去木通、车前草，加紫苏、泽兰，以加强疏散外风、温经通络、行水消胀之功。

太子参 15g，黄芪 15g，柴胡 10g，升麻 9g，小茴香 9g，吴茱萸 1.5g，广木香 6g，川黄连 1.5g，川楝子炭 15g，神曲 10g，白豆蔻 10g，紫苏 9g，泽兰 30g。

外治法同前不变，再服药后获痊愈。

原按：小儿稚阳未充，脾常不足，中气下陷；又常因护理失当，致腹部为风冷之气所侵。寒主收引，寒凝气滞则经络不畅，气血不行而腹痛。治疗疝气，一般采用健脾益气升阳，以其多为中气下陷，故用补中益气汤。但脾虚中气不足仅是本虚的一面，标实则更为突出，即寒凝气滞，治疗采用温通散结、疏肝理气，常可取得良效，佐以升阳举陷，效果更佳。小茴香、吴茱萸是治疝专药，温肝肾、祛寒邪，配川楝子治寒疝；香附、广木香疏肝理气，气行则寒散；太子参、黄芪、柴胡、升麻助中气，升阳举陷。再推拿任脉和肝经，配合中药内外合治，共奏温经散寒、行气止痛之功，收效甚著。

（选自《王静安医学新书》第 331 页）

## 【案五】

罗某，男，1 岁。两日前患儿不慎受寒，夜间哭啼不止，双侧睾丸上缩，到医院急诊，诊断为隐睾，服解痉止痛药后症状稍有缓解。但回家后又多次曲腰啼叫，起卧颠倒，烦躁不安。初诊：患儿双侧睾丸上缩，哭闹不已。舌质淡红，舌苔薄白，指纹青紫。

［诊断］疝气。

［辨证］寒凝气滞。

［治法］温经散寒，行气止痛。

［处方］

（1）内服：紫苏 12g，荆芥 9g，小茴香 10g，吴茱萸 6g，川楝子 10g，五灵脂 10g，官桂 3g，高良姜 3g，香附 10g，广木香 6g，橘络 15g，丝瓜络 15g，白豆蔻 6g（2 剂）。

（2）外治：推拿导引法。推拿任脉、肝经 5～10 分钟。

二诊：家长代诉，推拿后睾丸即下降至阴囊中。舌质淡红，舌苔薄白。继服前方 2 剂，治愈。

原按：小儿稚阳未充，又常常护理失当，致腹部为风冷之气所侵。寒主收引，寒凝气滞则经络不畅，气血不行而腹痛。又风为百病之长，小儿受寒往往伴有伤风，故在温经散寒、行气止痛药中加入荆芥、紫苏疏散外风，以消除内外之寒。足厥阴肝经沿大腿内侧中线进入阴部，绕阴器，抵少腹，上行任脉起于胞中，下出会阴，故肝经及任脉受寒则阴器收引而上缩，发为走肾。运用推拿导引法推任脉、肝经，配合中药，内外合治，共奏温经散寒、行气止痛之功，可收良效。

（选自《王静安医学新书》第 332 页）

后学点按：小儿疝气，因肝经及任脉受寒则阴器收引而上缩，临床运用推拿导引法推任脉和肝经，并配合中药内外合治，共奏温经散寒、行气止痛之良效。

【案六】

陈某，女，3 岁，1991 年 5 月 15 日诊。右侧腹股沟肿大如鹅蛋大 1 年余。曾到某医院就诊，诊为腹股沟疝，动员其手术，患儿畏惧，家长不同意。经人介绍前来求治。望之右侧腹股沟部肿大，触之软，卧则减小，立行则增大。近来因咳嗽和过于活动而加重，疼痛加剧，面青白少华，舌淡，苔白，脉沉迟。

［诊断］疝气。

［辨证］寒气凝滞。

［治法］疏肝行气，温经散寒。

［处方］温经消液汤。

嘱其按"经穴敷熨法"治之。次日则痛止，半个月后肿大之病消失，继续用药 2 个疗程。追访结果：经治疗后 1 年未复发，现已痊愈。

（选自《王静安医学新书》第 387 页）

【案七】

梁某，男，9 岁。患儿阴囊肿胀半年余，近月因运动过量逐渐增大，坠胀痛苦，入夜平卧则入腹内，白日则复出。观之，阴囊右侧肿大，皮色光亮，透光试验阳性。诊之为水疝（鞘膜积液），予温经消液汤 10 剂，授予"经穴敷熨法"治之，2 剂后阴囊肿大明显减小，坠胀疼痛消除。连续治疗 2 个疗程，肿胀消失，阴囊恢复如常，参加运动亦未再复发。观察数年未再复发，证明已愈。

原按：水疝（鞘膜积液）和狐疝（腹股沟疝）是胎儿在睾丸下降时形成的腹

膜鞘突闭合不全或不闭合，从而形成与腹腔相通的管道。如果管道较粗，能通过肠或大网膜，则形成腹股沟疝；如管腔细小，则形成临证上不同类型的鞘膜积液。一般来说，理论上1岁以内的患儿，局部加压有自行愈合的可能，但实践中由于患儿好动，长时间固定较困难，自愈率很低。王老经过多年临证实践，根据中医理论"诸疝厥阴任脉病，外因风寒邪聚凝"，创制中药"温经消液汤"、外治"经穴敷熨法"，以温经散寒、疏肝行气、活血通络、除胀消肿，能治疗小儿腹股沟疝及鞘膜积液。临床显示，运用中药外治的"经穴敷熨法"能明显缓解局部胀痛、缩小肿块等症状，部分患儿可见肿块消失，达到痊愈。免除了部分患儿手术带来的痛苦。

（选自《王静安医学新书》第387页）

## 【案八】

罗某，男，2岁，1981年3月诊。其母代诉：患儿每因啼哭则阴囊肿硬，面部色青，时有呕吐，手足冷已3个月余。经本市某医院诊断为疝气，经治疗无效。患儿面青少华，饮食不佳，大便干，舌淡红，苔白，纹青。

［诊断］疝气。

［辨证］寒凝气滞。

［治法］温通散结，疏肝理气。

［处方］柴胡9g，广木香9g，炒小茴香9g，青皮6g，高良姜3g，姜竹茹9g，金铃子15g，吴茱萸3g，香附9g，橘核15g，神曲15g。

外用：小茴香30g，吴茱萸30g，食盐少许，炒热后装入布袋内，局部外熨少腹及两侧，每晚熨1次，注意勿受寒。

经上方治疗后，疝气愈，啼哭时已不再肿硬，随访半年，未见复发。

（选自《静安慈幼心书》第277页）

后学点按：除斜疝、鞘膜积液外，小儿脐疝亦为常见。脐疝是指腹腔内容物由脐部薄弱缺损突出的腹外疝，是发生于脐部的腹外疝统称。脐位于腹壁正中部，在胚胎发育过程中，这是腹壁最晚闭合的部位。同时，脐部缺少脂肪组织，使腹壁最外层的皮肤、筋膜与腹膜直接连在一起，成为全部腹壁最薄弱的部位，腹腔内容物容易于此部位突出形成脐疝。临床上分为婴幼儿脐疝和成人脐疝两种，前者远较后者多见。成人脐疝较为少见。婴幼儿脐疝是腹腔内容物经脐环向外突出的一种先天性疾病，发病率仅次于先天性腹股沟疝，约为 2.6%，女孩多于男孩，早产儿及低体重儿的发病率相对较高，有家族倾向并与种族有关，婴幼儿长期便秘和哭闹也会促使脐疝的发生。对于婴幼儿脐疝，无论脐环大小，如无特殊情况，早期均应该采取积极的非手术治疗。中医主要运用推拿导引法，推任脉和肝经，并配合中药内外合治，能明显缓解局部胀痛，缩小肿块等，免除了部分患儿因手术带来的痛苦。用王老"温经消液散"外敷固定亦可。

## 遗尿

### 【案一】

王某，男，5 岁，1988 年 2 月 9 日诊。家长代主诉：遗尿 2 年余。每晚遗尿 2～3 次，小便清长，饮水甚少亦尿床，经多方治疗，服四苓、八正清利后，患儿嗜睡，尿床如前，四肢不温，舌淡，苔白，脉细。

［诊断］遗尿。

［辨证］脾肾阳虚。

［治法］温肾健脾。

［处方］

内服：附片 10g，枸杞子 15g，补骨脂 15g，安桂 5g，草薢 10g，益智仁 15g，菟丝子 15g，炙甘草 3g，白豆蔻 3g，怀山药 15g（4 剂）。

上方附片先煎 1 小时，去麻味。

外用：安桂粉 1.5g，小茴香粉 1.5g。

将干药粉调湿，放入脐中，用布 5 层将药压紧，使药自然吸收。每日 1 换，5 日为 1 个疗程。

复诊：2 月 14 日。患儿服上方后遗尿减少，每晚 1 次或隔日 1 次，精神食欲增加，四肢转温。前方去附片、安桂，加核桃仁 15g，胡芦巴 10g，黄芪 15g，2 剂。

同年 2 月因感冒求治，其家长说，服上诊方后，遗尿未再复发。

（选自《王静安医学新书》第 195 页）

后学点按：遗尿的病因，《诸病源候论》说："遗尿者，此由膀胱虚冷，不能约于水故也。"若小儿先天不足，肾气怯弱，或他病过用寒冷使命门火衰，膀胱虚冷失约而病遗尿；亦有肺脾气虚，上虚不能制下，下虚不能上承，都可使小便自遗或睡中小便自出。故治疗以培补肾气、温补肾阳为主。本例中虽为5岁小儿，但"有是病，用是药"，并不避讳使用附片等温阳之品。此为"治病求本"也。病情缓解后及时停用附片等辛温之品，以缓补脾肾。

**【案二】**

段某，女，3岁，1988年1月15日诊。主诉：遗尿3个月。3个月前因感冒后咳嗽，经泻肺止咳后咳嗽渐愈，继而出现尿床，每日1~2次，并出现少气懒动，不耐活动，动则汗出，苔薄白，脉软沉。此乃素体禀赋不足，过用攻伐之品致肺脾气虚，治节不行。

［诊断］遗尿。

［辨证］肺脾气虚。

［治法］健脾益气，温肾固涩。

［处方］黄芪30g，党参15g，炙甘草6g，莲子10g，怀山药15g，枸杞子10g，补骨脂15g，益智仁15g，胡芦巴15g，小茴香5g，安桂5g，萆薢10g，石菖蒲10g（2剂）。

遗尿止，继用5剂后诸证除，随访至今，未见复发。

（选自《王静安医学新书》第195页）

后学点按：肺为水之上源，脾主中焦而运化水湿。患儿因感冒后脾肺受损，气道、水道不畅而发为遗尿。故治疗上以补肺健脾为主，加益智仁、胡芦巴等滋养肝肾之品以固下元，并以小茴香、安桂等温肾固涩，故取效迅速。

**【案三】**

王某，男。5岁半，2001年2月9日诊。患儿夜间遗尿两年半，近来加剧，每晚数次。初诊：患儿面部无华，色微白，少神，倦怠，肢体欠温，畏寒，前医诊为膀胱有热，予八正、四苓等清利湿热，反致患儿嗜睡、四肢不温。此为误治，不当清而清，误人不浅。

应先予药物外治法，取桔梗3g，边上桂3g，吴茱萸3g，共为细末，敷于神阙穴，医用纤维敷料固定，再予"固本缩泉丸"，改丸为汤剂，以宣肺运脾，温补肾阳。

［诊断］遗尿。

［辨证］脾肾阳虚。

［治法］温补脾肾。

［处方］固本缩泉丸。苏叶 10g，南沙参 30g，苍术 9g，厚朴 6g，白豆蔻 6g，怀山药 15g，胡芦巴 10g，淫羊藿 15g，小茴香 10g，肉苁蓉 15g，补骨脂 15g。

水煎服每日 1 剂，每日 3 次。3 剂后遗尿减少，数日偶有 1 次。

服用半个月后遗尿止，改予益肺补脾、调理脾肾之食疗方，并改汤剂为丸，以善其后。经追访再未复发，精神饮食如常，活泼喜玩。

原按：此为外治配合内治而取速效之法，两方均为治疗小儿遗尿验方。外治方中，桔梗轻清，宣肺气而益水道：边上桂为安桂中之上品，其味芳香辛窜，善温脾肾而缩泉。合而外用，敷小儿神阙穴，充分利用药物的生物活性和经络腧穴的外敏放大效应，故能取效。内服"固本缩泉丸"是自制方。《黄帝内经》云："饮入于胃，游溢精气，上输于脾，脾气散精，上归于肺，通调水道，下输膀胱。"结合多年临证经验，我认为遗尿并非仅局限于脾、肾，与肺也有密切关系。故自拟方中独选苏叶一味，因其味芳香，入肺、脾二经，善宣肺气，《本草正义》言其能"宣肺气而通腠理，开胸膈而醒脾胃"，《食疗本草》则说"除寒热，治一切冷气"。肺气宣，水之上源清，降浊之能复，津液不得妄泄，故为君。南沙参、怀山药益气健脾，苍术、厚朴、白豆蔻合用实为平胃散，去陈皮加白豆蔻，和胃健脾之力更强。上药配合苏叶，更具醒脾、健脾、运脾之功，脾得健运，津液输布得循于常道。胡芦巴温肾阳，合小茴香善治下元虚冷；淫羊藿补肾气，合补骨脂能治命门火衰；肉苁蓉补肾壮阳，其性滋润而不耗气伤阴，与前药合用，既可助其补肾之力，又可防其过于辛燥而伤阴之弊。诸药合用，宣肺健脾补肾之力增强，本固泉缩，内外合治，遗尿自除。

（选自《王静安医学新书》第 305 页）

后学点按：本案患儿被误治后以肾阳虚衰、膀胱不约为主要病机，然脾肺气虚也是发病原因之一，这点常为临证医家所忽视。据此，王老以外治法为主，合以宣肺运脾补肾法，内外并用，临证疗效显著。

【案四】

王某，男，7 岁，2005 年 12 月 23 日诊。1 年前家长发现患儿尿床，初起 1

月尿床 1~2 次，家长未予重视。以后病情逐渐加重，每夜均出现遗尿，且发现患儿白天小便急促，淋漓不尽。到医院检查，诊断为"尿路感染"，经输液抗炎后症状缓解，但停药后反复，患儿精神压力极大。初诊：遗尿。每周尿床 3~4 次，尿频，尿急，尿黄，神疲乏力，难以言语，舌质红，苔白腻，脉数。

［诊断］遗尿。

［辨证］脾肾气虚，湿热下注。

［治法］清热利湿。

［处方］八正散加减。萹蓄 30g，瞿麦 3g，萆薢 30g，川木通 9g，车前草 30g，海金沙 30g，白薇 30g，栀子 3g，苏叶 10g，桔梗 9g，覆盆子 30g，炒谷芽 30g，炒麦芽 30g（3 剂）。

水煎服，每次 50mL，每日 5 次。忌辛燥之品。

复诊：服药后遗尿次数减为每周 1~2 次，尿频、尿急消失，神疲缓解，舌质淡红，苔薄白，脉细。此为湿热渐去，脾肾虚象显露之征。法当温补脾肾，兼以清利。自拟鸡鸣散加减。

菟丝子 30g，覆盆子 30g，补骨脂 15g，黄芪 15g，南沙参 15g，萹蓄 30g，瞿麦 30g，萆薢 30g，川木通 9g，车前草 3g，车前子 15g，苏叶 10g，桔梗 9g，神曲 15g，炒谷芽 30g，炒麦芽 30g（2 剂）。

煎服法同前。随访已愈。

（选自《王静安医学新书》第 305 页）

后学点按：本例非单纯肾气不固或肺脾不调引起的遗尿。患儿整个患病周期较长，用药复杂，故形成虚实夹杂之象。治当分清虚实，以清利下焦湿热为主，待湿利热清后再行补益，若不识此，以固本当先，可使湿热闭塞而病情加重。故先以八正散清热利湿，湿热既去，再以自拟鸡鸣散温补下元，固涩小便。方中菟丝子、补骨脂温肾补阳，助命门之火，温化膀胱寒冷；黄芪、南沙参益气扶正；神曲、谷芽、麦芽健脾和胃；川木通、车前草、萆薢淡渗利湿以通阳；苏叶、桔梗清宣肺气，治水之上源。服药数剂即愈。

### 尿频

杨某，女，7 岁，2006 年 2 月 19 日诊。9 个月前患儿出现小便次数频繁，但尿量较少，无急促和疼痛感。曾在某医院治疗，诊为"尿路感染"。经用药后症状不见缓解，反出现每夜小便 2 次以上。初诊：患儿尿频、尿少、尿黄，不思饮食，精神较差，舌质红，苔白腻，脉数。

[诊断] 尿频。

[辨证] 湿热蕴结下焦，膀胱失于气化。

[治法] 清热利湿，泻火通淋。

[处方] 八正散加减。苏叶 10g，桔梗 9g，白薇 30g，萹蓄 30g，瞿麦 30g，草薢 30g，川木通 9g，车前草 30g，车前子 30g，栀子 6g，连翘 9g，川黄连 1.5g，炒谷芽 30g，炒麦芽 30g，白豆蔻 10g（3 剂）。

水煎服，每次 50mL，每日 4 次。忌辛辣厚味。

二诊：服药后白天尿量增多，次数减少，夜晚 1 次，纳食增加，精神好转，白腻苔已退，脉细数。此乃湿热郁久，伤及肾气，法当在清利中益肾摄尿。前方去苏叶、白薇、川木通、车前草、连翘，加菟丝子 30g，覆盆子 30g，枸杞子 15g，益智仁 10g，胡芦巴 15g。3 剂，煎服法同前。随访已愈。

原按：尿频是以小便频数而急的病症，主要见于神经性尿频和泌尿系统感染，女孩多于男孩，多因上行性感染所致。中医认为，尿频属于淋证范畴，其原因有虚实二端。实者，下焦湿热内蕴。虚者，肾气不固。临证常见虚实夹杂，如《诸病源候论》说："诸淋者，由肾虚、膀胱热故也。"

（选自《王静安医学新书》第 301 页）

后学点按：《素问·宣明五气篇》曰："膀胱不利为癃，不约为遗溺。"本案为虚实夹杂证，初起为下焦湿热，水道不利所致尿频，但病程日久，邪之所凑，其气必虚，湿热郁久损及肾气，气不固津，出现夜尿。治疗应循序渐进，分步而治，先清后补。初诊以大剂量利湿通淋之品同轻量的泻火解毒药相伍，可使湿热清利而不致伤及脾胃，复诊再以温补下元为主，才能补而不滞，使津液得摄。如此而治，攻补兼施，使下元得固，水道自利，病情亦不致反复。

## 五软

### 【案一】

刘某，男，4岁，2002年4月3日诊。主诉全身软弱无力4年。患儿自出生后生长发育迟缓，于2000年5月经某省级医院诊断为"轻度脑瘫"，后经多处治疗，病情未见明显好转。头项软弱，四肢乏力，不能多走，咀嚼困难，心烦，夜寐不宁，舌瘦质红、少苔，脉细数。

［诊断］五软。

［辨证］先天不足，肝肾亏损。

［治法］滋补肝肾，养阴培本。

［处方］补肾地黄丸加减。黄芪20g，生地黄10g，熟地黄15g，山茱萸15g，怀山药15g，枸杞子15g，沙苑子10g，鹿角霜15g，黄柏12g，牡丹皮9g，连翘9g，炒谷芽30g，炒麦芽30g（6剂）。

二诊：症状已有好转，能在大人扶助下走几步，夜晚入睡时间增加。上方稍加变化，继服。

黄芪20g，生地黄12g，熟地黄12g，山茱萸15g，沙苑子10g，怀山药15g，枸杞子15g，怀牛膝10g，杭巴戟10g，鹿角霜15g，黄柏10g，连翘6g，牡丹皮9g，炒谷芽30g，炒麦芽30g（6剂）。

三诊：抬头视物时间增长，能独立行走几步，入夜睡眠安宁。上方去生地黄、牡丹皮、连翘，加龙骨、牡蛎各15g。

黄芪20g，熟地黄15g，山茱萸15g，怀山药15g，枸杞子15g，怀牛膝10g，杭巴戟10g，沙苑子10g，鹿角霜20g，龙骨15g，牡蛎15g，炒谷芽30g，炒麦芽30g（6剂）。

四诊：上述症状继续减轻，遂以上方去龙骨、牡蛎，加千年健。

黄芪20g，熟地黄15g，山茱萸15g，怀山药15g，枸杞子15g，怀牛膝10g，杭巴戟10g，沙苑子10g，鹿角霜30g，千年健10g，炒谷芽30g，炒麦芽30g（10剂）。

（选自《王静安临证精要》第118页）

后学点按：五软，又名"软瘫"，指小儿头、项、口、手、足肌肉痿软无力的病证，在宋代以前，多与五迟（立、行、发、齿、语迟）并论，相当于现代医学所指小儿大脑发育障碍性疾病。王老认为，本病如能早期发现，及时调理，预后多良好；若病情较重或治疗不当者，可致预后不良。五软的发生，责之于先天不足、后天失养，与肝肾亏损、脾胃虚弱有密切关系。本例重在肝肾亏损，治以滋补肝肾为主，病程较长，非得效于一时之快，故临床上宜遵法缓图，以求根本痊愈。

**【案二】**

何某，女，1岁，2000年6月14日诊。全身瘫软无力1年。头项四肢不能抬举，吮乳艰难，肌肉松软，面白神疲，舌质淡白，指纹略红。

［诊断］五软。

［辨证］脾肾亏损。

［治法］补肾健脾。

［处方］黄芪15g，炒杜仲10g，潞党参12g，补骨脂10g，炒怀山药12g，菟丝子10g，茯苓9g，当归6g，苍术5g，鹿角霜15g，炒扁豆12g，白豆蔻10g（4剂）。

二诊：四肢偶尔能抬动几下，精神较前好转。以上方化裁，续服。

黄芪15g，补骨脂10g，白豆蔻10g，潞党参12g，菟丝子10g，黄精10g，炒杜仲10g，炒怀山药12g，熟地黄10g，茯苓10g，山茱萸10g，苍术5g，鹿角霜15g（6剂）。

三诊：能站立行走几步，头项四肢抬举次数增加，精神转佳，效不更法，上方加减服10剂。

黄芪15g，熟地黄12g，沙苑子10g，潞党参12g，山茱萸10g，白豆蔻10g，炒怀山药12g，菟丝子10g，苍术5g，补骨脂10g，茯苓10g，鹿角霜20g，黄精10g，当归6g（10剂）。

另配以温经散寒、活血通络之中药煎水外洗。

麻黄30g，陈艾15g，桂枝30g，川芎30g，白术9g，石菖蒲15g，苏木9g，川红花6g，赤芍15g，葱白30g。

（选自《王静安临证精要》第118页）

后学点按：本例"五软"案例重在脾肾两虚，治以补脾益肾为先。然"五软"

为儿科虚损疑难重症，虽治法有所不同，但治疗原则应以补益为主。且本病病程较长，非得效于一时之快，故临床上宜遵法缓图，以求根本痊愈。其次，禀赋不足，先天虚损，为"五软"的重要发病原因之一，但后天失养，亦可导致先天愈加亏损。王老认为，在治疗"五软"之时，应重视顾护中州生生之气，使脾胃气血源泉不绝，肝肾精血得以充盈，逐渐使患儿恢复，最后达到四肢有力、头项灵活、肌肉丰满、腰膝健壮的临床治愈标准。

**【案三】**

姚某，男，2岁半，2005年8月21日诊。全身痿软无力2年。患儿出生后坐迟、立迟，1岁后仍不能爬行，走路不稳，不能上楼，纳食差，舌红、苔白腻，指纹紫滞，按压其两足底涌泉穴有反应。

［诊断］五软。

［辨证］脾虚湿困，筋脉痹阻。

［治法］舒筋活络，开窍化湿。

［处方］

（1）内服：炒苍术3g，牛膝9g，黄柏15g，鹿角15g（先煎），石菖蒲6g，远志6g，伸筋草15g，舒筋草15g，忍冬藤30g，橘络15g。

水煎服，每日1剂。

（2）外洗：麻黄30g，桂枝30g，细辛30g，川芎30g，羌活30g，独活30g，紫苏30g，荆芥30g，陈艾叶30g，石菖蒲30g。

加姜、葱少许，柚子壳半个，与上药同煎，温熨全身，注意保暖。

8月28日二诊：服前方，诸症略有好转，以扶脾理气为主，前方加枳壳6g，神曲10g，白豆蔻15g，陈皮3g，姜竹茹6g。外洗方同前。

9月4日三诊：诉行走较前稳，已能蹲下，并可自行起立，现汗出较多，纳食欠佳。以一诊方加白豆蔻15g，黄芪15g，骨碎补5g，续断5g，增强温补脾肾之力。外洗方加苏木9g，红花6g。

10月16日四诊：诸症均较前减，纳转佳，行走较稳，走平路时正常，但上楼费力，下楼需扶物，大小便无异常。一诊方方去石菖蒲、远志、伸筋草、舒筋草、橘络，加胡芦巴10g，菟丝子10g，淫羊藿15g，黄芪、鹿角增为30g，以益肝肾、填精髓，外洗方同前。

11月6日五诊：可较稳地独立行走，上楼较费力，按压涌泉穴时反应较前灵敏，纳可。以温肾强骨、兼调肝脾之剂善后。

骨碎补30g，续断15g，威灵仙10g，巴戟天10g，苍术3g，鹿角30g，白豆蔻15g，补骨脂15g，菟丝子15g，牛膝9g，炒黄柏6g，肉苁蓉10g，枸杞子15g，水煎服。

原按：禀赋不足、先天虚损为五软的重要发病原因，治疗原则总以补益为主，而后天失养可导致先天愈加亏损，故在治本病时，重视顾护中州脾胃生发之气，令后天所化之气血源泉不绝，从而使肝肾精血得以充盈，故以调理脾胃、补肾滋肝为大法，另用温经散寒行滞、活血消瘀通络之品洗浴，内外协同，相得益彰。

［选自：王静安验案3则. 中医杂志，2006，47（9）：663-664］

后学点按：本例患儿属中医学五软范畴，现代医学诊断为脑瘫。王老认为该病总以先天虚损、后天失养为本，但切不可一概而论，临床上因虚致实也属常见。如该例患儿纳食差，舌红、苔白腻、指纹紫滞，属脾虚湿困，经络受阻。故王老先以舒筋活络、开窍化湿内外合治，待湿邪渐去，再予益肾填精之品调补，达到湿邪去、正气充、经络通，从而筋骨强健的效果。

启迪后学："五软"为小儿的一种虚弱病证，指头项软、口软、手软、足软、肌肉软。病初多见头项乏力、行立困难、口唇松软、肌软、喜卧等肝脾亏损症状；若失治误治则可导致肝肾两亏，症见项软不能立、肢软不能举、口软不能咀、肉痿失去弹性等；如此病日久不愈，气血虚愈，肌肉枯痿，患儿神衰倦卧，食减形瘦，懒言无欲，脉弱息微，则为五软之危重征象。本病主要源自先天，多由父母体质素虚，精血不足，或母孕期中疾病缠绵，母腹之中的胎儿得不到滋养，以致胎元失养，先天禀赋不足，或因出生之后调护不当，造成后天失养，气血俱虚。本病之因与先天胎气不足和后天邪毒感染有关，病变以脾气损伤为主，日久则累及肝肾、气血，临床可分为脾肾两虚、肝肾亏损、气血两虚等型。治疗上宜中药内服配合外治法，守法缓图调治。

## 五迟

### 【案一】

冷某，男，1岁2个月。患儿为早产儿，体重轻，易感冒、腹泻。虽过周岁，牙齿未长，且须由人扶助方能站立，发黄而稀。服钙剂或鱼肝油，用则腹泻。食欲不振，又行排疳，亦无效验，前来求治。初诊：患儿肢软无力，发少枯黄，牙齿未长，形态羸弱，舌质淡，苔白，舌边有齿痕，指纹淡红过气关。

[诊断] 五迟。

[辨证] 肝肾亏损，脾胃不和。

[治法] 补脾益胃，平补肝肾。

[处方] 健胃运脾汤加减。苏梗 10g，藿香 6g，山楂 15g，炒麦芽 30g，炒谷芽 30g，白豆蔻 9g，草果 10g，厚朴 6g，神曲 15g，槟榔 6g，炒香附 10g，川黄连 3g，木通 10g（5 剂）。

水煎服，每次 40mL，每日 4 次。

又以骨碎补 30g，鹿角 30g，独活 6g，枸杞子 30g，炖猪蹄汤服。饮食如常，可连续服用。

二诊：服药后患儿身体渐壮，能自由活动，牙齿已出，守方守法。

原按：患儿禀赋不足，先天虚损，后天失养，是出现五迟的重要原因，故治疗原则以调补肝肾脾胃为主。但患儿反复感冒、腹泻，不但导致后天失养，又可引起先天愈加亏损。因此治疗本病时，要特别顾护中州脾胃之气，令后天生化气血之源泉不绝，肝肾精血得以充盈。脾在五行中属土，土生万物，"调理脾胃者，医中之道也"，故调理脾胃用药时，要常顺脾胃之所喜而去其所恶，以健脾和胃，通达顺畅为本，理脾不忘和胃，调胃不忘健脾，健脾又以醒脾运脾为要。对本例患儿的遣方用药可见一斑。

（选自《王静安医学新书》第 326 页）

后学点按：五迟是指立迟、行迟、发迟、齿迟和语迟，为小儿生长发育迟缓的疾病。《医宗金鉴·幼科心法要诀》："小儿五迟之证，多因父母气血虚弱，先天有亏，致儿生下筋骨软弱，行步艰难，齿不速长，坐不能稳，要皆肾气不足之故。"患儿由于早产，先天禀赋本不足，后天脾胃功能差，表现在食欲不振、服钙剂或鱼肝油则腹泻，所以出现五迟表现。既有肝肾亏损，又有脾胃虚弱。治疗时王老首先培补脾胃，固后天之本，以后天来养先天的不足，脾胃健后，补肝肾的药也才能充分吸收，故用健胃运脾汤加减。方中用药重在"运"脾，以健脾除湿消食之药为主。食疗方用骨碎补、鹿角、独活、枸杞子炖猪蹄以补肝肾、强筋骨。猪蹄性平，味甘咸，入脾、胃经，具健脾益气、补虚弱、填肾精、健腰膝等功效。现代研究表明，猪蹄含有较多的蛋白质、脂肪和糖，并含有钙、磷、镁、铁及维生素 A、维生素 D、维生素 E、维生素 K 等成分，特别是蹄皮、蹄筋含有丰富的胶原蛋白，药食同源，与药同煮，其效相得益彰。

**【案二】**

廖某，女，1 岁 10 个月。患儿出生后身体瘦弱多病，常反复感冒咳嗽，纳差，入夜汗多。今虽岁余，尚不能单独行走。曾经多家医院治疗，均无明显效果，经人介绍前来求治。初诊：患儿形体羸瘦，动作迟缓，囟门未闭。舌质淡红，舌苔薄白，指纹淡紫，过气关。此小儿身体素弱，脏气未充，骨髓未完，滋养未备，加之反复感冒多病，气血生化减少，不能上充脑髓。

［诊断］五迟。

［辨证］气血不足，脾肾亏虚。

［治法］益气养血，健脾补肾。

［处方］补肾强筋方加减。潞党参 10g，当归 3g，补骨脂 10g，菟丝子 10g，怀山药 30g，枸杞子 15g，白豆蔻 10g，炙甘草 3g，胡芦巴 10g，肉苁蓉 15g，沙苑子 15g，桑叶 10g。

水煎服，每日 1/3 剂，每次 20mL，每日 4 次。

二诊：服药后患儿体质增强，囟门部分闭合。舌质淡红，苔薄白，指纹淡紫过气关。上方有效，守方守法，原方加用熟地黄，再服 2 剂。

三诊：服药后患儿可下地走路，舌质淡红，苔薄白。原方加淫羊藿，再服 5 剂。

原按：早在《诸病源候论·小儿杂病诸候》中就有"数岁不能行走"的记载，故五迟属于虚证，以补其不足为大法。本案患儿系身体素弱，脏气未充，骨髓未完，滋养未备，加之反复感冒多病，气血生化减少，不能上充脑髓所致。治宜益气养血，健脾补肾，强筋健骨。用自拟补肾强筋方加减治疗。另外本病系儿科虚损疑难重症，疗程较长，非得效于一时之快，故临证时应遵法图缓，以求彻底治愈。

（选自《王静安医学新书》第 327 页）

后学点按：患儿囟门未闭，动作迟缓，1 岁 10 个月尚不能单独行走，明显迟于正常同龄儿童，当属五迟范畴。究其病因，其出生后身体就瘦弱多病，囟门未闭、迟行表明其肝肾精血不足，不能营于筋骨；常反复感冒咳嗽，纳差，入夜汗多，为脾肺气不足；舌质淡红，舌苔薄白，指纹淡紫过气关，均为气血俱虚之象。故王老用益气养血、健脾补肾之法，方用自拟补肾强筋方加减。潞党参、当归、怀山药、白豆蔻、炙甘草补脾益气养血，枸杞子补肝肾、益精血，胡芦巴、肉苁蓉、沙苑子、补骨脂、菟丝子温肾强筋健骨，桑叶制约诸药过于温燥。三诊时增加淫羊藿以增强温肾壮阳强筋骨之力，数剂后显效。后嘱其家属注意保护幼儿脾胃，防止感冒。

## 阴痿

刘某，男，44岁，阴痿2年。患者素有痰饮之邪，时发喘哮，前医用大剂清热、收敛、固涩、补益之类，症状未见减轻，而阴茎痿缩，上收少腹，致小腹胀满难忍，行动困难，多方求治不效。初诊：神志清楚，面色青黄少华，形体消瘦，步履蹒跚，语言低落沉，动辄喘累，舌质淡，舌苔薄白，少腹胀痛，阴茎痿缩。

［诊断］阴痿。

［辨证］痰饮停聚，阴气内盛。

［治法］温经散寒、行气通络。

［处方］

（1）温经消液汤，加盐炒热，布包外熨少腹、关元、气海，每日2次。

小茴香60g，吴茱萸30g，山柰30g，八角15g，官桂15g。

（2）白豆蔻60g，煎汤，当茶饮。

二诊：服药、热敷后少腹胀痛减轻，阴痿病势大为减轻，舌淡，苔薄白，脉沉细。症状大减，守法守方，继续治疗。因患者身处偏远，追访不及，姑存此案以为参考。

原按：此为阴痿，今少见之。《灵枢·邪气脏腑病形》云："肝脉急甚者为恶言……微大为肝痹、阴缩，咳引小腹。"又云："肾脉急甚、为骨癫疾，大甚为阴痿。"由此可见，阴痿，阴茎痿缩入小腹，当与肝、肾关系最为密切。《素问·厥论篇》云："前阴者，宗筋之所聚。""厥阴之厥，则少腹肿痛，腹胀，泾溲不利，好卧屈膝，阴缩肿，胻内热。"寒主收引，《素问·举痛论篇》云："寒气客于厥阴之脉，厥阴之脉者，络阴器，系于肝，寒气客于脉中，则血泣脉急，故胁肋与少腹相引痛矣。"治用温经消液汤加盐水炒热，布包熨敷患处，可温经散寒、行气止痛，内服白豆蔻汤以温胃健脾，行气和血，寒邪得祛，气血得行，自然阴痿得愈，疼痛可止矣。

（选自《王静安医学新书》第 354 页）

后学点按：阴痿一词首载于《黄帝内经》。《诸病源候论·卷四·虚劳阴痿候》谓："肾开窍于阴，若劳伤于肾，肾虚不能荣于阴器，故痿弱也。"王老认为，阴痿患者多系阳虚之体，若为寒邪锁中或误用苦寒之品清热过甚，则易使阴气侵扰，发为本病。治当内外合治，温经散寒，行气通络。本例中患者常发喘哮，素有痰饮停于体内，而前医先用大剂清热苦寒之药，继用收敛固涩、补益之药，致痰饮内停，收敛固涩使痰饮阴邪不化，补益阴药更使阴邪阻滞，终使阴寒客于厥阴之脉。厥阴之脉过少腹、络阴器，寒凝气滞，寒主收引，故小腹胀满，阴茎痿缩，上收少腹，面青、语低均为阴寒证的表现。王老用温经散寒、行气止痛的温经消液汤外用，使药效直达患处，其药的温热效应和药效从局部循经上行，收效甚好。又，患者面黄少华，形体消瘦，舌质淡，舌苔薄白，均说明其脾虚湿停，用大剂白豆蔻煎汤当茶饮，以醒脾除湿、振奋脾阳，脾阳得振则可化湿祛寒。内外合治共创佳效。

## 牙痛

### 【案一】

银某，男，3 岁，牙龈肿痛 2 日。因服食火锅后出现牙龈右侧肿痛，口唇红肿，烦躁不安，不能入睡，故来就治。牙龈肿痛，口唇红肿，烦躁，便秘，尿黄，舌质红，苔黄腻，脉滑数。

［诊断］牙痛。

［辨证］热毒外犯，湿热乘胃。

［治法］当清热泻火，除湿和胃。

［处方］牙痛灵加减。焦黄柏 15g，龙胆草 30g，石膏 30g，栀子 6g，川黄连 6g，莲子 9g，金银花 15g，白豆蔻 9g，苏梗 6g，川木通 9g，石斛 10g（2 剂）。

水煎服，每日 1/3 剂，每次 40mL，每日 4 次，忌食辛辣。

原按:《灵枢·经脉》曰:"大肠手阳明之脉,起于大指、次指之端……其支者,从缺盆上颈,贯颊,入下齿中,还出夹口,交人中。"又曰:"胃足阳明之脉,下循鼻外,入上齿中,还出夹口环唇,下交承浆。"《辨证录》曰:"人有牙齿痛不可忍,涕泪俱虚者,此乃脏腑之火旺,上行于牙齿而作痛也。"《景岳全书·必集·杂证谟》曰:"齿牙之病有三证:一曰火,二曰虫,三曰肾虚……凡火病者,必病在牙床肌肉间,或为肿痛,或为糜烂……此之为病,必美酒厚味,膏粱甘腻过多,以致湿热蓄于肠胃而上壅于经,乃有此证。治宜戒厚味,清火邪为主……湿热胜者,亦宜兼清胃火。"小儿脏腑娇嫩,易化热伤阴,加之素食甘甜及膏粱厚味,以致胃腑积热上冲,与湿相搏,困结口齿而发病。肾主骨,齿为骨之余,肾阴不足亦虚火上炎,灼烁牙龈。正如《辨证录》指出:"人有牙齿疼痛,至夜而甚,呻吟不卧者,以肾火上炎为故也,然肾火上冲,非实火也。"针对病机,以石膏、栀子、川黄连、连翘、金银花清胃泻火,龙胆草除湿泻火,焦黄柏、石斛滋阴降火,防苦寒之品伤阴,防止病证复发,川木通夹湿热之邪从小便而解,白豆蔻、苏梗、藿香醒脾除湿和胃。总之,小儿为纯阳稚阴之体,急性起而牙痛者以热病为多,加之气候变化而发病,致内外合邪,胃火居多,治宜清泻胃火为主,不忘扶正,方可达到立竿见影之效。

（选自《王静安医学新书》第 321 页）

后学点按:病起于饮食辛辣,湿热循经上扰,以清热燥湿泻火立法。石膏、龙胆草为君,泻阳明之火,燥少阳之湿,焦栀子、黄连、黄柏增加其功用。金银花宣散风热,透风于热外;川木通渗湿于下,渗湿于热下,二药给邪以出路。白豆蔻芳化之品,增强运脾之力,可防诸药苦寒之弊;石斛养胃之阴,防湿热化燥伤阴,二药为救弊而设。莲子清心除烦,为牙痛影响睡眠而设,具清心安神之效。可见,王老临证立方,紧扣病机,注重整体联系和病理变化,用药周密全面。

**【案二】**

黄某,男,6 岁,1987 年 6 月诊。牙痛半个月,龋蚀成洞 1 年余。初为酸胀,食物嵌塞,逐渐遇冷热酸甜则疼痛加重,夜痛不可忍,涕泪俱出,牙龈红肿,肿连腮颊,口渴引饮,舌红、苔黄腻,脉弦数。

［诊断］牙痛。

［辨证］胃火炽盛。

［治法］清胃泻火。

［处方］知母9g，石膏30g，龙胆草9g，黄连5g，焦黄柏5g，骨碎补9g，牛膝10g，草果9g，牛蒡子15g（2剂）。

2剂后，牙龈红肿、腮颊肿消失。

二诊：上方去黄连、草果、牛蒡子，加制何首乌、威灵仙、神曲、川木通、白豆蔻，3剂。牙龈萎缩好转而愈。

原按：牙痛不论虚火、实火，都必须以胃与肾为中心，以火（虚、实两种）、湿为病机，以清热泻火、燥湿补虚为治法，并佐以牛膝引经导热下行，方可奏效。选用龙胆草、威灵仙则更是独具匠心，以龙胆草能协同石膏、知母清胃降火，威灵仙能通十二经而止牙痛矣。

（选自《王静安医学新书》第200页）

后学点按：患儿素体肥胖，苔黄腻，知为湿浊；龋齿成洞，知为肾阴不足，牙髓失养；痛不可忍，牙龈红肿连腮，知为胆、胃火毒循经上扰。综合分析，为火毒、湿浊、肾虚三种病机互见，以清热泻火、燥湿补虚为治疗原则，2剂而痛止。

## 湿疹

### 【案一】

尹某，男，12岁，1983年秋诊。患儿出生3个月后，头面部即出现湿疹，流黄水，经当地医院多次治疗（用药不详），头面疹子渐愈。1983年秋，湿疹复发，疹子遍及全身，以双下肢为甚，滋水流溢，瘙痒难忍，黄水浸淫之处，湿疹随之蜂起，经四处求治，疹子稍退，但未痊愈，时有加重，遂求王老诊治。初诊：疹子散布全身，以下肢为甚，瘙痒难忍，抓破流黄水，结痂，脱痂处皮肤颜色加深，舌质红，苔黄厚腻，脉濡数。

［诊断］湿疹。

［辨证］湿热浸淫。

［治法］清热祛湿。

［处方］清凉败毒散。金银花15g，连翘10g，蝉蜕30g，牡丹皮10g，赤芍

9g，紫草 9g，薏苡仁 30g，土茯苓 15g，白鲜皮 15g，木通 10g，黄连 9g，苦丁茶 30g，大青叶 30g，全蝎 6g，蜈蚣 5 条（3 剂）。

每剂服 2 天。

二诊：1983 年 11 月 2 日。服上方 3 剂后症状好转，患者自觉瘙痒减轻，流黄水随之减少。连进 6 剂后，自觉疹子未再复发，皮肤颜色渐红润，流黄水大减，瘙痒偶见，饮食、二便正常，苔黄厚消退。谨守上法，稍加健胃利湿之药，去湿热解毒。

金银花 15g，牡丹皮 10g，赤芍 9g，紫草 10g，黄连 9g，土茯苓 15g，白鲜皮 15g，薏苡仁 30g，全蝎 6g，蜈蚣 5 条，苦丁茶 30g，大青叶 30g，乌梢蛇 30g，白豆蔻 3g，木通 12g（3 剂）。

治疗 3 个月余告愈，经随访未见复发。

（选自《王静安临证精要》第 44-45 页）

后学点按：湿有内外之别，外湿是指自然界水湿之气，内湿是指脾不运化引起水湿停留，以及郁湿化热而言。如地居卑湿、坐卧湿地、幼儿流涎、尿水浸渍等，均可由外湿而诱发湿疹。而脾为多气少血之脏，为湿土，易于生湿。湿有凝滞之性，脾虚失运，则水湿停滞。如平素饮食失当，过食生冷水果，损伤脾阳，脾阳不振，水湿不运，都可致使脾湿内生。王老治疗该病有绝招，因小儿肌肤嫩薄，药物外用较易被吸收而发挥药效，加之遇病情急危或乖拗不肯服药的小儿，只要病情适宜，可尽量提倡外治用药，或作为辅助救急之需。花椒、枯矾、冰片煎水熏洗，可治婴幼儿湿疹，配合内服，均获良效。综观全方，具有药精专、直达病所、三焦兼顾、气血同治的特点，适合小儿发病容易、传变迅速的病理特点。

## 【案二】

杜某，男，1 岁，2005 年 12 月 7 日诊。全身泛发红疹 10 天。10 天前无明显诱因出现红色丘疹，瘙痒不止，初起集中在胸背，后延及四肢，搔抓后部分皮疹糜烂。曾在某医院治疗，诊为"湿疹"，服药后皮损及瘙痒无改善。初诊：全身红色丘疹，高出皮肤，以胸背居多，有少许糜烂渗出，瘙痒，小便黄，大便干结，舌质红，苔黄腻，脉濡数。

［诊断］湿疹。

［辨证］湿热蕴毒，熏蒸肌肤。

［治法］清热利湿，疏风解毒。

［处方］清利汤加减。金银花 15g，连翘 15g，牡丹皮 9g，赤芍 6g，紫草 9g，栀子 1.5g，川黄连 1.5g，茯苓 30g，白鲜皮 30g，茵陈 30g（2 剂）。

水煎服，每日 1/3 剂，每日 4 次，每次 30mL。忌鸡、鱼、海鲜及辛辣之品。

二诊：服用前方后四肢及胸背部丘疹消失，仅头面部有少许丘疹，糜烂皮疹均已结痂，瘙痒明显减轻，舌质红，苔黄腻退半，脉数。此为湿热渐去，当加强解毒之力，前方加全蝎 3g，蜈蚣 2 条，薏苡仁 30g，2 剂，煎服法同前。

随访已愈。

原按：婴儿湿疹当内责之母食辛辣厚味，遗热于胎儿，使湿热内蕴；外责之感受风邪，内外相搏而不泄，蕴蒸肌肤，淫于肌表。肺、脾、肝、胆为病变之主要脏腑，因肺主气，外合皮毛，脾主肌肉、四肢，肝胆经循于胸胁、前阴、下肢。故治疗湿疹以清解肝脾湿热为主，兼用疏风解毒。药用金银花、连翘轻宣疏散肺经风热；土茯苓、白鲜皮、川黄连、薏苡仁除脾经湿热；茵陈、栀子清肝胆湿热；牡丹皮、赤芍、紫草凉肝经血热；全蝎、蜈蚣解肝经湿毒。如此配伍，药达病所，使三经风湿热毒得以清解，则气血调和，皮疹自退。在治疗中从肺、脾、肝、胆经入手，根据病变皮损的不同和分布特点而药有侧重。如以丘疹为主，治在肺、脾；疱疹、糜烂为主，治在肝、脾，均以治湿贯穿于疾病始终。

（选自《王静安医学新书》第 312–313 页）

后学点按：王老首诊全方既泻火除热以清其源，又化湿利水以洁其流，以得源清流洁之功，再兼解毒凉血通腑之力，则病去抽丝；二诊病情缓解，遂减泻热之力，加大祛风胜湿之功，三诊虽皮疹消退，而热去阴伤，故治以滋阴健脾为主，辅以凉血润肤，巩固疗效。吴鞠通说："人，倮虫也，体属湿土，湿淫固为人害，人无湿则死，故湿重者肥，湿少者瘦。"小儿病证，湿热、寒湿者甚多，但有真湿、假湿之别。若发热，苔厚或腻，不欲乳食，或泻下黏漖，此真湿也。当芳化则化，当分利者则利，邪祛正安，药到病除。若但见小便稍黄或稍有苔便诊为湿，动则利湿，殊不知溺之稍黄，与饮水多少、活动出汗多少有关。人之苔犹如地之草，由胃气蒸化由生，此为生机。凡此若不顾其他主证、从证、生理、生机之征象，横亘心中，误断为湿，越利越干，岂不惨哉。

## 【案三】

曾某，女，9 岁，2005 年 10 月 24 日诊。全身泛发红色丘疹，剧痒两月。2 个月前无明显诱因出现全身红色丘疹，开始散在全身，以后逐渐成片增多，瘙痒明显，无渗出液，曾经到多家医院诊治，诊为"湿疹"，服用中西药物后病情无减轻。初诊：全身弥漫性小红丘疹，约绿豆大小，高出皮肤，无分泌物，以前胸后背比较集中，四肢散在。皮肤粗糙，纹理增粗肥厚，剧烈瘙痒。面红，大便干结，小便黄少，烦躁不安，形体消瘦，舌质红，苔白厚腻，脉弦滑。

[诊断] 湿疹。

[辨证] 湿热蕴伏，火毒内壅。

[治法] 清热除湿，凉血解毒，佐以疏风。

[处方] 清利汤加减。川黄连 6g，黄芩 10g，黄柏 15g，栀子 6g，连翘 9g，石膏 30g，知母 15g，姜黄 15g，紫草 9g，牡丹皮 9g，赤芍 9g，薏苡仁 30g，川木通 10g，车前草 30g，炒荆芥 10g（1 剂）。

煎水内服，每日 4 次，每次 40mL。忌鸡、鱼、海鲜。

二诊：服用前方后四肢及胸背丘疹明显减少，丘疹红色消退，瘙痒较前减轻，面色正常，情绪安静，二便转佳，舌质红，苔黄腻，脉滑。此乃火毒鸱张之势渐挫之象，应加强清利肝胆湿热之力。前方去连翘，加茵陈 30g，郁金 10g，苍术 3g，金银花 30g，2 剂，煎服法同前。2 周后患儿因咳嗽前来就诊，家长诉复诊服药后皮疹消失，瘙痒已解，察其皮肤完全恢复正常。

原按：湿疹之病，当外责之感受风邪，内责之肺、脾湿热蕴伏或肝胆湿毒内盛，湿邪始终贯穿于疾病之中，肺、脾、肝、胆为引起病变主要脏腑。因肺主皮毛，脾主肌肉，肝、胆经循于胸胁前阴，风湿热毒客于肺、脾、肝、胆，内外相搏而不泻，熏蒸肌肤而发。本案从局部情况来看，丘疹色红、泛发，而以胸背居多，皮肤纹理增粗肥厚；从全身症状来看，便结、尿黄、面赤、烦躁、舌质红、苔白厚腻、脉滑数，表明湿热从火化，火毒弥漫三焦、充斥内外，已波及血分，形成瘀血，故湿疹顽固难愈。兼夹风邪则游行善变，瘙痒明显。

治应清利三焦湿毒、凉血化瘀为主。黄芩、川黄连、黄柏、栀子燥湿泻火解毒，使肺、脾、肝、胆火毒受挫；配连翘清心除烦；伍石膏、知母增强清热力量且有生津之功，可防黄芩、川黄连等苦寒伤津；紫草、牡丹皮、赤芍、姜黄凉血化瘀，亦免过用寒凉而伤阴；复用薏苡仁、川木通、车前草清利湿热，通利水道，使湿从下走，不与热合；荆芥疏风止痒，使风从表解，不与湿合。如此三焦之湿热火毒得清，内外之风湿有出路可寻。初诊即疹量减少而色退，全身情况好转。复诊因皮疹以肝胆经所布的胸胁为多见，故加强了清利肝胆、除湿毒之力而收全功。

治疗湿疹应从湿、热、炎、毒、瘀立论，虽以苦寒泄热、消炎、解毒、凉血化瘀为治，但分解和孤立湿邪尤为重要，使邪从肌表和小便而去。

（选自《王静安医学新书》第 313 页）

## 【案四】

汤某，男，1 岁 4 个月，2005 年 9 月 25 日就诊。1 周前不明原因逐渐出现全身散在小红丘疹，瘙痒，曾服中药治疗，无明显缓解。初诊：患儿全身散在红丘疹，大小不一，有抓痕，消瘦，烦躁，纳可，大便干结，小便黄少，精神尚佳，诊查合作，丘疹基底红润，舌质红，苔黄腻，指纹青紫。

［诊断］湿疹。

［辨证］湿热火毒浸淫。

［治法］清热化湿，解毒止痒。

［处方］

（1）自拟清利汤加减。金银花 15g，牡丹皮 10g，栀子 6g，紫草 9g，白豆蔻 10g，薏苡仁 30g，川黄连 3g，茵陈 30g，土茯苓 30g，白鲜皮 30g，连翘 6g，炒苍术 3g，川木通 9g（2 剂）。

（2）外用自拟解毒止痒汤加减。地肤子 30g，蛇床子 30g，青蒿 30g，黄柏 30g，寒水石 50g，黄芩 30g，苦参 30g，川黄连 30g，大青叶 30g，苦丁茶 30g（2 剂）。

二诊：患儿全身散在丘疹逐渐减少，患儿偶有抓搔，纳可，大便质软，小便黄，舌质红，苔黄，指纹青紫，治疗有效，守法守方继续治疗。上方去栀子、紫草、苍术，加炒谷芽 30g，炒麦芽 30g，以加强健脾和胃之功，外用方再用 2 剂。

原按：湿疮是由风热邪气淫于肌表，湿热蕴蒸肌腠，或温热火毒干及血分所致。《诸病源候论》言："肺主气，候于皮毛，脾主肌肉，气虚则肌腠开，为风湿所乘，内热则脾气温，脾气温则肌肉生热也，湿热相搏，故头面身体皆生疮。"

湿疮之病，当外责之感受风邪，内责之肺、脾湿热蕴伏或肝、胆湿热内盛，或火毒内壅，湿邪为患始终贯穿于疾病之中，肺、脾、肝、胆为引起病变的主要脏腑。

初诊之方以金银花、栀子、川黄连、连翘清热解毒，牡丹皮、紫草凉血解毒，薏苡仁、茵陈、土茯苓、白鲜皮、炒苍术、川木通化湿利尿，白豆蔻消食健脾。诸药合用，共奏疏风清热、解毒化湿之功，则热去毒退。健脾利湿，佐以外洗药，借助浴水温热之力与药物本身具有清热解毒、消炎止痒的功效，使全身腠理疏通，毛窍开放，发挥疏通经络、调和气血、热毒清解的作用，使炎消痒止。

二诊时患儿全身散在丘疹逐渐减少，说明治疗有效。继续治疗守法守方，去上方栀子、紫草、苍术，加炒谷芽 30g，炒麦芽 30g，以加强健脾和胃之功。治疗湿疮组方要注意两点：清热消炎，凉血解毒，治病求本，消除致病因素；化湿利尿，消食健脾，因势利导，使邪有出路。

（选自《王静安医学新书》第 314 页）

后学点按：湿疹为患，表现多端，或见丘疹，或见疱疹，或两种兼见，或先后并见，疱疹或滋水如浆，或清亮透明。王老临证辨治认为，丘疹多风热夹湿为害，病在脾、肺两经，治法以疏风清热为主，佐以化湿，选用自拟验方"清利汤"治疗。方用金银花、连翘等药疏风清热解毒，配以清热凉血、解毒的牡丹皮、赤芍、紫草等药，佐以化湿利尿的薏苡仁、土茯苓、川木通等。疱疹滋水流溢，多湿热兼风为患，责之肝、脾两脏，治法以清利湿热为主，选用自拟验方败毒散治疗。方用炒黄柏、赤芍、牡丹皮、川黄连等清热凉血，茵陈、土茯苓、苍术等祛风渗湿。若皮肤干燥者，加以养血润燥之品，若斑疹、结节等皮面呈紫色者属血瘀，当配以活血祛瘀之品。气血虚者，加党参、黄芪；大便秘结者，加大黄、枳实；消化不良者，加神曲、焦山楂、白豆蔻、炒谷芽、炒麦芽。由此可见，王老特别重视清热除湿解毒、消炎凉血药物在临床的使用。

启迪后学：小儿湿疹是婴儿期皮肤病中最多的一种，且有逐年增加趋势。它以皮肤出现多形性丘疹、疱疹，此起彼伏，瘙痒不止，或痒痛交作，或滋水流溢为主症。因其反复、瘙痒，常令患儿和家长烦恼不安。

湿疹是由风热邪气淫于肤表，湿热蕴蒸肌腠，或湿热火毒干及血分而形成的一种病症。王老认为，湿疹发病虽责之风热湿火毒，但湿邪为患始终贯穿病变全过程，特别是在川西平原，罹患此病的人更多。本病发病的主要原因是脾肺两经蕴伏湿热，感受风邪而发。临床上以症状又分为风热型和湿热型两种。

王老提出小儿急重证湿疹病理特点为"湿郁化火，火重成炎，炎烁成毒"这一学术观点，指出婴幼儿由于体质的特殊性，常会出现对六淫中某些邪气的易感性。内热者，易感风热，还表现为感受六淫之邪可以从化为热。按中医"有其邪火，必有邪毒"的理论，在"热火"发作的同时又向体内释放出无形的"热毒"，犹如炉子燃烧排出的煤气使人中毒一样，长期侵蚀着机体，湿热火毒之邪壅滞，从而产生多种湿热炎毒疾患。所创制效验方，如使用多年的院内制剂清凉丹、吹口丹、咽炎宁皆为清热解毒之剂。

## 麻疹

### 【案一】

李某，男，2岁，住成都东马道街，1958年4月15日诊。病儿高热3日，体温39℃，咳嗽干呕，吐白沫痰，鼻衄，唇红，目眵，口腔内黏膜出现白针点样疹子。身现疹子，隐匿不透，颜色紫暗。舌红苔黄，脉洪数。

［诊断］麻疹。

［辨证］实热内闭，麻毒内陷。

［治法］宣肺热透疹。

［处方］麻杏石甘汤合麻疹四物汤加减。广明参15g，麦冬15g，牡丹皮6g，前胡10g，栀子15g，生石膏15g，枳壳6g，麻黄3g，粉葛12g，瓜壳6g，知母12g，杏仁6g，甘草3g（1剂）。

水煎服。

二诊：1958年4月16日。患儿服上药，疹子逐渐透出，但体温仍高，其余症状不减，以前方加减之。

乌犀角4.5g，山栀仁9g，黄芩9g，粉葛根9g，麻黄3g，杏仁6g，石膏12g，牛蒡子6g，枳壳6g，甘草3g（1剂）。

水煎服。

三诊：1958年4月17日。患儿服上药后，体温下降（37.5℃），疹子齐透，颜面、耳后、胸腹、四肢均现疹子，颜色转为红活鲜润，咳嗽减轻，微干咳，尚见心烦，舌红，苔少，脉数。此阴液亏耗，余热未清，宜养阴清热、和胃之法。

生地黄 9g，玄参 9g，麦冬 9g，连翘心 6g，桑叶 6g，怀山药 15g，天花粉 15g，谷芽 15g，麦芽 15g，玉竹 12g（2 剂）。

水煎服。服药后，病儿痊愈。

（选自《静安慈幼心书》第 126-127 页）

后学点按：王老辨证此案为实热闭证，根据麻疹病程的各个不同阶段，分为初热期、见形期和收没期。初诊火郁于里，故而麻出不透，用麻杏石甘汤合麻疹四物汤加减，应急以解表透疹，泄热解毒，因势利导，尽快使毒邪向外透发。二诊见形期，热毒亢盛，毒邪已向外宣泄，故以清热解毒为主，佐以透疹，避免热毒内陷。三诊收没期，由于肺胃阴液亏耗，故应以养阴清热为主。

【案二】

李某，女，2 岁，住成都市小关庙。1964 年 12 月 30 日诊。患儿于 12 月 27 日开始流清涕，喷嚏，咳嗽，发热，气紧。28 日在石油科研所门诊，诊断为外感，服西药后仍发热，咳嗽流清涕，流眼泪。于 30 日上午来诊时，头面有少许红点，不思食，大便稀，小便呈米泔色，精神欠佳，思睡，呼吸气粗，时有痰声，痰不易咳出，舌质红，舌苔厚腻，纹紫过气关。

［诊断］麻疹中期。

［辨证］热毒炽盛。

［治法］清热解毒，生津透疹。

［处方］麻绒 1.5g，黄连 1.5g，杏仁 6g，石膏 24g，栀子 9g，焦黄柏 6g，黄芩 9g，红花 1.5g，郁金 3g，紫草 3g，生地黄 12g，麦冬 15g，苏叶 6g，蝉蜕 9g（1 剂）。

二诊：1965 年 1 月 1 日。患儿服上药 1 剂，因鼻阻气促，鼻翼扇动，体温 39.5℃，遂住院治疗。口鼻干红，口渴喜饮，咳嗽减轻，但咳痰仍然困难，食欲增进，大便已解 4 次，呈稀便，小便 2 次，量少而黄。发热，气紧，口鼻干燥，鼻翼扇动，大便稀，每日 5 次，疹色红紫，腹烫微胀，咳嗽声嘶，舌苔黄厚而干，舌红，脉弦数。此为气营两燔，麻毒内陷，并发肺炎喘咳，主以凉血清气、解毒透疹，处麻杏石甘汤合清营汤化裁。

麻绒 1.5g，石膏 31g，杏仁 6g，犀角（代）9g，生地黄 12g，玄参 9g，麦冬

12g，天花粉 12g，黄芩 9g，黄连 1.6g，浙贝母 9g，射干 9g，蝉蜕 24g（1 剂）。

水煎服。紫雪丹 2 瓶。

三诊：1965 年 1 月 2 日。患儿服上方后，喘气、鼻翼扇动均好转，尿量稍增，色淡黄，大便正常，胸腹扇动亦有平静，口干好转，苔黄已退，脉数而弦。后半夜已能安静入睡，疹始退，体温渐降，此热势开始减退，将进入收没期，故以养阴清热解毒为要。上方去犀角、紫雪丹，再进 1 剂。

四诊：1965 年 1 月 3 日。患儿麻疹昨日开始疹退，体温正常，食欲增加，咳嗽声嘶，大便二日未解，小便黄。此为肺胃余热未尽，治以润肺益胃，方用沙参麦冬汤合益胃汤化裁。

沙参 9g，麦冬 9g，怀山药 9g，扁豆 9g，玉竹 9g，石斛 9g，玄参 9g，淡竹叶 6g，桑叶 9g，生谷芽 10g，生甘草 3g（3 剂）。

患儿服上方 3 剂后，病告痊愈。

原按：临床常见麻毒透之不彻，实为内陷肺炎之机，故闭证与并发症互为因果关系，宣肺清热既能透疹外出，也能杜绝肺炎咳嗽变重转急。此医案也为妙治之范例，临床最为多见，故具为录。

麻疹为阳毒热邪，中期易于内陷变喘，实热之证十居八九。医案二是肺炎已成，气促鼻扇，治疗大法方药虽与医案一略同，唯此案麻毒尤重，故兑服紫雪丹，直折里热，以助汤剂之不足。麻疹顺证证治只要因势利导，治疗不难。并发肺炎，其证虽急，只要治疗得法，亦能随拨随应。

（选自《静安慈幼心书》第 127-128 页）

后学点按：此案麻疹出而不复收，是麻毒内陷，并发肺炎。初热期，肺气郁闭；见形期，热毒亢盛，火灼肺胃，煎熬津液为痰；收没期，火灼阴液，肺燥津亏，清肃失降，均可出现肺炎症状。本型较普通肺炎更为严重，病程较长，

小儿肌肤嫩薄，药物外用较易被吸收而发挥药效，加之遇病情急危，或乖拗不肯服药的小儿，只要病情适宜，可尽量提倡外治用药，或作为辅助救急之需，其中包括如麻疹不透，可常用浮萍、芫荽、西河柳等煎汤熏洗，以助透疹。王老临证不乱，深知此案麻毒尤重，故兑服紫雪丹，直折里热，以助汤剂之不足，后主以凉血清气、解毒透疹，采用麻杏石甘汤合清营汤化裁，因势利导治疗并发肺炎，其证虽急，但治疗得法，三剂药后，病告痊愈。

## 【案三】

廖某，男，11 岁。全身遍发皮疹 3 日，咳嗽、气喘 2 日。患儿 1 周前发热，鼻流清涕，喷嚏不断，市某医院诊为上呼吸道感染，予交沙霉素、病毒灵等治疗，症状不减。三日前，头、面、手臂出现片状红疹，医院诊为病毒性风疹，用氯苯吡胺、利巴韦林亦无效。疹点现于全身，伴高热、咳嗽、气紧、呼吸急促。医院诊为麻疹合并肺炎，要求住院治疗，家属拒绝，前来要求中医治疗。首诊：患儿神志尚清，面色红赤，粟状红疹遍布面颊、胸背、四肢，以背部为甚，色暗红，呼吸急促，咳嗽不断，喉中痰鸣，口唇干红，欲饮，纳差，察其舌质红，苔薄黄、干、少津，脉数。此乃病毒疫热之邪，犯于肺卫、入气营，故发疹，治之不当，邪热疫毒炽盛，肺气闭郁，壮热持续，肺叶焦而咳嗽不断，气促鼻扇，发为肺炎。法当清热解毒，养阴生津，宣肺涤痰。

金银花 15g，黄连 9g，石膏 30g，苏叶 10g，芦根 30g，桔梗 9g，天花粉 30g，知母 9g，炙旋覆花 15g，橘络 15g，蝉蜕 15g，牛蒡子 10g，胖大海 10g，炒谷芽 30g，炒麦芽 30g（2 剂）。

二诊：服药 2 剂后咳喘减，热退，皮疹渐消。前方去石膏，加连翘再服 2 剂，咳止痰消，饮食如常，以益气养阴、清解余毒之方以善其后。

原按：麻疹一症今已少见，合并肺炎是前医误治而成。患儿曾到三家医院就诊后始得确诊，以致延误病机，热毒伤阴，邪热入营。故治以清热解毒为主，佐以养阴生津、宣肺涤痰。方中苏叶入肺、脾经，为辛温发散之品。疹后宜养阴，今何以用之？因苏叶虽辛温发散，然善行血中之气而不伤阴，又能解毒散瘀；宣肺和中焦之气而不伤阳，兼可化湿涤痰。疹后于养阴清热解毒之中佐以本品，可防阴凝太过，又可促进脾胃功能恢复，小儿柔弱之躯，用之颇为贴切。诸药合用，毒解热清，阴生津复，痰祛咳止，变为顺症，数日而愈。

（选自《王静安医学新书》第 266-267 页）

后学点按：麻疹属温热疫毒之邪犯于肺卫，入于气营所致。本案针对热毒伤阴，邪热入营，治以清热解毒为主，佐以养阴生津、宣肺涤痰，使毒解热清，阴生津复，痰祛咳止，患儿转危为安，数日而愈，疗效显著。

启迪后学：麻疹俗称"出疹子"，是由麻疹病毒引起的一种急性呼吸道传染病，其传染性很强，冬春季节发病率高，是儿科常见的传染病之一。临床以发热、目胞赤肿、眼泪汪汪，继出疹点为主要症状，古代称本病为儿科四大症之一。

麻毒由口鼻而入，主要侵犯肺、脾二经，故麻疹顺症多在卫分、气分之间。《幼科全书》说："毒兴于脾，热流于心，脏腑之伤，肺则尤其。"肺为娇嫩脏腑，居高位而主气和皮毛，毒邪犯肺，宣降失职，故出现咳嗽、流涕、喷嚏；脾主四肢和肌肉，热兴于脾，外发肌肤，而见纳呆、体倦、目胞水肿；麻毒留于血分，损伤血络，发于皮肌，则疹色鲜红若桃花；邪郁肺、肝二经，上熏于目窍，而目赤畏光，泪水汪汪。麻疹病理转归为由表入里，先发于阳，后发于阴，邪毒由里而透表。麻疹为热毒之邪，最易耗气伤津，故后期多出现阴亏之症。

古代论麻疹书虽多，但以《医宗金鉴》言简意赅，列有阶段：①麻初，②未出，③见形，④收没，⑤善后。条理清晰，同于西医划分的潜伏期、前兆期、内疹期、发疹期和落屑期，各期经过均有不同症候表现，临证须得悉心辨识，随症处方。麻、痘、惊、疳为儿科四大症，以麻疹为首，可见其重要，曾严重威胁小儿生命。近代由于麻疹疫苗的普及推广，临床少见，但似乎仍偶有出现，后学临证当予注意，发现即应上报疫情，以免传染。中医治疗有优势，特记述于后。

再附：

（1）顺证

①初热期：自发热有外感症起到见疹为止，为3～4天或更长一些。主要症状为发热、倦怠、鼻塞、喷嚏不止，流清涕，眼流泪而发红，羞明、眼胞水肿，或咳嗽不止，或呼吸困难，或咽红肿痛，咳痰稠黏，面赤，腮赤，或呕吐，腹泻，耳冷，手足指冷。口腔两侧和黏膜出现白色针头样小点，为本病特有的体征。

治疗原则与方药：解肌透疹为主要法则，用解肌透疹汤。本方是以《痘疹仁端录》中之方化裁而成。粉葛根解肌而升提，生津止渴；荆芥、薄荷疏散风热；前胡下气理胸；桔梗开提肺气；连翘清热解毒；以牛蒡子通咽喉；去升麻，嫌其过升，恐引起阳热上犯咽喉而致充血；加赤芍引血中之滞，不使毒凝血分太深，此乃叶氏先安未受邪之地之义矣。

食积者，加神曲、谷芽、麦芽；热重者，加玄参、红花；苔黄腻厚者，加郁金；其甚者，加瓜蒌、胆南星；呕逆者，加竹茹、陈皮。冬天寒甚者，加麻黄。

疹不透者，加外治法，帮助透疹。

外用透疹法：用药煎水熏洗，如椿根皮、芫荽、苏叶、荆芥、升麻、羌活、三春柳，同适量水共煎，同时加入白酒10g，趁热熏洗，并将药渣用布包，擦洗未透之疹。熏洗时应注意避风。冬季寒甚者，加少量麻黄。

②见形期：从见疹到皮疹出透，将开始消退为止，3～4天。症状表现为热度仍升高，各种症状加重，而麻疹透发部位先耳后，后发际、头面，次之遍及躯干、四肢，手足心见疹点为疹已透彻的标志。

麻疹初现时，为暗红色的小点，高于皮肤，其后渐次稠密，周身红赤，以手摸之，累累于肌肉之间。当出疹极甚时期，实为本病重笃之期，其表现为眼痒，眼睑被其胶黏，颜面水肿，鼻涕如浓汁，上唇皮肤受鼻涕的刺激而糜烂，环口生湿疹，口腔黏膜破烂，容貌改观，热度极高，呼吸加速，食思缺乏，烦躁甚，大便硬结，小便短少，头身疼痛，咳声比以前更加粗剧，如犬吠声，声音嘶哑，病儿困惫已极，昏睡、蒙眬者颇多。

治疗法则与方药：本期热势鸱张，清热解毒佐以透疹是该证的治疗法则。大寒之药当慎用，如黄芩、黄连、大黄等，以免毒邪遏郁，冰伏难出，致邪内陷。辛温之药又可助热生火，故用银翘散去淡豆豉，加蝉蜕，速使毒邪透达。

③收没期：自疹将收没，到皮疹完全消失为止，3～5天。此期皮疹渐退，诸证也减退，各处麻疹依次陆续退色，面目最早，四肢最迟，一般3～5天可以退净。过此即渐次落屑，表皮呈糠样剥落，1～2周，沉着色素退净，不留瘢痕。

治疗原则与方药：此时营阴受损，津液亏耗，当养阴生律，以现代医学观点分析，可能具有调节体液代谢、调整神经功能和滋养强壮的作用。麻疹后期多数还具有余热未消的症状，故拟用养阴清热为治疗大法，可用清润解毒汤。方中金银花、连翘清热解毒；桑叶通肺络、清肺热；配牛蒡子以通利咽喉；沙参、知母、麦冬、天花粉养肺胃之阴；玄参、生地黄清血分余热而养营阴；谷芽、麦芽益胃，以增进食欲。

（2）逆证：至于麻疹变证，临床最需注意。因小儿稚阴稚阳，抗邪力弱，若抢救不及时，遣药不当，患儿可能顷刻死亡，因此作为重点讨论。麻疹逆证极多，临床中以闭证、麻疹合并肺炎和喉炎最为常见。

①闭证：即麻疹发热3天以上，疹出不畅，或逡巡不出，或疹出太迟，或闭

而不出，其原因为兼寒、热、食滞、体虚诸症。

寒闭者：面色微青，洒淅恶寒，十指梢冷，尻冷，大便清利，舌苔白，指纹青红，脉象浮紧，疹子逾期不出，或出而不透。此为冬令严寒，或患儿复感寒邪，风寒外闭而毒邪内陷，治法当以发表透疹。于解肌透疹汤中重用荆芥、防风、薄荷、升麻、粉葛根、前胡、桔梗、杏仁、蝉蜕、葱白，还可酌加麻黄。若见鼻气粗，喘闭不宁，去粉葛根、升麻，加炙沸草、苏子。

热闭者：其证为面赤目红，肌肤焦热，舌燥唇裂，大便或闭或泻，出气粗热，烦躁，神昏谵语，疹闭不出，或疹出不透，疹色紫暗，舌质红，苔黄燥，脉象洪数，指纹紫滞。此为火郁于里，故而麻出不透，应急以解表透疹、泄热解毒之法。仍以解肌透疹汤，去粉葛粉、升麻，加黄芩、知母、黄连、栀子、犀角。若大便闭者，加大黄。

食闭者：其症状为面色微黄，四肢倦怠，吞酸嗳腐，身热口燥，胸腹热烫而胀满，不欲饮食，舌苔黄白厚，指纹紫滞，疹子不出。此为麻疹将出之际，乳食不节，恣食生冷瓜果而疹出不透。治疗应消食导滞，行气宽中，解毒透疹。应于解表药中加枳壳、厚朴宽中理气；山楂、麦芽消导饮食。若食火冲心，时发谵语、四肢厥冷，名曰食厥，急宜黄芩、黄连、石膏、瓜蒌仁、大黄，仍佐以解表透疹药。

虚闭者：发热3天以上，疹子不出或隐约不显，疹色淡白不红，面色苍白，唇淡，舌质淡，脉细弱，指纹淡红。治法当补中益气，方以补中益气汤加蝉蜕、红花。

②麻疹并发肺炎：麻疹出而不复收，是麻毒内陷，并发成肺炎。初热期，肺气郁闭；见形期，热毒亢盛，火灼肺胃，煎熬津液为痰；收没期，火灼阴液，肺燥津亏，清肃失降，均可出现肺炎症状，但临床以见形期为多见。本型较普通肺炎更为严重，病程较长，常因内闭外脱而死亡。

临床主要见咳嗽痰鸣，喘急，呼吸困难，鼻翼扇动，涕泪不见，口唇肢端发绀，壮热，烦躁不宁，脉数，舌苔黄，质红。此为里热炽盛，三焦郁热，毒火熏灼。主以辛凉开透，宣肺泄热，佐以苦降化痰和中之品。三黄石膏汤去豆豉，合麻杏石膏汤主之。麻黄、杏仁、石膏辛凉宣泄，清肺定喘；栀子、黄芩、黄连、黄柏苦寒直折火势，泻三焦之火而清热解毒。若火热犯及心营，出现高热昏迷、皮肤瘀斑、谵语狂躁等营分症状，又当予犀角地黄汤配入至宝丹、紫雪丹等凉血开窍之品。

③麻疹并发喉炎：轻症咽红疼痛几乎是麻疹全身必见症状之一，重症则咽喉红赤，频频咳嗽，甚则因咽喉梗阻，呼吸困难，声嘶哮吼，此为热毒上攻咽喉。王老认为该病当清利肺胃热毒，选用牛蒡甘桔汤疗效较好。

## 风疹

**【案一】**

杨某，女，1岁，1988年3月诊。其母代诉：患儿于2周前开始感冒，流涕，微咳，继而全身出现红疹，发低热，夜烦躁，不能入睡，全身瘙痒，经其他医院治疗无效，前来我处就诊。患儿颜面潮红，口唇干，气粗，神倦，全身遍布疹点，色鲜红，身上有多处抓痕，疹周围皮肤发红，舌红欠津，苔薄黄，手足心发热，纹紫滞、脉细数。

［诊断］风疹。

［辨证］素体阴分不足，感受风热之邪。

［治法］解毒透疹汤佐以滋阴。

［处方］金银花15g，连翘12g，赤芍9g，牡丹皮9g，紫草9g，生地黄10g，玄参15g，知母12g，栀子12g，苦丁茶30g，大青叶30g，白鲜皮15g（2剂）。

4天服完2剂，另加紫雪丹1支，当晚分3次开水冲服。

4日后复诊，患儿服药当夜即安静，热退身凉。次晨察看疹子逐渐消退，只有少数疹点，色不红，患儿活泼如常，继用前方去紫草、白鲜皮、知母，加炒谷芽、炒麦芽、苏梗以调和脾胃。继服2剂，患儿即告痊愈。随访1个月，未见复发。

（选自《王静安临证精要》第48页）

后学点按：据临证观察，风疹多发于3岁以下小儿。小儿为"稚阴稚阳"之体，阴常不足，阳常有余，感受温热之邪则易伤不足之阴，引起阳亢，传变最速。疹起若不急以清热凉血，每致温邪内陷而成惊厥，须用清热凉血解毒之品加入方中作为防护，不然待其邪热炽盛再用之，往往杯水车薪，无济于事。王老临证治疗风疹予辛凉透络，兼清血分，主要用自拟解毒透疹汤。方中金银花、连翘辛凉清解；赤芍、牡丹皮凉血，清血分之热；紫草、栀子解毒，苦丁茶、大青叶、白鲜皮清热去火，佐以生地黄、玄参、知母等滋阴清热凉血之药。

**【案二】**

商某，女，6岁，2005年11月23日诊。四肢出现红色丘疹20天。20天前因患儿受凉出现高热，经用药后热退，继而四肢出现丘疹，瘙痒不止，疹色鲜红。搔抓过度后有少量黄色清亮液体，咳嗽，在某医院治疗，服药后诸症不减。初诊：四肢遍布疹点，色鲜红，疹点较密，疹点周围皮肤发红，瘙痒，咳嗽，喉间痰多难咯，心烦不宁，口渴欲饮，纳差，舌质红，苔白略腻，脉滑数。

［诊断］风疹。

［辨证］温邪犯肺，湿热内蕴。

［治法］宣肺散邪，除湿清热。

［处方］宣肺化湿汤。金银花15g，苏叶10g，栀子1.5g，黄连3g，川木通9g，车前草30g，橘络30g，炙麻绒12g，桔梗10g，炙旋覆花15g，白前根15g，炒谷芽30g，炒麦芽30g，白豆蔻15g，姜黄15g，白薇30g（2剂）。

水煎服，每日4次，每次40mL。忌鸡、鱼、海鲜。

二诊：服药后咳嗽消失，四肢红疹未退，瘙痒略减，舌质红，苔白腻，脉滑数。郁于肺络的湿热得除，涉于血分的邪气未解。法当辛凉透表，除湿解毒，凉血清热。方用解毒透疹汤。

金银花30g，连翘9g，栀子6g，黄连3g，牡丹皮9g，赤芍6g，茵陈30g，川木通9g，车前草30g，土茯苓30g，白鲜皮30g，薏苡仁30g，全蝎6g，蜈蚣3条，乌梢蛇15g，炒谷芽30g，炒麦芽30g（3剂）。

煎法、服法同前。随访疹退痒止，未见复发。

原按：风疹乃温热之邪从口鼻而入，郁于肺卫，蕴于肌肤，与气血相搏，出现发热、咳嗽，与肺卫表证和皮疹同见。风疹可分为温热与湿热两大类别。因为成都地区气候潮湿，温热之邪常夹湿热为患。本案即为温热夹湿，蕴于肺卫，搏于血分所致，故见密集红疹伴黄色渗出液、多痰、苔白腻、脉滑数等湿邪见证。

温热邪气虽在肺卫与血分两个不同阶段，治疗则应以辛凉透表、清热解毒凉血为原则。应先治肺卫，后治血分。故初诊配宣肃肺气之品，如苏叶、炙麻绒、桔梗、炙旋覆花、白前根、橘络等，以使肺卫功能恢复，咳嗽自止。皮疹未退，是血分之邪未除，但去宣肃之品，易牡丹皮、赤芍、连翘、土茯苓、白鲜皮、虫类等加强凉血解毒之力，使温邪从血分而解，皮疹自退。温热易夹湿邪，故以治湿贯穿整个疗程，或以川木通、车前草、茵陈、薏苡仁渗利水湿，或以炒谷芽、炒麦芽、白豆蔻运脾化湿。

温邪在小儿传变最速，无论风疹在何阶段，皆应掺入清热凉血解毒之品，否则易内陷而成惊厥；患湿热风疹者多脾胃虚弱，况湿易伤脾，因此方中应常规加入白豆蔻、炒谷芽、炒麦芽等以健脾除湿。

（选自《王静安医学新书》第 264-266 页）

后学点按：王老以为风疹主要为温热之邪所致，温邪上受，首先犯肺，故出现发热、微恶寒、鼻流清涕、微咳等表卫症状。肺主表，温邪犯肺，郁于肺络，则发为风疹。此乃温邪犯肺，郁于肺卫，湿热内蕴，搏于血分所致。法当宣肺散邪，除湿清热，初诊方用宣肺化湿汤，二诊方用解毒透疹汤，药到病祛。此例首方用川木通、车前草、姜黄、白薇用法独特，化湿、清热、涤痰、止咳兼而用之，甚为合拍，值得效仿。

**【案三】**

周某，男，6 岁。患儿 2 日前突发红疹，先现于面颊、胸背、四肢，很快遍及全身。曾到市某医院就诊，诊为病毒性风疹，转中医诊治。初诊：面颊、胸背、四肢遍布红疹，大便秘结，小便短赤。舌质红，舌苔黄腻，脉数有力。

［诊断］风疹。

［辨证］湿热毒邪侵入卫营。

［治法］清热除湿，凉血解毒。

［处方］金银花 15g，连翘 10g，黄连 6g，桑叶 10g，茵陈 15g，苦参 15g，土茯苓 15g，白鲜皮 15g，赤芍 6g，牡丹皮 9g，紫草 10g，炒谷芽 30g，炒麦芽 30g（2 剂）。

紫雪丹 2 支，每晚 8 点、9 点各服半只。

二诊：皮疹已退大半，但食欲不振。邪热已退大半，症状缓解，然余邪未尽，食欲不振，脾胃受损，当调和脾胃，兼清余邪。前方去紫雪丹及白鲜皮、牡丹皮，加神曲 15g，白豆蔻 6g，调整剂量，再 2 剂。追访 1 个月，未见复发。

原按：风疹时邪病毒一般只犯及肺卫，蕴于肌肤腠理，邪毒外泄后能较快康复，但该患儿邪势较盛，内犯气营，形成燔灼肺胃之证，故治疗既要疏风散热，用金银花、连翘、桑叶等清轻之品以引邪外出；又要清热解毒，凉血消斑，如黄连、茵陈、苦参、茯苓、白鲜皮、赤芍、牡丹皮、紫草之类，以力挫毒邪嚣张之势；小儿脾胃柔弱，难耐苦寒，需时刻不忘顾护脾胃，故用炒谷芽、炒麦芽、神曲、白豆蔻，待毒邪去，脾胃健，则诸症悉除而收全功。

（选自《王静安医学新书》第 266 页）

后学点按：中医认为本病多因肺热熏蒸，血热郁滞肌肤，或脾失健运，水湿内停，湿郁化热，酿湿成痰，湿热夹痰，凝滞皮肤而发疹；或过食油腻辛辣食物，脾胃积湿生热；或冲任失调，湿热火毒不能下行，反而上逆，阻于肌肤，导致皮肤疏泄功能失畅而成。湿性黏滞，缠绵难解，故王老针对湿热型风疹，治以清热除湿、凉血解毒。紫雪丹具清热开窍、镇静安神之功，王老灵活采用紫雪丹治疗风疹，对于热毒内盛，疹色紫红，或透发不畅，见高热、喘促、昏迷、指纹紫红者，效果显著。后期为调和脾胃兼清余邪，去紫雪丹及白鲜皮、牡丹皮，加神曲、白豆蔻，起到了改善脾胃功能、清热化湿的作用。

启迪后学：风疹，中医又称"风痧"，是由风疹病毒引起的一种小儿轻度传染性疾病。起病类似感冒，但同时伴有耳后和枕部淋巴结肿，迅速出现浅红色斑丘疹。审证求因，风疹当归咎于外感邪风所致，是较轻的一种温病。因于风，肺先受邪，顺传阳明，故其表现为卫、气分症状。其毒不甚，因之发热不高，体温常在 38~39℃。风毒只藏留于皮肤之间，搏于气血，损伤血络，故显红色疹点，而且一般不会流注心肝，内陷营血，故预后佳。但亦不可大意，如有肾病史者尤需小心。因小儿皮肤嫩，血气弱，卫外未固，或暖衣而腠理疏开，或天热而汗津润出，或为风邪所干，搏于血气，藏留于皮肤之间，则风疹自成。

因风毒只藏于皮肤之间，搏于血络，由表入里，由卫、气分相传病及肺胃，故临床以祛风清解佐以凉血为本，选用辛凉解表汤，加大青叶、板蓝根、赤芍、牡丹皮之属。以赤芍、牡丹皮凉血，余皆为祛风清解之品。淋巴红肿者，加夏枯草、浙贝母，轻证如此即可。重证者，若体温超过 38.5℃，一般可用白虎汤；无汗者，加荆芥花、淡豆豉；咽痛红肿甚者，加玄参；疹色较红且多，血热甚者，加生地黄、紫草；纳差者，加生谷芽、生麦芽；腹泻者，加黄芩、黄连；咳甚者，加牛蒡子、百部、天冬。如此不论轻证、重证，皆可速愈。

再附：王老认为中医治疗小儿风疹，外用药物治疗极其重要，配合内治效果更佳。根据湿热二邪浸淫肌肤之病机，拟定清热燥湿、泻火解毒、祛风止痒之"祛湿解毒退疹汤"，方用寒水石300g，黄柏30g，黄连6g，苦参30g，青蒿30g，大青叶30g，地肤子30g，蛇床子30g。用时取自来水2000mL浸泡药物，大火浓煎，取汁500mL，用棉签蘸药汁擦洗患处。该外洗方具有清热燥湿、泻火解毒、祛风止痒作用。寒水石性大寒，具有清热泻火、缓解疼痛之功，针对小儿为纯阳之体，阳热证居多而设，为方中君药。黄柏、黄连、苦参均苦寒，能协助君药以增强清热泻火解毒之力，同时苦能燥湿，又能直接祛除顽固性皮疹的湿邪致病因素。黄柏作用部位偏于下焦，黄连偏于中上焦，苦参能泻心经、小肠之火，三者同用则三焦皆顾。大青叶清热解毒、凉血消斑；青蒿凉血，主疥疮瘙痒、恶疮，二者均入血分，搜入血之邪热，与黄柏、黄连、苦参一并为臣药。蛇床子、地肤子、苦参燥湿止痒，针对皮疹瘙痒难忍而设，共为佐助药。综观全方，具有用药精专、直达病所、三焦兼顾、气血同治的特点，适合小儿发病容易、传变迅速的病理特点。外洗验方配合内服，临床效果显著。

## 水痘

郝某，男，14岁，住成都市胜利西路。发热3天，皮肤发疹2天。3天前患儿无明显诱因开始自觉发热，伴微咳，鼻塞流涕，体温迅速上升到39.5℃，按之灼手。2天前头面、躯干渐发红疹，合约20余处，口腔上腭与躯干均发现有水疱形成，咽红充血，疼痛而不敢多饮多食，脉洪数。

［诊断］水痘。

［辨证］湿毒内蕴。

［治法］辛凉解毒，清热除湿。

［处方］清热除湿汤与白虎汤加味。大青叶30g，板蓝根30g，金银花15g，连翘15g，苦参15g，土茯苓30g，滑石15g，生石膏30g，知母10g，赤芍15g，牡丹皮15g，玄参15g（2剂）。

患儿服2剂后，先发的痘疹已有结痂，但又有少许新出，体温38～38.5℃。仍守原法原方，再进2剂，体温恢复正常，皮疹结痂，再未见新的皮疹，遂予竹叶石膏汤，以善其后而病愈。

（选自《静安慈幼心书》第 141 页）

后学点按：本例患儿起病急、发展快、热势高、症状重，迅速出现营血病症，为水痘重症，治疗不慎，易成坏证。风热表证未除，肺卫失宣，故微咳，鼻塞流涕；病邪迅速入里，肺胃气分热盛，故高热、脉洪数；酿湿，故反复发生皮疹及水疱；热入营血，血分热毒，故咽红充血、疼痛而不敢多饮多食。治疗需表里双解，既需辛凉解表，又要清热除湿、凉血解毒。方中金银花、连翘辛凉解表，石膏、知母清气分热，赤芍、牡丹皮、玄参、大青叶、板蓝根凉血解毒，苦参、土茯苓、滑石清热除湿，诸药共用，营血湿热毒邪迅速清除并透邪出表，再予竹叶石膏汤清解余邪，故能速愈。

启迪后学：该病是由口鼻感染水痘时邪病毒引起的一种小儿呼吸道急性传染病。始发热，继出疹，色红润，渐成水疱，形如黄豆，最后结痂皮，分批出现，此起彼落，故皮疹呈现多形性，一般脱落而不留瘢痕。又因其形如豆，内灌水浆，故名为水痘，属于时疫温病的一种。温邪上受，首先犯肺，乃为湿热病感染途径之始，病理传变多在卫分、气分，很少传入营血，但素体虚弱或素有积热者，也可波及营血，病情较重。本病由于湿热蕴积而成，故舌苔白腻。病邪侵犯卫分而出现流清涕、喷嚏、微咳、发热等症状。若湿热较重，既可外蒸肌肤，又可上熏口舌，故舌上、口腔也可出现水痘、疱疹，此为重证。此证早期和脱痂前期易传染，应提醒家长注意隔离。

再附：本病分为轻症、重症，治疗要点如下。

①轻证：发热、咳嗽、喷嚏、流清涕、唇红、舌红，发热 1～2 天，头面、发际等处出现大如米粒的红色疹子，继后躯干、四肢纷纷出现，但以躯干最多。疹点逐渐扩大，形成水疱，根足松散而不紧束，周围有红晕，形状透明，内有澄清液体，外表略呈椭圆形，顶尖无凹陷。3～4 天，水疱中央干枯而下陷，结成痂盖，数天后痂盖脱落而愈，一般不留瘢痕，而新的红痕又出现。故水痘的特点是红疹、疱疹、结痂同时出现，脉浮数，苔白或厚腻，指纹紫。

治疗原则与方药：病邪轻浅，尚在卫分，拟辛凉解表、清热除湿之法，用清热除湿汤主之。方中蝉蜕、牛蒡子、金银花、连翘、板蓝根、大青叶辛凉解表，清热解毒；苦参、土茯苓、薏苡仁、黄豆卷清热除湿；黄连既能解毒，又可燥湿。

舌苔厚腻湿重者，加白豆蔻、午时茶或广藿香、苏梗；食滞者，加山楂、神曲、槟榔；小便黄少者，加车前草；身有微热者，加鱼腥草。

②重证：主要症状为大热烦渴，痘形大而稠密，手足心均见水痘，痘色紫暗，浆液浑浊。唇红而干，苔黄厚腻，指纹青紫。

治疗原则与方药：此为肺胃之热炽盛，干及血分而致，故拟清热除湿、凉血解毒之法，仍用清热除湿汤，加赤芍、牡丹皮、石膏、滑石、栀子、青蒿、苇根，兼服紫雪丹。

## 瘾疹

肖某，女，2001 年 1 月 7 日诊。全身发疹块 1 年余，1 年前患儿突发皮疹，迅速泛布全身，经多种西药治疗未见好转。常半夜时分发作，以头面、胸腹及四肢为甚，疹块色白或淡红，大者连成片，小者如红丘疹，瘙痒难忍，睡卧不安，黎明时分消失，渴多饮，饮食、两便正常，舌红苔薄白、脉浮数。

［诊断］瘾疹。

［辨证］阴虚血热。

［治法］养阴清热凉血。

［处方］生地黄 15g，玄参 30g，知母 15g，牡丹皮 10g，赤芍 9g，紫草 10g，蝉蜕 30g，黄连 10g，木通 10g，连翘 10g，苏梗 10g，白豆蔻 6g，郁金 10g（3 剂）。

二诊：1 月 30 日。服上方 3 剂后，症状明显减转，头面及上肢未再出现疹块，仅躯体下部仍有疹块，色白、发痒，余同前。继用上法。

生地黄 15g，玄参 30g，石斛 15g，丹参 30g，牡丹皮 12g，川红花 6g，郁金 15g，姜黄 10g，栀子 10g，黄连 10g，木通 10g，连翘 10g，白豆蔻 10g，苏梗 9g，蝉蜕 30g，紫草 15g（10 剂）。

连服上方 10 剂后，症状消失，遇风遇冷未再发作。随访至今未见复发。

（选自《王静安临证精要》第 49 页）

后学点按：瘾疹治疗应透表和清里同施。本例患儿疹退缓慢，灼热瘙痒难忍，属湿热毒型，其发于胃肠，病在营血分。治以清热凉血解毒，透邪出表。方中生地黄、玄参、牡丹皮养阴清热，紫草、黄连凉血解毒，苏梗、郁金行气解郁，木通引热下行，蝉蜕透邪出表，如此使里邪得清，且给郁结于里之邪气以出路，瘾疹得以消散。

启迪后学：瘾疹亦名风瘾，以红赤色或白色疹块突然发作，痒而不痛，时隐时现，消退后不留任何痕迹为特征。本病无传染性，相当于现代医学的荨麻疹。本病无明显季节性和年龄限制，有急、慢性之分，小儿急性多见，成人慢性多见。瘾疹的发病，除外感风邪郁于肌肤而发外，亦有禀赋不耐，或因食荤腥动风燥火之品如鱼、虾、蟹等，或服某些药物，或过食肥甘加之寄生虫如蛔虫、钩虫等，均可引起胃肠不和，湿热内生，郁于肌肤而发。其辨证主要根据疹的部位和颜色分风寒型和湿热型。若疹发来去匆匆，反复无常，疹如姜片色苍白，多属风寒型，发于肌肤，病在气分；若疹色鲜红，隐退缓慢，灼热瘙痒难忍，属湿热毒型，其发于胃肠，病在营血分。因于风者，祛风清解，佐以凉血，以《时病论》辛温解表汤加减。

防风 10g，葱白 30g，紫草 10g，豆豉 10g，苏叶 10g，蝉蜕 30g，桔梗 10g，荆芥 9g，陈皮 9g，牡丹皮 10g。

因于湿热毒邪者，清热除湿解毒，佐以凉血，用自制清热除湿汤。

金银花 30g，白鲜皮 30g，黄连 10g，蝉蜕 30g，连翘 10g，苦参 30g，赤芍 9g，大青叶 30g，土茯苓 30g，牡丹皮 10g，板蓝根 30g，薏苡仁 30g，紫草 10g。

胃热重者，成人加生地黄 15g，玄参 30g，石斛 15g；小儿加白薇 30g，天花粉 15g，知母 15g，石斛 15g。湿热重者，加郁金 10g，姜黄 10g，栀子 9g，黄连 10g；血虚者，加何首乌 30g；卫气不固者，加黄芪、防风。

## 中风

金某，男，56 岁。突发右侧肢体瘫痪 2 年，加重 3 日。2 年前突发右侧肢体偏瘫，在当地医院诊断为"脑溢血"，经住院针灸、中药治疗后能自行活动，但右上肢活动障碍。1 个月前忽感手足不温，曾到某医院诊治检查，给予丹参片、维脑路通、维生素 E 等治疗，症状无明显改善。3 日前气候变化，手足则感更冷，行动也变迟缓，故前来求治。诊见面色青白无华，形体消瘦，步履蹒跚，右侧肢体偏瘫、厥冷，声息低微，动则气促。舌质暗绛，舌苔薄白，脉沉细。

［诊断］中风。

［辨证］气血不足，经络闭阻。

［治法］养血活血，散寒通络。

［处方］当归四逆汤加减。当归 10g，川芎 9g，细辛 3g，木通 10g，大枣 10g，甘草 6g，白芍 15g，橘络 15g，丝瓜络 15g，白豆蔻 10g，紫苏 12g（1 剂）。

外用方：羌活胜湿汤加减。桂枝 30g，羌活 30g，独活 30g，艾叶 30g，菖蒲 30g，川芎 30g，苍术 30g，荆芥 30g，紫苏 30g，白芷 30g，细辛 30g（2 剂）。

加入姜、葱各 100g 共煎，熏洗四肢，每日 2 次，注意避风寒，忌食肥甘。

二诊：经初诊内外合治后，舌质暗绛减轻，舌苔薄白，仍形体消瘦，步态蹒跚如故，四肢厥冷有所好转，脉沉涩。辨证和前方确有效，应守法守方继续治疗。并嘱患者，证情改善后，内服药可停服，外用药仍可继续使用。

原按：此证患者突发脑溢血，气血瘀阻经络，故造成肢体偏瘫，行动不便。寒主收引，四肢不温为寒气所困，阳气不达于四肢，发为肢厥。寒凝气滞，气血失养，故行动迟缓。气血闭阻，故舌质黯绛，脉沉细而涩。治用当归四逆汤内服，并配合外用羌活胜湿汤熏洗，温经散寒，活血通络，故能取得比较满意的疗效。如果有条件，可辅以针灸和功能锻炼，效果会更为理想一些。

（选自《王静安医学新书》第 349 页）

## 痿证

### 【案一】

王某，男，2 岁，1989 年 1 月 5 日诊。热病后四肢不能举，渐至肢软不能履，坐之不稳，某医院诊为"小儿麻痹后遗症"。现证见四肢不举、欠温，口角流涎，语言不清，面色无华，大便干燥，小便黄少，舌淡苔白，脉细，纹不察。

［诊断］痿证。

［辨证］肺热伤津，肝肾失养。

［治法］清热燥湿，补肾强筋。

［处方］补肾强筋方加减。鹿角 30g，淫羊藿 15g，熟地黄 10g，骨碎补 30g，枸杞子 15g，伸筋草 15g，舒筋草 15g，忍冬藤（银花藤）30g，菟丝子 15g，补骨脂 15g，安桂 6g，牛膝 10g，焦柏 12g，苍术 9g，白豆蔻 6g，连翘 9g（6 剂）。

二诊：1989 年 1 月 20 日。服上方后脚力有增，但脚部水肿，按之凹陷，夜啼便溏，舌尖红，苔黄厚。此为肝脾肾虚损，脾失健运，治以燥湿醒脾。

黄连 6g，橘络 15g，丝瓜络 30g，竹茹 10g，益智仁 30g，茯苓 15g，陈皮 10g，白豆蔻 9g，谷芽 30g，麦芽 30g，木通 10g，连翘 10g（6 剂）。

一剂服 3 日，每日服 4 次。二便正常即服初诊方。外洗同前。

1 个月后三诊，脚肿消尽，脚力更增，扶杖可站立，二便正常。一诊方重加枸杞子，补养肝肾以益精血，6 剂。以后随访，痿证明显好转，巩固治疗。

原按：痿之辨治非一脏一腑、一个病机、一种病性可以概括之，需细心辨证，追本求源，随证变化，坚持服药，内外兼治，配合功能锻炼、饮食调补方可取效。慎避风寒，防止复发。

（选自《王静安临证精要》第 96 页）

后学点按：起于热病，温邪犯肺，耗伤肺津，素秉不足，迁延及下焦肝肾，耗伤精气，肝失滋则筋失润，肾失养则骨失强，发为痿证。以鹿角为君，率大队平补精气药充养肝肾精血，因其为角质类药物，故当先煎半小时为宜。忍冬藤、连翘、炒黄柏、伸筋草、舒筋草透热解毒，恐炉烟虽熄而灰中有火；苍术、白豆蔻运脾化湿；诸药合用，补中有清，温中有运，非一派呆滞之品可比。

小儿为纯阳之体，温补之品易化燥生湿，故二诊由虚转实，转变治法，以芳香醒脾、化湿利尿之剂恢复脾运，取效后仍遵温补之法守方，内外合治，坚持服药，方可取效。

王老认为痿证之治复杂而烦多，其中虚实之辨是论治关键。尤需注意虚中夹实者，分清虚实的轻重，针对病机临证化裁，方不失处方之精准。

**【案二】**

肖某，女，2 岁，2006 年 4 月 7 日诊。1 周以前，患儿无明显诱因出现发热（最高 39.4℃）。在医院输液后热退。随后体温时高时低（38～39℃）。5 天前患儿腿软无力，行走困难，甚至不能走。现不愿行走，强迫时则蹲地不行，夜晚烦躁易醒，入夜后汗多，手脚散在红疹，伴疹痒，纳差，大便前干后稀，小便调。初诊：患儿双下肢痿弱无力，不愿行走，手脚遍发红疹，疹痒，夜晚烦躁易惊，大便前干后稀，舌质红，苔白微腻，指纹红绛。此证乃是湿热之邪犯津，水之上源先竭，治节不行，全身筋脉失养，是以痿弱不用，故有温热犯肺的前期症状，又有肢体痿软的后续症状。《素问·痿论篇》云："故肺热叶焦，则皮毛虚弱急薄，著则生痿躄也。"

[诊断] 痿证。

[辨证] 湿热伤阴，津液不布。

[治法] 清热润燥，养阴益肺。

[处方] 三妙散合柴胡葛根汤加减。炒苍术 6g，炒黄柏 10g，怀牛膝 9g，川芎 3g，苏叶 10g，荆芥 6g，山楂 15g，神曲 15g，黄芩 9g，知母 15g，栀子 3g，柴胡 10g，葛根 10g，连翘 6g（2 剂）。

水煎服，每日 1/3 剂，每日 5 次，每次 30mL。

另以小儿推拿法推按患部及相关腧穴，作为辅助治疗方法。并以下方煎汤泡洗。

麻黄 30g，桂枝 30g，细辛 30g，紫苏 30g，荆芥 30g，陈艾 30g，菖蒲 30g，川芎 30g，苏木 10g，红花 10g，赤芍 6g（1 剂）。

加气柑壳半个，姜、葱各 100g，熬水浸泡双下肢。

二诊：服前方及用药液浸泡下肢后，已能下地行走，红疹消退，睡眠亦有改善，舌红，苔白腻，此系表证已解，余邪未尽，故以清利为主，兼用舒筋活络，上方去荆芥、连翘，加木通、车前草。

三诊：患儿服药后行走自如，睡眠良好，纳佳，舌质红，苔黄厚腻，药已达效，前方去葛根，加鹿角以补益肝肾，再服 2 剂。并以荆芥花 10g，薄荷 10g，白芷 10g，细辛 10g，共为细末，储于香囊之中，时时嗅闻，以芳香醒脾，行气活血。

四诊：患儿行走自如，但咳嗽，流涕，腹泻，小便微黄，舌质红，苔黄白微腻，指纹青紫。此是旧病初愈，复感外邪。

小儿卫外功能较差，寒暖不知自调，稍有不慎则易感受外邪，袭于肺脏，致肺气郁闭不宣，上逆而咳。肺气不宣影响于脾，脾失运化，津凝为湿，气郁化热，湿热循经犯肺，形成湿热咳嗽，肺与大肠相表里，肺气失宣致大肠无以分清别浊，糟粕合污而下致泄泻。治当宣肺化湿、健脾止泻，用清宣导滞汤加减。

苏梗 9g，藿香 6g，广木香 3g，苍术 6g，槟榔 3g，厚朴 3g，大腹皮 10g，川黄连 1.5g，黄芩 9g，山楂 6g，神曲 6g，炒谷芽 30g，炒麦芽 30g，陈皮 3g，姜竹茹 6g，白豆蔻 10g，车前草 30g，木通 9g（2 剂）。

五诊：服上方后，清涕不流，咳止。泻下如水，色黄，舌红，苔黄腻，指纹青紫，是表证已解，湿热之邪困阻下焦，故见泄泻。清利湿热，用健脾运湿汤加减。

苏梗 10g，藿香 6g，陈皮 6g，姜竹茹 9g，山楂 3g，神曲 3g，炒谷芽 15g，炒麦芽 15g，白豆蔻 10g，川黄连 1.5g，黄芩 6g，木通 9g，车前草 30g，马齿苋 15g，午时茶半方（2 剂）。

2 剂服后，病除而愈。

原按：《景岳全书·贯集·痿证》云："凡痿由湿热，脉洪滑而证多烦热者，必当先去其火，宜二妙散随证加减用之。"本案痿证由高热后诱发，故初诊用二妙散加柴胡葛根汤治之。反复感外邪，湿热困阻肺卫，肺气失宣而上逆，故为咳嗽。因肺与大肠相表里，肺气失宣以致大肠分清别浊失常，湿与糟粕杂合而下，故出现泄泻。是以改用清宣导滞汤和健脾运湿汤治疗，使患儿终得痊愈。

（选自《王静安医学新书》第 336 页）

后学点按：王老根据《黄帝内经》之论"治痿独取阳明"习用先贤朱丹溪泻南补北之法，结合临床实践，总结如下。肺阴不足者，当清金润燥；胃虚食减者，当健运脾胃；中气下陷者，宜补气升提；因湿热成痹者，当清热燥湿。若湿热郁久致热灼脾阴者，又当清热、养液、润燥、通便；若痰湿壅滞，又须燥湿化痰；若气虚夹痰者，宜益气燥湿；兼中气下陷者，当补气升提；兼血虚者，宜养血行瘀；肝肾阴虚者，宜填精补髓，滋养肝肾。

痿证之治复杂，其中虚实之辨是论治关键，尤须注意虚中夹实者，分清虚实的轻重，针对病机临证化裁，方不失处方之精确。若患儿病情严重或治不及时，或治不恰当，初因痿弱而致患肢皮肤冰冷，肌肉逐渐萎缩，筋骨干枯、细弱，不能活动、行走、支撑者，更当结合从肝肾论治之法。

治疗痿证宜用内外合治之法。在痿症的后期，肢体瘫痪尚未恢复者，王老亦主张针灸、推拿、按摩配合治疗和功能锻炼，一般病程在半年之内有治愈的可能，1 年以内也有恢复的；1 年以上，肢体严重枯痿，关节变形、僵硬者，则疗效多不令人满意。总之，治痿应早治、综合治疗和坚持治疗，此为治痿三要。

启迪后学：痿有两层意思，一是枯萎，肌肉瘦削；二是筋脉弛张，手足软弱无力，甚者不能自主活动。痿证成人、小儿皆有，但病因不尽相同。小儿之痿，重在肺、脾、胃三脏。如肺阴不足，多因外感湿热病邪，温邪犯肺，内传阳明，胃为水谷之海，五脏六腑皆禀水谷之气所养，时疫之邪侵及阳明，从中道而发，不随经络传次，随虚实而发，肺受热灼而致痿。如胃被热灼，则胃津耗损亦致痿。前者因热邪刑金，肺热叶焦。后者因胃气不足，饮食减少，气血津液不足以濡养五脏而致疾。两者又不可截然划分，其理是肺之阴津来源于脾胃，后天水谷精微经肺气之输布而灌注全身，以养筋骨皮肉。肺阴既伤，输布不力，加之胃津被灼，后天生化不足，阴精营血不足以濡养骨骼经脉，致手足痿弱，发为痿证。故肺热伤津者治以养肺生津润燥之常法常方即可；当痿证俱备时，则兼以祛痰通络；而后期证见肝肾不足，筋脉肌肉失养、经脉不利者，治当补益肝肾、强健筋骨。但不论何种痿证都应内外兼治，配合功能锻炼，以达到温经散寒、通阳除湿的目的。

再附：王老常用内服自拟补骨强筋方。

淫羊藿 15 ~ 30g，熟地黄 10g，骨碎补 30g，枸杞子 15g，伸筋草 15g，舒筋草 15g，忍冬藤（银花藤）30g，鹿角（先煎）15g。

骨碎补可用至 60 ~ 80g，鹿角可用 30 ~ 40g。

外洗方：温经通络汤。生麻黄 30g，川芎 30g，石菖蒲 30g，陈艾 30g，白芷 15g，羌活 15g，荆芥 15g，另加大葱子 60g，生姜 30g。

后期着重以调理脾肾为大法，因为肾藏精，脾为气血生化之源。

[处方] 潞党参 30g，黄芪 30g，苍术 9g，牛膝 15g，怀山药 15g，枸杞子 15 ~ 30g，菟丝子 15g，益智仁 15g，巴戟天 15g，肉苁蓉 15g，熟地黄 10g。

## 小儿白血病

### 【案一】

王某，女，2岁半，1981年4月诊。经某厂职工医院等检查血液、骨髓，确诊为急性单核细胞白血病。症状表现为急进性贫血貌——面、唇舌、指（趾）甲苍白，持续性低热，反复感冒，反应迟钝，脉细数。

[诊断] 小儿白血病。

[辨证] 热毒炽盛，气血亏虚。

[治法] 益气养血，清热解毒。

　　[处方] 圣愈汤和两地汤合方化裁。红参须 3g，黄芪 12g，阿胶 6g（炖化，兑入药），败酱草 15g，仙鹤草 9g，当归 6g，麦冬 9g，核桃枝 30g，生地黄 9g，玄参 9g，猪苓 15g，熟地黄 9g，青黛 9g，砂仁 3g，排风藤 15g（2 剂）。

　　水浓煎 3 次，两天服 1 剂，并配合泼尼松、6- 巯基嘌呤（6-MP）或白消安以及输血等支持疗法。每周来诊一次，均以上方随证加减 1～2 味。经治半年后，病情稳定好转，游戏、食欲如常。但在经治 10 个月后，病情恶变为脑膜白血病，经某医院化疗，并继续服上方加减，另加鸦胆子 10 粒，用龙眼肉包服，于 1982 年 4 月，病情再次稳定好转。后又反复发生脑膜白血病，仍用上法，中西医结合治疗，疗效不满意，于 11 月死亡，生存 1 年半左右。

　　【案二】

　　张某，男，8 岁，住成都市营门口公社。患儿经某人民医院确诊为急性粒细胞白血病，于 1980 年 3 月来某儿科门诊就诊。面色㿠白如纸。肌衄紫癜多处。鼻衄反复大量出血，日晡、夜间持续低热，肝脾略为肿大，骨节疼痛，口内乏津，脉细数。

　　[诊断] 小儿白血病。

　　[辨证] 肝肾亏虚，热毒壅积。

　　[治法] 滋补肝肾，清热解毒。佐以活血化瘀。

　　[处方] 河车大造丸加减。紫河车 6g，生晒参 4.5g，黄芪 15g，熟地黄 9g，砂仁粉 3g，天冬 9g，麦冬 9g，龟甲 9g，黄柏 9g，猪苓 30g，山豆根 9g，排风藤 30g，炒蒲黄 6g，五灵脂 9g。

　　水浓煎，每日 1 剂。另加服肿节风 2 片，每日 3 次，随证加减。鼻衄大出血时，加玄参 15g，取三才汤之义，有效。经治 11 个月，病情稳定，发展缓慢。1981 年 5 月病情恶化，持续高热，经医院抢救无效，于 1982 年 8 月死亡，生存期为 1 年半左右。

　　原按：小儿白血病几乎占儿童期恶性肿瘤 50% 以上，急性的自然病程平均为 3 个月，一般不超过 6 个月，很少有超过 9 个月的。以上两例经中西医结合治疗，生存期均延长至 20 个月左右。尽管疗效不能令人满意，但也有一点近期效果。对此难治之证，目前力图逐渐提高疗效。郁文骏等在翻阅国内外大量有关资料后，结合临证体会，筛选有效方药，治疗病例逐渐增多。后又发现苦乔木和鸦胆子联合应用，并与扶正抑癌汤共同使用，对于急性白血病的生存期已有延长至2年以上的病案，对于慢性白血病小儿亦有3年以上者，特别是成人患此病时，配合化疗，疗效更好一些。总之，本病预后凶险，尚须不断研究，敢于实践，为提高疗效而继续努力。

（选自《静安慈幼心书》第236页）

后学点按：案一为气血俱虚夹毒证，治疗当益气养血、清热解毒，方可选用圣愈汤、两地汤合方应用。取人参（用生晒参或红参为宜）、黄芪益气，又能甘温退热；川芎、当归、芍药、熟地黄、阿胶养血；玄参、地骨皮清热解毒，又能存阴退热，共奏益气养血、清热解毒之功效。

案二为肝肾阴虚夹毒，治以滋补肝肾气血、清热解毒，方选大补阴丸与河车大造丸合用。大补阴丸中黄柏、知母皆苦寒坚阴之品，能平相火而保真阴；熟地黄、龟甲滋阴潜阳，壮水制火，在大补阴丸基础上加紫河车、人参、杜仲、天冬、麦冬、茯苓、牛膝。以紫河车大补精血，即"精不足者，补之以味"之意，余皆加强滋补肝肾之味。

启迪后学：本病的症状是以急进性贫血为主，可伴随有出血（以鼻衄、牙龈出血为常见）、发热、淋巴结肿大、肝脾肿大或不肿大等症状，部分患儿骨节疼痛。因此，中医有虚损、血证、热劳、急劳、癥瘕、瘰疬、温热病等说。王老认为，能反映本病特点的，似属《外科正宗》所载的"失荣"范畴较为确切。因失荣的主证为颈项瘰疬日渐肿大，坚硬如石，固定不移，出血紫癜，乏血渐衰，形容瘦削，如树木失去荣华而获名。《外科正宗》对此证治疗提出益气养营、和荣散坚法则，也是符合临证实际的。按临床实际一般可分为气血两虚兼毒热和肝肾阴虚兼热毒型，分别以"益气养血，清热解毒"和"滋补肝肾气血，清热解毒"为治则。王老认为，单纯的辨证论治，除个别病例获得远期疗效外，多数只能缓解某些症状，延长其生存期（无论急性、慢性、各种不同的细胞病理类型），疗效并不满意，若将中西医学理论相互渗透，扬长避短，既掌握辨证治则，又能精选具有特定疗效的药物，确实能提高疗效，即所谓"立法是原则，关键在选药"，此为一也；辨病与辨证相结合，清热解毒是祛因，调治气血肝肾是对证，两者不可偏废，此为二也；证型不宜分之太多，症状表现较多时要分清主从，随证加减即可，对于急性白血病，更应中西医结合，尽力挽救，此为三也。

目前对本病有缓解作用的药物有青黛、乌骨藤、豨莶草、墓头草、柳树根、焦山栀、紫草根、藤梨根、排风藤（白英）、山豆根、苦荞头、猪苓、重楼、喜树果、龙葵、鸦胆子、白花蛇舌草、半枝莲、紫丹参、猪殃殃、蛇六谷、黄药子、山慈姑、狗舌草、徐长卿、核桃枝、蟾蜍煮鸡蛋（蟾蜍以清水洗净，剖腹去内脏，放入鸡蛋一个，缝合，水煮 30～40 分钟，食鸡蛋，连用 7 天）、抗白丹（雄黄、巴豆、生川乌、乳香、郁金、槟榔、朱砂各等份，以大枣为丸）、六神丸、犀黄丸、肿节风片等，均可在上述方中再选用此类抗白血病药物数味，或配合单验方应用。另有肝脾肿大者，加用鳖甲煎丸；或加柴胡、青皮、麦芽、牡蛎、夏枯草、瓦楞子、鸡内金、半枝莲、丹参、红花等疏肝清解、活血化瘀、软坚散结之品。出血者，加用仙鹤草或三才汤。热毒甚而热不退者，加服犀角或犀黄丸，或兑服紫雪丹。口腔溃烂者，加用儿茶，内服外涂，或再吹冰硼散、锡类散。骨关节酸痛者，加用秦艽、威灵仙、台乌药等。舌苔厚腻，食欲欠佳者，加薏苡仁、砂仁、京半夏、麦芽、鸡内金、焦山楂等。舌质或皮下有紫癜者，加丹红饮或失笑散。淋巴结肿者，加夏枯草、昆布、海藻、皂角刺。多汗者，加浮小麦、生牡蛎、麻黄根等。本病多病情危急，预后差。临证应仔细参详，随证论治，努力为患儿解除痛苦。

## 医话

### 闻道有先后，术业有专攻

韩昌黎先生在他的名著《师说》一文中提到，"闻道有先后，术业有专攻"，激励了后代无数学子为此而上下求索。近几年来通过观察中医、西医、中西医结合三种诊疗方法客观存在的事实，其各自领域都有各自的专家、教授，虽然研究的对象都是人类，但由于历史的原因，在对人体生理、病理认识论上不尽相同，因此，在理论体系和治疗方法上出现碰撞、互补、渗透，因此我对韩愈的这两句话有了进一步的理解。在科学技术飞速发展、各学科互相渗透、生命科学已成为 21 世纪支柱科学的今天，三种医学模式同时并存，同等重要，共同发展，各自都有"术业有专攻"的专家，如能与时俱进，相互借鉴，相互启发，共同为揭开人体生命之奥秘而努力，创造出更多能征服疾病的方法，这是时代赋予我们的使命，也是一种必然的趋势，无须争吵不休，更不必站在不同角度上试比高低。对于发展中医，既然已写进了《宪法》，几代国家领导人都曾为继承、弘扬和发展中医题词、讲话，那么摆在我们面前的，应该是在打好中医"底气"上下功夫，在疗效上显神通，专心致志，切忌浮躁，爱岗敬业，成为一名受人民尊敬和信赖的、医德高尚的、有真才实学的中医药专家。在这方面，我认为成都的王小儿——王静安主任医师就是值得我们学习的典范和楷模，这也是我们中华中医药学会儿科专业委员会在四川省和成都市各级领导的关怀和厚爱下，提供如此好的条件，从祖国的四面八方云集蓉城，来向已届耄耋之年的王静安先生求教、问道，向四川省成都市中医及中西医结合儿科界同道学习、交流的初衷和夙愿。

**一、医德高尚　名誉全国**

我与王静安先生相识，大约是在 1981 年春，于北京中国中医研究院西苑医院王伯岳（已故）先生家里。因为两位王老都曾在成都行医，是多年的故交。我与南京中医药大学的江育仁教授相识是从 1975 年 5 月 4 日开始的，当时为筹备全国首届中医药学会成立，应邀参加审阅全国征集学术论文发言材料，住颐和园介寿堂，前去拜访王伯岳先生，适逢久慕大名的江育仁教授在王伯岳先生家共同切磋学问。我在三位老前辈面前是晚辈，是学生，我始终本着韩愈在《师说》文中讲的，"生乎吾前，其闻道也固先乎吾，吾从而师之；生乎吾后，其闻道也亦先乎吾，吾从而师之"的精神，拜他们为师，经常请三老解惑、答难，受益之多，大有"听师一席话，胜读十年书"之感。对王伯岳先生、江育仁先生，我已有专文论及，对王静安先生，为开好此次会议，也是在我任职儿科专业委员会主任委员期间要完成的夙愿。

在我与静安先生相识 20 多年的"忘年之交"中，使我亲眼看到了他为人朴实无华、严以律己、宽以待人、无欲无求、以诚信为本的美德，朋友遍及全国；在作人上，他既有坚定的原则性，又有灵活的包容性和四川成都人独有的讲话诙谐、幽默，与他相处，我感到是一种享受，总觉得促膝谈心的时间甚短，求师问道的机会难得。20 多年来，差不多每年都有见面的机会，每次见面，除他在会上介绍的经验心得外，更多的是我们彼此谈心、相互切磋、请教问题，从他身上我学到了很多在课堂和书本上未学到的东西。特别是王老"广交朋友、体恤民情、有求必应"的高尚医德，和"顾全大局、虚怀若谷、与时俱进"的进取精神，给我留下了难以忘怀的深刻印象。记得 1982 年 9 月 20 日至 9 月 28 日，于成都市7237 部队招待所，参加由人民卫生出版社组织编写的我国当代第一部大型中医儿科专著——《中医儿科学》（王伯岳、江育仁主编，1984 年 6 月出版，1368 千字）的定稿会议，静安先生并未参加编写工作，但他认为这是为振兴中医儿科事业迈出的坚实一步。那时学会尚未成立，一切会务工作都是由静安先生与侯占元院长承办。那时起，我就听成都人见了静安先生都叫"王爷爷"，不论静安先生走到哪里，哪里人都像见了"活菩萨"，无拘无束，亲切与他攀谈起来。上至一些省、市领导，下至饭店、宾馆的服务员，以及有些旅游点的工作人员，都与王老半开玩笑半谈病，一问一答叙家常。可见静安先生在成都人心目中受到何等敬重。十多天的时间，王老一直在会上，做好后勤服务工作，任劳任怨，直至把各地专家送走，甘做无名英雄。以后我发现，不管到哪里开会，哪里都有王老的朋友，且多半都是王老诊过的患者，为报答他的救命之恩，扶老携幼，全家人都来看望这位远道而来的"亲人"，在山东潍坊、济南、青岛、烟台、威海……似乎都有王老的熟人和朋友，以后到北京、南京、上海、杭州、广州、深圳、珠海、天津、庐山、大连等地开会，都有远道赶来向王老求诊者，王老从不拒人于门外，总是不厌其详地询问病情，交代如何护理、如何煎药，百问不烦。1999 年 7 月，王老专程到潍坊市来传授他的经验，坐诊于百寿堂，病家奔走相告，络绎不绝，排队挂号。尽管王老满口四川话，山东人听起来很吃力，有时我还要为他当"翻译"，但不长的时间，王老即"入乡随俗"成了地道的潍坊人了。他对一些乡下来的求诊者，将由他研制、成都中医医院生产的小儿退热良药——清凉丹全送给了患者。以后患者又要此药，说服后效果很好，王老得知后，又从成都寄来 20 瓶，分文不取地送给了病家，感动得病家热泪盈眶。静安先生几次到潍坊来，潍坊的患者还有专程去成都请王老诊治者，彼此之间由于常来常往成了很好的朋友。这种植根于群众之中，心系病家安危的医生，才是值得人民信赖和称颂的大医。

静安先生不但医德高尚，誉满全国，深受人民群众的爱戴，值得我辈学习，而且在同行之间，从不贬低别人、抬高自己。他谦虚谨慎，虚怀若谷，年近耄耋仍笔耕不辍，认真总结临床经验，虚心学习别人的长处。自 1983 年 9 月中华中医药学会成立以来，王老几乎所有的会议都争取参加，除非与政协会议、高评委会议冲突实在不能参加，每次出席会议，他都带头发言，斩钉截铁、单刀直入地掘挖自己一生锤炼的肺腑经验，使每位与会者都受到教益。

有些单位、厂家、晚辈等让他题字留念，在落款时，他总是写上"成都小儿王静安"这几个字。"从来不写小儿王，本姓王字居中央，自己爱小不爱大，无须报上去宣扬。"正如王老在《王静安临证精要》开卷明义第一篇中提到的，"济世活人，以德为首""虽有活人之术，而无慈人之心，亦不能赢得病家尊重""虽有名气一点，万不可盛气凌人，让人敬而远之"，这确是静安先生给自己的写照。

## 二、功底扎实　厚积薄发

王静安先生是真正的中医临床家，启蒙于蜀中名医廖有庚先生门下，后又从师儿科名家谢铨熔老师，潜心研习儿科，复又受业于曾彦适、蒲湘澄等诸名医拜师学艺，在临床实践中边干边学，从一般病到疑难症，从针灸推拿到丸散膏丹制作及中药炮制技术，无不精究细研，亲自动手，医药兼学。在由失败到成功的多次磨炼中，逐渐名噪蓉城，进而名闻全国。王老没上过大学，但他有在大学里学不到的本领。王老未参加过大部头书籍的编写，他已出版的《静安慈幼心书》《王静安临证精要》，虽都是10万字左右的薄册子，却熔铸了他临证60余年来厚积薄发的经验之谈。《静安慈幼心书》余尚未过目，《王静安临证精要》总论讲了七条，除第一条讲医德外，余六条均系王老结合自己的临床经验讲辨证论治的重要性。其中有些论点，正击中当前中青年中医临床疗效提不高的要害。如"临床诊病，非如教科书所言，病证典型相见，往往寒热错杂，虚实交结……须心中有数，临阵不乱，方能抓住主要矛盾，找准病机，于选择方药"。尤其是王老在第五条、第六条、第七条中讲的，我认为都是些中肯的经验之谈，如"古人说用药如用兵"，组方必须熟悉药性，方可调拨自如，理法方药必须丝丝入扣，方能体现出辨证论治的精髓，理明、法合、方对、药效，否则就是"有理不讲""有法不依"，方不对证，药必不效。在这个问题上，我认为当前存在的问题不少，特别在中医学教育上存在着严重的脱节倾向。

王老讲："一草一药如一兵一卒，必熟悉其性味、归经、升降浮沉、开阖补泻、大毒、小毒，以及炮制后的药效等，才能对药了如指掌，做到用兵如神。"而我们学院的毕业生，在学校里《中药学》讲了中药，《方剂学》《炮制学》《药材鉴别学》也讲了，为什么到了临床上一不能认药，二不懂炮制，对中药饮片拿到手里都感到陌生，互相都不认识叫什么，更不用说懂得如何炮制了。似乎中医系的学生不认识药、不会炮制药是天经地义的事，只是中药系毕业的学生应具备的素质。而中药系毕业的学生分配至药剂科，称药、配药、炮制药却认为应该是由工人来干的，颇有"大材小用"之慨，不安心于药房的工作。在学校学的气相、液相、薄层扫描等在药剂科又用不上，某些管理人员天天在叫喊"医药分家"，干药的连自己的归宿、去向都搞不清楚，因此也就不愿意提这个"秤杆子"，不安心本职，愿跳行跑传销，愿到大药厂去干，不愿到药房干，这种局面如不改变，不但造成国内中药萎缩，而且已经影响到了国外。我 5 次去澳大利亚，在墨尔本先后跑了 40 多家中医诊所，所用中药几乎全是香港进口，药品商加工后的饮片都讲花色好看，不讲药效如何，都是张锡纯的衷中参西用药习惯，什么酒炒、醋炒、米泔水炒、鳖血炒、蛤粉炒、童便炒、羊脂油炒……连我们跑出去的博士生、硕士生都不会做，难怪在澳洲，绝大部分的诊所王不留行子都是生用了。患者反映"煎了半个小时还像石头一样硬"，其疗效又如何体现呢？马兜铃生用，导致患者恶心、呕吐；罂粟壳不去子、不炙用，导致患者眩晕、呕吐、手麻、眼花，经常被澳大利亚药物管理局（TGA）所查封，造成了中医药立法的困难。这些在学用结合上的严重脱节如不克服，光看毕业论文，不重实践应用，又如何"接轨"，如何冲出亚洲、走向世界呢？在大城市和国外如此，那么在农村，中医和中药脱节的现象恐怕更为严重，难怪有的老前辈感叹地说"我们是一代完人"，意思是说"一代完蛋的人"，从某种现象来看，这种悲观情绪，不是事出无因的。因此，我认为中医要振兴，必须抓教育，教育要改革，必须克服理论与临床脱节的问题，不能光在高学历上做文章，克服在学术问题上的"腐败现象"，应该是培养些中医基础理论掌握得牢，专业思想巩固，动手能力强，针与灸结合，医与药结合，创新意识强的实用型人才。我们要的是推陈出新，而绝不是弃陈出新，更不是灭陈出新。要像王静安先生那样，不为名，不为利，一心要脚踏实地，要练好"内功"，把中医的"底气"打牢，才能总结出像自制新方止呕和胃饮治疗外感呕吐，荷叶茅仙汤治疗小儿鼻衄，吹口丹治疗口腔糜烂，清肝汤治疗眨眼多动症，清心导赤汤治疗小儿夜啼，清凉丹治疗小儿高热等，这些疗效可靠的方剂，无愧于时代赋予我们的使命。

### 三、诲人不倦　循循善诱

二十多年来，与王老相处的日子里，我从他身上学到了不少好的用药经验。

依我的感觉看，王老是位十分务实的临床家，他对药物和古方的化裁有其独到之处。如王老不愿多用甘草，认为甘草有碍湿满中之弊，特别是对小儿脾胃虚弱、湿邪中阻者，更应注意。然治疗心律不齐用炙甘草汤、治疗腹痛用芍药甘草汤，甘草又不可不用。健脾不用南沙参、黄芪、白术，因其补而偏盛，常代之以鸡内金、白豆蔻、炒怀山药、炒谷芽、炒麦芽等醒脾益气之药，小儿阴虚烦渴少用沙参、麦冬、玄参之属，而常代之以苇根、天花粉、石斛、知母之品；小儿咳嗽不用杏仁，即使麻杏石甘汤、杏苏散也不用杏仁，因杏仁苦降，易损伤小儿元气。查李时珍《本草纲目》谓："杏仁酸、热，有小毒，生食多伤筋骨。"寇宗奭曰："凡杏性皆热，小儿多食，致疮痈膈热。"看来王老对杏仁的应用是查阅了不少文献，又结合自己的临床经验而提出来的。

在去年大连会议上，王老向全体与会代表传授了他治疗小儿湿疹重用乌梢蛇的经验，小儿每次乌梢蛇用量可达30g之多。我当时感到有些惊奇，回到山东后，翻阅了历代本草，皆言乌梢蛇甘平无毒，功同白花蛇，能透骨搜风、攻毒定惊，主治诸风顽痹、皮肤不仁、风瘙瘾疹、浮风湿疮等症。因此蛇性情温和，不像白花蛇具有毒牙，性猛伤人。乌梢蛇属无毒蛇，多栖息于芦丛中，头圆尾细，眼有赤光，虽死不陷，目光死后如活，其用量可倍，如炒研细末，用黄酒送服，治小儿肢体瘫痪颇有功效。我根据王老在大连会上的介绍，又参考他的《王静安临证精要》，近来用此经验治疗顽固性湿疹伴有瘙痒无度者共5例，重用乌梢蛇20～30g，金银花、连翘、蝉蜕、牡丹皮、赤芍、紫草、生薏苡仁、土茯苓、白鲜皮、黄连、大青叶、蜈蚣等，取得了满意的效果。

应用的第一例，是胶东半岛文登小官村来的一个渔民的孩子，杨某，女，4岁，自生后，口面及下颌部经常起丘疹，流水、糜烂、瘙痒，破后易感染，诸药治疗无效，逐渐由湿变干，延及四肢，用上方15剂，皮损基本消失，夜间也能安枕入睡，嘱其避海风、少食鱼虾之类，至今已观察2个月余未曾发作。该女孩之父亲又介绍3例湿疹患者来诊，1例鱼鳞病患者，延余治疗，湿疹3例皆愈，鱼鳞病已明显好转，正在观察治疗中。

另外，王老治疗小儿眨眼与水疝之方，我也应用过数例，认为此二方疗效比较明显，虽然例数不多，尚未进行深入细致的观察，但对小儿眨眼从肝、肺、胃经着眼，认为属风热夹湿多见，用清肝明目、燥湿息风的菊花、金银花、蒺藜、龙胆草、金钱草、蝉蜕、荆芥花、钩藤、黄连、陈皮、竹茹、石斛等组方，于清肝的同时兼顾肺胃，思路很对，疗效颇佳。用自制疝气温经消液汤（吴茱萸、炒小茴香、川楝子、台乌药、广木香、青皮、陈皮、炒香附、泽泻、薏苡仁、安桂等），外用陈皮、陈艾、石菖蒲、小茴香、吴茱萸洗方，也曾治愈 1 例在早春园住的鞘膜积液小儿，均来自王老的传授。其他如王老传授我的治疗心律不齐、心动过缓、胸痛彻背、背痛彻心重用当归、川芎，少用桂枝通阳，佐以麦冬顾护心阴；五花明目汤（金银花、菊花、密蒙花、蝉花、红花）治疗各种眼疾，大人、小儿暴聋重用柴胡、盐炒知母、盐炒黄柏等，还有待临床进一步效法试用。

"名医不废外治""外治之理即内治之理"。王老在用内治法的同时，常喜用外治法配合。他诊治小儿病眼疾手快，几乎在手挥目送间就能看透小儿病情的症结所在。他日诊百余人，我想主要靠的是厚积薄发、日积月累、已成竹在胸的实功夫和真本事。王老治病方法颇多，内治、外治兼施，凡目睹过王小儿临诊者，都可能得出一个结论，即他不等患儿同意与否，令其床上一躺，背腹各推 21 次，其速度之快，手法之妙，是我等望尘莫及的。其他诸如外敷、烫洗、膏贴、温脐、点刺等法，都散见于其总结的病例之中，值得我辈很好效法。

我虽不是王老的入室弟子，但王老给予我的厚爱和教诲是我没齿难忘的。在王老身上我除学到很多宝贵的经验之外，更使我敬佩的是他的医德、医风和对事业的执着追求，以及他对年轻人的提携和培养，对学会工作的热心和投入。自深圳会后，王老由于过度疲劳，曾因中风而住院，但由于他有着坚韧不拔的毅力，在不长的时间内已恢复如初，这种与病魔做斗争的必胜信心和坚持体育锻炼的恒心，都是值得我辈学习的。

（纪念王老八十寿辰、全国第十八届儿科学术大会发言）

全国著名儿科专家

原中华中医药学会儿科专业委员会会长　张奇文

## 大家风范，医家楷模

王静安老师自幼立志学医，钻研岐黄之术。晨昏勤读《素问》《伤寒论》等中医经典著作，又遍访名师，虚心求教，勤学苦研，博采众长，故能入室探奥，尽得真传，数十年悉心运用于临床，持之以恒，医术精湛，经验丰富。尤擅儿科，常能力挽危证，化险为夷，救治患儿无数，慕名登门求医者摩肩接踵，络绎不断，日诊百余人，名扬川中。被尊崇为全国名中医，享有"王小儿"之美誉。

王老历六十余载临床实践，擅治小儿常见病、多发病，不囿于师承，集各家之长，又创用推拿内外合治，运用不同手法操作，或补或泻，去滞开结，扶正祛邪，能使气机通畅，调节患儿生理功能，既可祛病，又能强身，使患儿抵抗力增强，健康发育，诚为广大病儿及家长的福音。

先生虽耄耋之年，仍寝馈岐黄，手不释卷，著书立说，老犹不辍。医道益见精深，师古又创新。擅治疑难重证，匠心独具，常能另辟蹊径，创立新法，选方用药辄能得心应手，疗效卓著，屡建奇功，活儿无数。终身倾心带教，培育中医骨干人才众多，为中医事业的持续发展做出重大贡献。

王老热爱中医事业，矢志以解除患者疾苦为己任。医德医风高尚，深受病家颂扬，仁心仁术，治病救人。在医、教、研各方面躬身立行，成绩突出，屡受国家及省级奖励，享受国务院颁发的特殊津贴。

20世纪80年代，眼看儿科乃小科，经济效益差，在全国中医小科日渐萎缩、人才大量流失、后继乏人的颓势下，王老振臂奋起，联络中医儿科界老前辈及中青年学者，创建了中国中医儿科学会，被选举担任学会副会长。20余年来，领导、筹备、参加年会学术活动，以身作则，不顾诊务繁忙，年老体弱，甚至抱病而来，亲自执笔，积极撰写学术论文，带领后辈认真进行学术交流，相互切磋医术，并做手法示范，中国中医儿科学术会议年年举办，参加者踊跃，会风严谨，内容精练翔实，大大提高、发扬了全国中医儿科的学术水平，并造就了一批后起之秀。有名师的指导，中青年学者迅速成长为名医、教授，在临床、教学、科研第一线发挥了很大的作用，壮大巩固了中医儿科医生的队伍。20余年来，中医儿科学会能力挽狂澜，团结全国各地广大老中青医师，共同努力振兴中医儿科事业，这些均基于学会的领导核心——德高望重的老专家和中年精英的锐意进取，敬业爱会，以身作则，无私地奉献出自己数十年苦研而得的高超学识、医术和丰硕成果。王老更是名老中医的优秀代表，大师风范，实为我辈后学者学习的楷模！衷心钦佩，在此深深致敬！

全国著名儿科专家　原中华中医药学会儿科分会副会长<br>王霞芳

## 继承大师经验　发扬中医学术

国医大师王静安教授是我国著名的中医儿科专家，学验俱丰，德高望重。今逢王老 84 寿辰庆典，并召开学术经验研讨会，特致热烈祝贺，祝王老身体健康，寿比南山，福如东海，桃李满天下，泽被千千万。

王老是我们十分敬仰的中医老前辈，他医德高尚，医术高超，在成都乃至蜀中妇孺皆知，在群众中具有很高的名望。在王老身上，真正体现了中医的生命力。中医的生命力是什么？是临床疗效。王老看病，一切从实践出发，从临床疗效出发，理法方药，推拿按摩，从小儿的生理病理入手，从疾病的治疗效果着眼。王老看的病，疗效好，副作用小，患儿及家长易接受。疗效好，才有群众基础，才会半夜开始排队。群众求的是什么？患者求的是什么？是疗效，是希望尽快把病治好。

中医之所以有生命力，有群众基础，就是因为有疗效。我们现在许多人，特别是我们中医队伍中的一部分人员，认为中医疗效不好，不如西医。这里面有两个问题：一是西医有西医的长处，中医有中医的长处，西医是科学，中医也是科学，可以互补，而中医的蕴涵更加博大精深，需要深入地钻研，长期地体验。二是认为中医疗效不好，不是中医本身的疗效不好，而是我们中医一部分医生没有在辨证论治上、在理法方药上、在中医综合疗法上求精求活，没有把中医的精华特色发挥到极致，因此也就没有发挥出中医的疗效。是我们医生本人的疗效不好，非中医疗效不好也。非彼不能也，是我不能也。请看我们的国医大师，他们才是中医生命力的体现。中医有没有疗效，实践是检验真理的标准，群众是检验标准的风向标。群众求的就是疗效。

我国有位著名的中医理论家，他认为中医辨证论治有三个阶段（即三个境界）：第一阶段叫作"对号入座"，即初入门的中医，在临证时往往根据教科书的证候分类、寒热虚实、阴虚阳虚来分证治疗，叫对号入座。在此有必要说明，风行一时的辨证分型这个"型"是桎梏中医的枷锁，与证候分类的辨证论治不可同日而语，但自觉不自觉的还有人讲"辨证分型"，这种分"型"成习惯了，中医就停止发展了，中医的水平也就到此为止了。好在证候分类的辨证对号入座阶段还有发展的空间。因此到第二阶段，由辨证的对号入座进入"机圆法活"，这是因为疾病不是一成不变的，疾病在变化，治法也要随之而变化，这是辨证论治的高一层次，也就是我们中医的辨证论治水平提高了一个境界，对疾病规律的掌握、疾病治疗的把握能够"机圆法活"，善于变化，疗效自然也会提高。第三阶段是"非法为法"（我把它稍稍改为"不法为法"，不以成法为法，不以现法为法），更加运用自如，掌握疾病治疗的主动权，这是辨证论治的最高境界，应该说这才是中医的精华所在，才能把中医发挥到极致，才是大师级的水平。上工治未病，何谓上工治未病？一是预防疾病的发生，以预防为主；二是治法先机，在疾病发展的每一过程中都能把握先机，治未病，治病之先，这就是不法为法，这才是大师具备的精湛医技，这才是真正的中医精髓。

我们既然立志学中医、做中医，为什么不把自己提高至大师水平呢？为什么不深入精髓呢？这就需要学习，深入地学习，要学习大师们的经验，要有悟性，要一切从实际出发，从实践入手。首先要对中医有信心，要钻研，梅花香自苦寒来，不要把中医想得太简单，中医的科学内涵博大精深，不要浅尝辄止，不要一知半解，更不要不懂装懂，横加指责。

现在，我们有一部分"科班"出身的学士、硕士、博士，以至教授博士的教授，在中医面前则大谈西医，到了西医面前则大谈中医，但是，偏偏见了中医不敢谈中医，见了西医不敢谈西医。显而易见，西医是他的弱项，在真正的西医面前他不敢班门弄斧。然而，中医应当是他的强项。如果，我们最高学历、最高职称的中医不敢面对中医的话，那我们中医队伍又如何去发扬中医？群众又会如何看待中医？俗话说：半桶水，荡得狠。我们应当把水装满，装满了就不荡了。这样，我们不但敢于见公婆，也不怕见媳妇。

我们的中医大学生20多岁本科毕业就要进入医院，进入临床，要学习大量的西医知识，这无可厚非，是好事不是坏事。但如果学了西医就忘了中医，到30岁以后还不是转回头好好钻研中医，到40岁他就对中医没有体会，50岁时人们就不会认为他是中医，60岁就成不了名中医、名老中医。我们说三十而立，四十而不惑，五十而知天命，六十而随心所欲，这个话用到中医的三个境界上也是十分合适的。在中医院校读书的时候，应当认真学好中医理论，学好中医知识，打好坚实基础，到了30岁时要立足在中医上，所谓三十而立；四十了，更应坚定信念，至少要能熟练地"对号入座"；五十了，才会对中医有深切的体验而"知天命"，做到"机圆法活"；六十了，才会"随心所欲""不法为法"。六十以后，才能运用自如地发挥中医的水平。回顾我们的国医大师，大概都有类似的经历。医学是一门经验科学，无论西医、中医都是如此，只有经历才有经验，只有坚定信念和不懈努力，才能达到最高的境界。只有在那崎岖小路上不断攀登，才会到达光辉的顶点。

乘风破浪会有时，直挂云帆济沧海！让我们以国医大师王静安为榜样，脚踏实地，做好继承工作，把中医事业发扬光大。

全国著名儿科专家　原中华中医药学会儿科分会副会长、秘书长

深圳市儿童医院　朱锦善

## 独特方剂、药物及诊断

### 经验效方

"发展中医在于创新"是王老突出的学术思想。在继承前辈先贤的基础上，结合自己几十年的临床实践，王老创制了大量新方，经传人、学习者验证，新方疗效肯定。所集效验之方，经王老亲审入载上海科学技术出版社《实用中医儿科学》第2版，按肺系疾病、脾系疾病、肾系疾病、肝系疾病、心系疾病、内科杂病、五官疾病、皮肤疾病排序。每一方后的"组成"记录验方的药味数量；"主治"指出适应病证；"加减"显示临证化裁方法；外治方则加有用法用量；"小按"简介病因病机、治法治则，从此四个方面总结王老的用方经验。

#### 1. 清宣导滞汤

［组成］石膏15～60g，白薇30g，青蒿15～30g，天花粉9～15g，桑叶10g，赤芍6～9g，柴胡6～9g，荆芥9g，黄连3～6g，山楂9～15g，神曲9～15g，槟榔6～9g，板蓝根15～30g。

［主治］外感发热，鼻塞，流涕，或咳嗽，咽红，汗出或无汗，舌红，苔薄黄，脉浮数。

［加减］高热持续不退或苔黄厚腻，或有热甚生风趋势者：可配紫雪丹或牛黄解毒片，服药时间以晚上19—21时效果最佳。

**小按**：本方清气宣肺，消积导滞。紫雪丹服法：2岁以下患儿1支分2次服，

2 岁以上者服 1 支，凉开水冲服。

### 2. 六耳清肺汤

［组成］青蛙草 15g，肺经草 15g，五皮草 15g，兔耳风 15g，六月寒 15g，枇杷叶 15g，蜜炙后煎汤内服。

［主治］久咳不止，肺热咳嗽

［加减］积食加山楂、神曲；痰多加半夏曲、莱菔子。

小按：诸药合用，止咳祛痰之力强，可使风邪祛、肺气宣，咳嗽可平。加入蜂蜜后肺络得以滋养，肺润热清，久咳可止。

### 3. 清热涤痰定喘汤

［组成］荆芥 9～15g，炙麻绒 9～15g，石膏 15～30g，黄芩 9～15g，葶苈子 9～15g，炙百部 12g，炙款冬花 15g，苏子 9～15g，苇根 30g，炙金沸草 15g，半夏 6～9g，神曲 15g，射干 9g，橘络 9～15g，山楂 15g。

［主治］哮喘发作期的咳促气紧，咳喘哮鸣，声高息涌。

［加减］痰多加竹茹、天竺黄。

小按：本方清热涤痰、宣肺定喘，切中哮喘痰热留伏，肺、脾、肾三脏功能失调的主要病机。

### 4. 补虚化痰汤

［组成］党参 9～15g，黄芪 9～15g，防风 6～9g，白术 9～15g，茯苓 9～15g，半夏 6～9g，化橘红 6～9g，桂枝 3g，干姜 3g，苏子 9～15g，山楂 15g，神曲 15g。

［主治］哮喘缓解期食少、汗多、易感冒、喉间痰鸣时作。

［加减］尺脉沉可加杜仲、山萸肉。

小按：本方健脾、补虚、化痰，解决哮喘缓解期正虚痰伏之主要矛盾。

### 5. 清宣宁嗽汤

［组成］荆芥 9g，炙麻绒 9g，炙百部 12g，炙旋覆花 15g，炙白前根 15g，苇根 15～30g，橘络 9g，黄连 6～9g，山楂 15g，枳壳 9g，桔梗 9g。

［主治］咳嗽，咳声重浊，喉痒，咯痰稀薄色白，常伴鼻塞，流清涕，无汗等表证，舌苔薄白，脉浮。

［加减］痰多加紫苏子、莱菔子。

小按：本方宣肺解表，适合风邪束肺咳嗽。

**6. 清肺化痰汤**

［组成］荆芥 9g，石膏 15 ~ 30g，黄芩 9g，瓜壳 9 ~ 12g，半夏 6g，炙百部 12g，炙款冬花 15g，炙旋覆花 15g，山楂 15g，神曲 15g，桔梗 9g。

［主治］咳嗽，痰多稠黏或为黄痰，咳吐不爽，面赤，或有身热，口干，舌苔薄黄腻，舌质红，脉滑数。

［加减］痰多加竹茹、竹黄。

小按：本方清肺化痰，适合肺热痰壅咳嗽。

**7. 宣肺化湿汤**

［组成］苇根 30g，冬瓜仁 30g，黄连 10 ~ 15g，荆芥 10g，炙百部 12g，炙款冬花 15g，炙旋覆花 15g，炒麦芽 15g，桔梗 10g，滑石 30g，木通 10g，紫苏叶 10g，炙麻绒 10 ~ 15g。

［主治］咳嗽，缠绵反复，口苦或嘴里有异味，胸闷腹胀，尿黄，大便黏滞不畅或燥结。

［加减］胁肋胀痛加金钱草、虎杖。

小按：本方清化湿热、祛痰止咳，适合湿热蕴肺咳嗽。

**8. 滋阴润肺饮**

［组成］南沙参 15 ~ 30g，麦冬 9 ~ 15g，知母 10g，天花粉 10g，百合 15g，炙百部 12g，炙紫菀 15g，炙枇杷叶 15g，桔梗 9g，山楂 15g，神曲 15g。

［主治］干咳，痰少黏白，或痰中带血丝，或声音逐渐嘶哑，口干咽燥，口干，舌质红，少苔，脉细数。

［加减］痰黏难咯，可加川贝母、浙贝母。

小按：本方滋阴润肺，化痰止咳，肺阴不足。

**9. 健胃运脾汤**

［组成］苏梗 9g，陈皮 3g，苍术 9g，广木香 3g，黄连 6g，白豆蔻 9g，木通 10g。

［主治］泄泻。大便次数增多，粪便稀薄，甚至水样便，但无脓血和里急后重。

［加减］泻下腐臭，口臭纳呆，加大腹皮、槟榔、山楂、神曲、麦芽、谷芽；

大便如水，黄绿色多，或伴黏液，小便黄少，舌红苔黄腻，加黄连、黄芩、车前子、马齿苋；兼外感发热，加葛根、紫苏叶。胃寒者，加砂仁、草果；脾气虚者，加米炒山药、米炒白术；脾气下陷者，加党参、苍术、升麻。

**小按**：本方健脾醒中、运脾渗湿，切中泄泻是脾虚湿盛、脾失健运的病机特点，适用面广，可加减治疗各种泄泻。

### 10. 消积化湿汤

〔组成〕马兰 10g，车前草 30g。

〔主治〕饮食积滞，脘腹胀满，腹泻。

**小按**：本方有消积化湿、健脾和胃之功。

### 11. 二马汤

〔组成〕马齿苋 30g，马蹄草 30g，捣汁加红糖，兑温开水服用。

〔主治〕腹泻，痢疾，脘腹胀满。

**小按**：有清热解毒、消食和胃之功，再和以性温的红糖，适合小儿柔嫩之体，邪祛正复，泄泻得止。

### 12. 温中降逆汤

〔组成〕丁香 3g，吴茱萸 3g，高良姜 6g，黄连 3g，姜竹茹 9g，苏梗 9g，白豆蔻 6g，神曲 15g，广木香 6g，代赭石 30g，柿蒂 9g。

〔主治〕小儿呃逆。

〔加减〕气虚者，加川明参、苏梗。

**小按**：本方温中降逆，符合胃失和降、胃气上逆的病机。

### 13. 通锁方

〔组成〕生大黄 6g，熟大黄 6g，九制香附 10g，蜂蜜 2 匙，煎汤频服。

〔主治〕初生儿大便不通。

〔加减〕便干者，酌加胖大海、麦冬。

**小按**：本方通腑清热、行气润燥，攻下不伤正气，符合小儿脾胃薄弱、机体稚嫩的特点。

### 14. 和胃消食汤

〔组成〕藿香 10g，陈皮 6g，茯苓 15g，炒麦芽 15g，苍术 10g，白豆蔻 5～10g，山楂 15g，神曲 15g，鸡内金 10g，枳壳 10g，槟榔 10g。

［主治］不思乳食、拒进饮食，形体较瘦，面色无华，舌质淡，苔腻。

［加减］脾胃虚弱者，加南沙参、山药。

**小按**：本方和胃醒脾，佐以消导，可使脾健湿化，开胃进食。

### 15. 清胃益脾汤

［组成］黄芩 9g，陈皮 6g，竹茹 12g，白豆蔻 9g，苍术 6g，木通 9g，连翘 10g，车前草 30g，草果 10g，炒谷芽 30g，炒麦芽 30g，神曲 10g。

［主治］口角流涎。

［加减］虚寒，加炮姜、益智仁。

**小按**：治疗滞颐以脾胃为中心，分虚寒与实热两种。本方清热泻脾，针对实热壅遏。

### 16. 温中顺气汤

［组成］木香 6g，香附 10g，沉香 6g，白豆蔻 6g，高良姜 6g，苏梗 9g，黄连 3g，厚朴 9g，延胡索 12g，苍术 6g。

［主治］小儿胃脘疼痛。

［加减］脾胃虚弱者，加党参、山药。

**小按**：本方温胃散寒、理气止痛，偏于治疗寒邪客胃，寒凝气滞胃痛，但凡胃痛均可予以加减治之。

### 17. 温经通络汤

［组成］淫羊藿 15~30g，熟地黄 10g，骨碎补 30g，枸杞子 15g，伸筋草 15g，舒筋草 15g，忍冬藤（银花藤）30g，鹿角霜 30g（先煎 15 分钟）。

［主治］肢体筋脉弛缓，软弱无力，日久不能自主运动而致肌肉枯痿瘦削。

［加减］脾肾亏虚者，加党参、黄芪、苍术、牛膝、菟丝子。

**小按**：本方补肾强筋，切中痿证肝肾不足，筋脉肌失养，经脉不利的主要病机。

### 18. 苏桔渗湿汤

［组成］紫苏叶 10g，桔梗 10g，苍术 6g，陈皮 6g，桂枝 3g，车前子 30g，竹叶 10g，橘络 10g，栀子 3g，白茅根 30g。

［主治］头面、眼睑、四肢甚至胸腹积水或全身水肿。

［加减］后期加用续断、骨碎补。

**小按**：本方开上、运中、利下、通络，统顾与水肿相关的肺、脾、肾三脏。

### 19. 鸡肠散

[组成] 菟丝子 15g，小茴香 5g，上安桂 5g，补骨脂 15g，枸杞子 15g，胡芦巴 15g，益智仁 10g。

[主治] 小便遗出不禁。

[加减] 脾肺气虚者，加黄芪、党参、炙甘草。

**小按**：本方温固下元，固涩小便，符合肾阳不足，脾肺气虚。用内外合治法取得良效。

### 20. 益智聪明方

[组成] 太子参 30g，熟地黄 15g，枸杞子 15g，石菖蒲 15g，炙远志 15g，杭巴戟 15g，肉苁蓉 15g，桑葚子 30g，补骨脂 15g，山茱萸 15g，黑芝麻 30g，核桃仁 30g，安桂 10g，黄连 5g，山药 30g。

[主治] 智力、语言迟钝，生活不能自理。

[加减] 脾胃虚弱加山楂、神曲、麦芽。

**小按**：本方补益心肾，填精养髓，益气养血，先天、后天俱补，使脑髓充、智力复。

### 21. 加味升降散

[组成] 蝉蜕 5g，僵蚕 15g，大黄 6g，熟地黄 10g，枸杞子 15g，菟丝子 15g，补骨脂 10g，车前子 10g，泽泻 10g，通草 3g，片姜黄 15g，瓜蒌壳 12g。

[主治] 解颅（脑积水）。小儿颅缝裂开，叩之如鼓壶音，目珠下垂如落日状。

[加减] 肾阳虚加鹿角片。

**小按**：王老认为解颅病机是先天肾气亏损，肾水上泛，火气上蒸，清阳不升，浊阴不降，阴阳道路不通。故用本方补肾泻火，升清降浊，行气利水。

### 22. 退黄汤

[组成] 茵陈 30g，栀子 9g，黄连 6g，郁金 12g，白豆蔻 6g，炒香附 15g，苏梗 9g，车前草 30g，金钱草 30g，满天星 30g，花斑竹 30g。

[主治] 小儿初生后发黄，称胎黄或胎疸。

[加减] 胁痛加沉香、木香、川楝子；热毒壅盛，见有瘀斑、神昏，加姜黄，

并加苏合香丸、紫雪丹。

**小按**：本方清热除湿，利胆退黄，对新生儿黄疸疗效肯定。

### 23. 温经消液汤

［组成］小茴香 9g，川楝子 10g，吴茱萸 5～10g，台乌药 6g，炒香附 10～15g，广木香 6g，青皮 9g，柴胡 9g，炙升麻 10g，泽兰 30g。

［主治］疝气。腹股沟区看到或摸到肿块，痛或不痛。哭泣、咳嗽、排便、排尿加重。

［加减］痛甚加延胡索、白芍。

**小按**：本方温通散结，疏肝理气，升阳举陷，符合疝气寒凝气滞的病机。

### 24. 清镇汤

［组成］栀子 6g，黄连 6g，青黛 10g，连翘心 10g，牛黄 0.5g，牡蛎 30g，麦冬 10g，白芍 15g。

［主治］急惊风。面色时青时白，时作惊惕，抽搐。

［加减］正气耗损者加党参、苍术、白术。阴虚者，酌加六味地黄丸。

**小按**：本方清热涤痰、镇惊安神，以达热去痰除，惊止搐息。

### 25. 益气温阳化瘀汤

［组成］太子参 30g，麦冬 10g，玉竹 10g，丹参 30g，当归 10g，川芎 3～6g，紫苏叶 10g，黄连 3～6g，郁金 10g，瓜蒌 10g，薤白 10g，橘络 15g，桂枝 3～6g，附片 5～10g（先煎半小时），炙甘草 6g。

［主治］心悸。自觉心中跳动，心慌不安而不能自主。

［加减］心阳虚衰者合用桂枝甘草龙骨牡蛎汤，心血瘀阻者，加瓜蒌、半夏、远志、菖蒲。

**小按**：本方益气通阳、活血化瘀，符合心悸心脾不足，因虚而瘀，本虚标实之主要病机。

### 26. 自汗方

［组成］黄芪 30g，防风 10 克，红参须 10g，龙骨 30g，牡蛎 30g，竹茹 10g，石斛 15g。

［主治］自汗，白昼时时汗出，动则益甚。

［加减］舌偏红者加桑叶。

小按：方中诸药共奏益气固表、养阴清热、敛汗之功。

### 27. 自汗食疗方

［组成］桑叶 250g，米汤（大米汁）2500g，饴糖 30g，蜂蜜 30g，白糖 30g，熬后去渣取汁作茶饮，饮后得以溲出淡黄米汤尿为度。

［主治］久治不愈之自汗。

小按：本方有益卫气、实宗气之功，可通治各种久治不愈之汗证。

### 28. 荷叶茅仙汤

［组成］炒荷叶 30g，炒仙鹤草 30g，白茅根 30g。

［主治］各种血证。

小按：本方选药当轻灵，和缓不烈，切中血证"火"与"气"两个基本病机。可作为基础方，治疗各种血证。

### 29. 消瘰汤

［组成］金银花 15g，天花粉 30g，青皮 9g，枳壳 10g，浙贝母 30g，牡蛎 30g，牛蒡子 10g，旋覆花 15g，橘络 10g，丝瓜络 10g，鳖甲 10g，甲珠 10g，鹿角霜 15g。

［主治］痰热气滞之瘰疬。

小按：本方有行气通络涤痰、软坚散结之功。但需中病即止，定要后期益气健胃，方能巩固疗效。

### 30. 加味导滞散

［组成］淡竹叶 9g，木通 6g，生地黄 9g，麦冬 9g，藿香 6g，佩兰 4.5g，栀子 3g，甘草 3g。

［主治］鹅口疮。口腔、舌弓及咽腭满布白屑，以及口腔糜烂为主要症状。

［加减］虚火上浮加知母、黄柏、天冬、川牛膝、生地黄、玄参。湿困脾阳加白豆蔻、苏梗、山楂、神曲。阳明经热加黄连、黄芩、连翘、石膏。

小按：本方清心泻脾，针对心脾积热，上炎于口，化生疮疡的病机而设。

### 31. 清咽化毒汤

［组成］大青叶 30g，蜡梅花 15～30g，天花粉 15g，山豆根 6～10g，射干 9g，白薇 30g，黄连 6～10g，胖大海 6～10g。

［主治］咽部黏膜红肿疼痛，灼热咽干，甚则吞咽困难。

［加减］痛甚加延胡索。

**小按**：本方清热解毒利咽，适合来势急迫的热毒壅盛所致咽痛。

### 32.宁喑汤

［组成］射干9g，金银花15g，蝉蜕30g，诃子10g，升麻10g，胖大海10g，桔梗10g。

［主治］急性喉炎以声音嘶哑为主要临床表现。

［加减］骤发而兼风寒，加荆芥花、薄荷；兼风热者，加菊花、刺蒺藜；阴虚燥重者，加玄参、麦冬、生地黄、天花粉或石斛。

**小按**：本方清热利咽、宣肺开音，为基础方，临证要注重上面的加减方法。

### 33.宣肺泻胆汤

［组成］辛夷花9~15g，苍耳子9g，白芷9g，薄荷9g，金银花9~15g，荆芥花9g，鲜荷叶60g，蝉蜕30g，牛蒡子9~15g，细辛3~9g，黄连3~9g，龙胆草15~30g。

［主治］鼻流浊涕，如淌臭水，量多不止。

［加减］热重加鱼腥草、蒲公英。

**小按**：本方宣通肺气、清泄胆热，辛温与苦寒同举，临床疗效好。

### 34.解毒龙胆汤

［组成］龙胆草9~15g，连翘9~15g，黄柏9~15g，知母6~9g，石膏20~60g，石斛9~15g，木通9g。

［主治］化脓性中耳炎。耳膜穿孔，耳内流出脓液。

［加减］脾虚者，加薏苡仁、白豆蔻、黄连；肾气亏损者，重用知母、黄柏，加续断、骨碎补、威灵仙；脓液污浊者，加桃仁、红花、赤芍、姜黄。

**小按**：本方清肝泻火、解毒消肿，佐以疏风渗湿，切中化脓性中耳炎湿热炎毒的病机。

### 35.牙痛灵

［组成］知母10~15g，石膏15~30g，龙胆草15~30g，威灵仙15g，黄柏15~30g，骨碎补30g，牛膝9g，何首乌15~30g。

［主治］牙痛、牙龈红肿化脓。

［加减］口腔糜烂者，加生地黄、石斛、麦冬；风火牙痛者，加金银花、牛

蒡子、菊花。

**小按：**本方育阴泻火除湿，符合牙痛之胃火、虚热、肾虚相互交结之病机。

### 36. 红眼五花饮

［组成］金银花 15g，荆芥花 15g，菊花 9g，夏枯花 30g，密蒙花 15g，连翘心 15g，蝉蜕 30g，刺蒺藜 30g，木贼草 9g，谷精草 30g，红花 3g。

［主治］白睛红赤或溢血，涩痒交作，眵多交结，怕热羞明。类似于急性结膜炎。

［加减］湿热重加金钱草。

**小按：**本方疏风散热、清肝明目、凉血活血，符合本病外感疫疠之气、内有肝肺胃热蕴之病机。

### 37. 解毒透疹汤

［组成］金银花 15g，连翘 10g，紫草 9g，赤芍 9g，牡丹皮 10g，蝉蜕 30g，土茯苓 15g，苦参 30g，苦丁茶 30g，大青叶 30g。

［主治］风疹。全身散在红色斑丘疹，细小如沙。

［加减］如疹细如沙，分布稀疏，色泽不红者，属风重，重用蝉蜕；疹细如沙，色泽鲜红，分布较密，此为热毒较重，加黄连、焦栀子；风疹时发时止，缠绵不愈，发则痒甚，加全蝎、蜈蚣、乌梢蛇；疹布满全身，色鲜红，加紫雪丹服用；湿热疹者多脾胃弱，方中应加白豆蔻、炒谷芽、炒麦芽。

**小按：**本方解毒、透疹，符合风疹温热之邪夹湿邪为患的病机。

### 38. 清利汤

［组成］金银花 15g，连翘 10g，蝉蜕 30g，牡丹皮 10g，赤芍 9g，紫草 9g，薏苡仁 30g，土茯苓 15g，白鲜皮 15g，木通 9g。

［主治］湿疹。皮肤出现多形性丘疹、疱疹，此起彼伏，瘙痒不止，或痒痛交作，或滋水流溢。

［加减］热毒炽盛加水牛角、生地黄。

**小按：**本方疏风清热、解毒除湿，适合风热袭表、湿郁成毒证。

### 39. 清凉败毒散

［组成］炒黄柏 15g，苍术 9g，黄连 6g，栀子 9g，牡丹皮 10g，赤芍 9g，茵陈 30g，土茯苓 15g，蝉蜕 30g。

　　［主治］上两方皆主治湿疹。表现为皮肤出现多形性丘疹、疱疹，此起彼伏，瘙痒不止，或痒痛交作，或滋水流溢。

　　［加减］病久不愈者加乌梢蛇、全蝎、蜈蚣、黄芪。

　　**小按：**本方与上方皆疏风清热、解毒化湿。"清利汤"疏风清热功效强，"清凉败毒散"解毒化湿功效强。

### 40.疏风散寒汤

　　［组成］防风 10g，淡豆豉 10g，桔梗 10g，陈皮 5g，葱白 30g，紫苏叶 10g，荆芥 9g，牡丹皮 10g，紫草 10g，蝉蜕 30g。

　　［主治］荨麻疹。风团色白，遇风寒加重，得暖则轻。舌质淡，苔白。

　　［加减］寒盛酌加肉桂。

　　**小按：**本方疏风散寒，适合荨麻疹风寒束表证。

### 41.清热除湿汤

　　［组成］金银花 30g，连翘 10g，大青叶 30g，板蓝根 30g，白鲜皮 30g，苦参 30g，土茯苓 30g，薏苡仁 30g，黄连 10g，赤芍 9g，牡丹皮 10g，紫草 10g，蝉蜕 30g。

　　［主治］风瘾之症，荨麻疹。红赤色团，剧痒，遇热加重。舌质红，苔薄白或薄黄，脉浮数。

　　［加减］口干加生地黄、玄参。

　　**小按：**本方祛风清热、除湿解毒，佐以凉血，适合荨麻疹风热证。

## 用药心法

　　王老临证 60 余年，治疗患者 50 余万人次，愈疑难危重证无数，临证解难，常应手取效，皆因其用药处方具有法度。王老认为，临床用药，如临阵用兵，知兵法者，调度有方，知药之法度，才能用之得当。王老用药之法颇具特色，对于药物性味归经、升降浮沉、配伍炮制之见解有独到之处，为治疗四川地区小儿疾病提供了宝贵的用药经验。

### 一、小儿体质系纯阳，湿热炎毒致病狂

　　王老根据蜀中多湿的地域环境与小儿嗜食肥甘的饮食特点，提出湿热炎毒学说，明确以除湿清热与抗炎解毒的治疗方法为其应用体系。在《王静安临证

精要》一书中，除湿清热解毒药物种类所占比例与使用频率，占全书中药总数的 1/3 以上，例如：除湿利尿药川木通出现频率为 38 次，清热解毒药连翘为 29 次，金银花出现频率为 14 次，黄芩为 13 次，其中黄连使用率 49 次为全书之首；在临床常用的 50 余个自制处方中，常用清热解毒除湿中药，黄连入 22 方，黄芩入 15 方，黄柏入 9 方，连翘入 16 方，木通入 15 方。全书展示疾病 40 余候，运用中药 148 种，其中具有清热解毒作用的金银花入 12 方，组方之多、应用之广，皆位于全书前列。在随师临证中，每日运用清热解毒重剂紫雪丹常达数十支。所创制效验新方，如使用多年的院内制剂清凉丹、吹口丹、咽炎宁皆为清热解毒消炎剂。由此可见王老特别重视清热除湿、消炎解毒药物在临床的使用。王老提出小儿急重症病例特点为：湿郁化火，火重成炎，炎烁成毒，概括了小儿疾病急速多变的各种证候。

**二、临床疗效重在量，千变万化病邪降**

王老认为，每一味中药都有其相对固定的性味、主治、功效及应用范围，这是由药物本身的特点所决定的。但是药物的性味、功效，尤其主治范围，并非一成不变。在临床实践中，除炮制加工外，王老还讲究药物的配伍变化，改变剂量以增加疗效，扩大治疗范围。如对黄连、龙胆草、代赭石等药物的运用，即体现这一特色。在《王静安临证精要》一书中就有大剂量、中剂量、小剂量运用的区别。黄连：大剂量 10 ~ 15g，清热解毒，直折火势；中剂量 3 ~ 6g，清营分炽热而止泻；小剂量 0.5 ~ 1.5g，消积食之热而健胃止呕。代赭石：大剂量 30g，可泻热通便；中剂量 15g，可平肝降逆止呕；小剂量 6 ~ 9g，可和胃气。龙胆草：大剂量 30g，清肝泄胆治鼻渊；中剂量 15g，解毒消肿治脓耳；小剂量 3 ~ 6g，清肝胃之火，顺气降逆治呕血。王老临证用药纯熟，独具胆识，其剂量、主治范围已远远超出教科书所讲授的内容，给后学者以启迪。如王老治新生儿黄疸急重型，茵陈、金钱草、满天星、车前草用量达 30g，王老在书中指出：此时，若一般剂量恐病重药轻，难以奏效，治疗要果断，剂量要大，方可力挽狂澜，收到顿挫黄疸的良好效果。而治口疮，用川黄连 1.5g，防其过用苦寒伤胃，少量既可清热泻火，又可燥湿健胃。由此可以看出，临床用药剂量的变化不仅与药物的作用强弱有关，而且与药物的作用趋势、应用范围甚至主治功效都有着密切关系。古人有"中医不传之秘在于药量"之说，从这一方面来看确具有一定道理。这也从另一方面反映出王老临床用药"师古不泥于古"的创新学术思想。

### 三、对药相配疗效长，独立创造铸新方

王老在临床实践中从疾病的复杂性、必要的治疗广泛性出发，讲究配伍运用两种或两种以上药。经合理搭配，其药效作用不仅比一般单味药强，而且可以起到扬长避短的作用；还可以通过药物之间相畏、相杀的作用以减轻或消除药物本身的毒性，特别适合治疗小儿疾病。王老这种建立在整体协调论思想和长期临床实践基础上的中药配伍理论，最能体现出中医整体治疗的优势和特色。在近代中国中医儿科史上，王老是能够灵活运用这一理论的佼佼者之一，他对除湿清热消炎解毒药物的配伍使用，处处反映出他在继承古人经验的基础上，善于总结、发挥、创新的学术风格。如：王老创制治疗小儿高热的"清宣导滞汤"、治疗小儿湿热咳嗽的"除湿宣肺汤"、治疗婴幼儿黄疸的"消黄汤"等许多临床行之有效的新方时，不仅认真总结和运用了古人清热解毒与健脾、和胃、宣肺、化痰等诸药合理配伍的成功经验，而且常将清热解毒与活血化瘀、芳香开窍、除湿通络等诸药配伍使用。全书由王老所创新方40余首，占全书载方一半以上，据其弟子随师实践目睹，后学亲用，皆为临证之效方，为小儿疑难急重症及临床常见病、多发病的治疗开拓了一条崭新的快速高效的治疗途径。

现将王老临床常用药对归纳如下。

黄连、白豆蔻：黄连燥湿除湿、泻心除痞；白豆蔻温中化湿、理气健脾。两者同用可除胃肠恶疾，防癌症。主治胃肠恶疾。

姜黄、郁金：二者均可破血行气、祛瘀止痛、利胆退黄。合用可治疗各种气滞血瘀之胀痛，疼痛而兼湿热者，如胃痛、痹痛、肾病等。

沉香、檀香：均属脾、胃、肝经用药，能行气止痛、温中散寒、开胃，合之可用于中焦虚寒之胃痛、腹痛、胁痛。对于慢性萎缩性胃炎，与广木香、白豆蔻、延胡索、丹参同用效佳。

川木通、连翘：可清心除烦、利尿泄热，用于脾、胃、心经有热之睡卧不安，烦躁啼哭。

柴胡、荆芥：治疗外感高热必用之药，能发散郁热，引邪外出，合用可增强退热作用。

草果、苍术：治疗小儿低热。低热不退为邪伏阴分，脾失健运。法当一面养

阴，一面用草果、苍术甘、温、苦、辛，适合脾喜燥恶湿之生理特性，能醒脾透热，使中阳得运、正气伸张而邪气自退。

炙旋覆花、炙百部、炙白前根：为止咳良药。旋覆花性温而润，用量可适当重一些，与百部配合，有肺热者亦无妨；百部寒苦而润；白前根温润降逆。三者合用，温润平和，不寒不热，相得益彰，收效甚捷。

麻绒、荆芥：解表驱邪、宣肺止咳，为咳嗽首选宣肺药。

石膏、黄芩：喘因痰热而成，法宜涤痰清热。二药清泄肺热、解毒消炎，为热喘必用。

香附、广木香：广木香辛香行散，以行气通滞为功，能升能降；香附疏肝解郁，为行气止痛要药。两者皆有"气病总司"之誉，为胃痛疏理郁滞气机之良对。

姜半夏、姜竹茹、白豆蔻：胃不和则津液不化，凝聚成痰。三者合用，运脾和胃，降逆祛痰，为治疗呕吐之良对。

金钱草、花斑竹、满天星、茵陈：为清热除湿、利胆退黄主药，用量宜大，可用 30g。用四药煎水代茶饮，以增加尿量，促进黄疸排泄，阻止黄疸发展。

香附、郁金：用于淋证，亦可用于胁痛，意在疏肝，肝气条达则全身气机通畅，水道通利。

白薇、桔梗：治疗淋证，开上利下，清虚热而不伤正气。

龙胆草、细辛：龙胆草清泻肝胆，可引经报使，直捣病巢；细辛辛通走窜，发散寒气，宣通鼻窍。用于鼻渊，为宣通肺气与清泄胆热之法同施。

龙胆草、威灵仙：能除湿泻火、通络止痛。龙胆草能协同石膏、知母清胃降火，威灵仙能通十二经而止牙痛。二药相伍，能通十二经而止痛。

金银花与梅花：金银花辛凉利咽，梅花消肿止痛，二者合用可除咽喉之痒痛。

橘络与丝瓜络：橘络祛痰通络，丝瓜络通络祛风止痛，可用于风痰之痹。

薏苡仁与白豆蔻：薏苡仁健脾除湿，白豆蔻芳香醒脾而化湿，可用于脾失健运之水湿不化。

### 四、升降沉浮为药势，协调有序病势祛

王老对药物的升降沉浮极为重视。升降沉浮是中药的普遍特性，临床上将分别具有不同药势（即升、降、沉、浮）的药物合理配伍，就组成了作用相对固定

的、趋势相对明确的处方，其特点是药物由单一属性的"分势"上升为复合属性的"合势"，以适应复杂疾病的治疗。王老非常重视对中药"药势"的把握，善于将不同属性的药物巧妙融合在一起，制成一方，升降共用，沉浮同施，相互协同，药效叠加，以收取临证速效。以临床常用治湿热咳嗽的宣肺化湿汤为例，方中麻绒宣肺气，善于上行；滑石化湿邪，偏于走下。两药相配，一上一下，通调全身郁闭之气机，肺气宣通，使太阴、阳明升降有序，内蕴之湿邪随之化解。凡湿热内蕴之不殆，再加入紫苏、苇根、荆芥等宣散之品配合，宣肺之目的明确；同时又用药势升而趋上的桔梗、枳壳行气宽胸，载药上行，引诸药达于胸中，发挥宣肺逐邪的作用；佐以药势偏降的木通、冬瓜仁、旋覆花等降气泄浊，上下合用而其分消病势，从而促进宣肺化湿之力。若兼有热，再辅以清热解毒又兼燥湿化湿而药势下行之黄连，引湿热之邪下行，达清热化湿的目的。综观全方，药势升降有规，沉浮有序，各行其道，合而收功，充分反映出王老临证注重利用"药势"以祛"病势"的临床思维，真可谓圆机活法。

### 五、药材道地有讲究，一味不投效难求

中药材历来讲究道地药材，这是经过历代中医临床验证得出的公正结论。王老临床强调药物的质量，认为药材质量的真伪、优劣决定药效的好坏、强弱，直接影响着临床疗效。从《王静安临证精要》所载有关黄连、木通、厚朴的使用方法可以看出，王老对药物质量要求非常严格，在所用清热解毒除湿方中，常用川黄连或雅连，以示四川或雅安为产地所出黄连为上品，其清热解毒除湿之效较其他各种黄连显著；用川木通，示木通以四川所出为佳。川木通为藤本，出于四川大山中，山阳一面，其质疏松，味淡无毒，祛饮除湿，通经活络，需与马兜铃科之关木通鉴别，后者有毒，故王老弃之不用。厚朴伪品甚多，易于作假，较难鉴别，以川中所出者皮厚而味辛香微苦、皮色深黄褐者为佳，皮薄而味苦甚、皮虽厚而味淡者为伪品也，临证不可用。强调道地药材的使用，说明药物质量对临床疗效的重要性。王老反复告诫：临床辨证立法固然重要，但对药材的选择同样重要，尤其对整个方剂起重要作用的重点药物——"君药"，更要使用优质的道地药材，否则一味不当，疗效全无。小儿脏气轻灵，随拨随应，道地药材的有无区别更明显。王老书中强调一草一木如一兵一卒，必须熟悉其产地、性味、归经、升降沉浮、开阖补泻、大毒小毒无毒，以及炮制后的药效等，只有对药了如指掌，

才能用兵如神，并总结出独特的用药经验。

**六、巧用药引增疗效，细心治学真写照**

"药引"一词为中医术语，该物常由病家自备，其品类广泛，且多具有价格低廉、易于寻找的特点。有人认为是民间说法，其实在仲景《伤寒论》中即有记载，如"桂枝汤"方服法中记载有"服已须臾，啜热稀粥一升余，以助药力"，此稀粥即是药引。孙思邈《千金要方》中，蜀椒汤后亦有"诸药煮取二升半，去渣，内姜汁及蜜"的记载，姜汁、蜜即药引。后世医家亦有重视，在古典医籍中，其药引及用法常在处方后附带的"方后注"或"煎服法"中出现，单用时虽有一定治疗效果，但在整个处方中并不起主要作用，然而对处方中其他药物药效的发挥具有引导或激发作用，对处方整体具有增效的作用。王老对于药引的使用可谓独具匠心，举例如下。

治疗久咳的"滋阴润肺饮"，加蜂蜜、鸭梨以增强养阴润肺之功。

治疗呕吐的"和胃止呕饮"，在熬好的药液中加入生姜汁一滴为引，以增强和胃止呕之功。

治鼻渊，用葱白头为药引，以增强疏风通窍之力。

治鼻衄，王老强调"引药"应用：①治实热者，加用牛膝引热下行，加黄连、木通泻心与小肠经，以使热从小便而解。②阴虚内热者，加童便为引，滋阴清热，凉血止血。③治咯血、尿血、吐血，用鲜韭菜汁 100mL，童便 100mL，凉血止血，引血归经。

治五软，煎水外洗方中加葱白，以温经散寒、活血通络。

治疗久咳伤阴，用贝母半夏散研为极细末，以少量蜂蜜加适量温开水搅匀，蒸化顿服。

治疗肺阴虚咳嗽，桑叶百合汤中加米汤、饴糖、冰糖、蜂糖，三糖合用可健脾益气，养阴滋肺，且可佐制桑叶之寒凉。

治疗鼻塞的熏鼻方中以葱白头为引，加荆芥花、薄荷、白芷、细辛、苏叶，煎水熏鼻孔，用葱白头加强药物走窜之力，有散寒通窍之功。

治疗痿证，以大葱、生姜为引，配合麻黄、菖蒲、白芷、羌活、艾叶、川芎等药，熏洗下肢，可使温经活血之效倍增。

治疗解颅，以白酒、童便、面粉为引，配泽兰、姜黄、丝瓜络、蜂房、川红花、花通，制成糊状，剃净头发，敷于枕、颞、顶、额、太阳穴，再以纱布紧束，可祛风通络，行气活血。

治疗新生儿便秘的润肠通便汤，以蜂蜜为引，增强润肠通便之功。

### 七、擅使鲜药简而廉，灵活运用疗效确

运用鲜药治疗儿科疾病，是王老临证特色之一。在中医常规常法之外，王老因人因地制宜，选用当地常用常见鲜药，或单用，或配合使用，收效快捷而价廉，现略举老师常用效验鲜药 5 例，并附医案以说明。

1. 泥鳅串 10g，车前草 30g，熬水作茶饮。

［功效］消积化湿，健脾和胃。

［主治］饮食积滞，脘腹胀满，腹泻。

例：戴某，男，4 个月。1992 年 10 月 5 日诊。患儿腹胀，纳差，吵闹不休，夜不安寐十余日。观其舌质红，苔薄白而腻，脉纹淡红。据家长言，病始于过食牛奶、米粉而致呕吐，大便灰白，小便如米泔。曾服中西药（药名不详）效不佳。此饮食积滞之厌食症。治宜消积化湿，健脾和胃。

［处方］鲜泥鳅串 10g，车前草 30g，熬汁作茶频服。服药后，大便泻下臭秽黏稠之物 2 次，腹胀消，食欲增，小便清畅而愈。

按：泥鳅串，又名田边药菊，为菊科紫菀属植物，即马兰全草。此药田边地角随处可见，性温，味微辛，功能消食理气、健脾除胀，是治疗小儿胃肠疾病之常用药物。车前草生命力极强，路边空地、原野湿润之处遍地皆是，性寒，味淡微甘，清热除湿，利尿通淋，解毒消肿。二药合用，一温一寒，组方看似平淡，实为健脾和胃、消积化湿之妙药，对小儿稚阴稚阳之体尤为适宜。

2. 马齿苋 30g，马蹄草 30g，捣汁加红糖，兑温开水服。

［功效］清热解毒，消食和胃。

［主治］腹泻、痢疾，脘腹胀满。

例：陈某，男，6 个月。1991 年 9 月 2 日诊。患儿腹泻 2 日，泄下清水，日 3～5 次，烦躁不安，曾服抗生素、中药无效。面色青黄，舌淡，苔薄黄腻，扪其腹热胀满，脉纹紫淡、过风关。此乃湿热泄泻。予清热除湿，消积和胃。

［处方］马齿苋 30g，马蹄草 30g，鲜草捣汁，加红糖兑服，服 1 剂后泻泄止。予健脾和胃之剂以善其后。

**按**：马蹄草为伞形科积雪草属植物，性寒，味微苦，功能清热解毒、消食和胃，成都民间常单用治水泄、痢疾、脘腹饱满、疮痈肿毒。马齿苋又名安乐菜、长命草，为马齿苋科，性寒、味酸，功能清热解毒、除湿消肿，善治痢疾、疮疡，民间夏季常以此物作为蔬菜食用，有预防治疗胃肠疾病的功效。二药配合，清解毒邪之力更强，又能消食和胃而不伤正，再合以性温的红糖，性味更平，适合小儿柔嫩之体，邪祛正复则泄泻立愈。

3.青蛙草、肺经草、五皮草、兔耳风、六月寒、枇杷叶各15g，蜜炙后煎汤内服。

［功效］清热宣肺、祛痰止咳。

［主治］久咳不止，肺热咳嗽。

**例**：黄某，女，3岁。1992年1月10日诊。患儿反复咳嗽半年，时时加重。3日前不明原因咳嗽加剧，入夜更甚，曾到市某医院输液，遍用多种抗生素，咳嗽不减，干咳无痰，咳声重浊，舌质红，苔薄黄腻，口唇干，小便黄赤，大便干结，脉滑数，纹淡紫、过气关。此肺热久咳之证。予清热宣肺，止咳祛痰。

［处方］青蛙草、肺经草、五皮草、兔耳风、六月寒、炙枇杷叶各15g，用水淘净泥土，在铁锅内炒干水气，加入蜂蜜炒匀后煎取汁，加鲜梨汁入内频服，服3剂后咳嗽痊愈。

**按**：肺经草为伞形科变豆菜属植物，性微温，味甘、淡，善于宣肺止咳、通经活络，主治百日咳嗽、哮喘。青蛙草为唇形科鼠尾草属植物，性寒，味微苦、辛，功能祛风镇咳、宣肺气、解毒杀虫，现代研究认为该药可镇咳、祛痰、平喘、抑菌，为治咳要药。五皮草为蔷薇科委陵菜属植物，性微温，味微苦、辛，功能祛风散寒、止咳，主治外感咳嗽、小儿百日咳。枇杷叶性平，味甘、微苦，功能清肺止咳、和胃降逆，主治肺热咳嗽。兔耳风为菊科大丁草属植物，性温，味辛、微苦，功能祛风散寒、止咳化痰；六月寒，又名风寒草，为马鞭草科莸属植物，性温，味辛，功能发表散寒、宣肺止咳。诸药合用，清热宣肺、止咳祛痰之力强。风邪祛，肺气宣，痰浊化，咳嗽可平，加入蜂蜜、梨汁后更使肺络得以滋养，肺润热清，久咳止。

4.鲜荷叶250~500g，鲜白茅根500g，熬水取汁，作茶饮。

［功效］清热凉血，止血。

［主治］鼻衄等各种出血证。

**例：** 黄某，女，9 岁。1992 年 8 月 15 日诊。患儿鼻衄反复发作，每于暑日则发，已历数年，3 日前外出旅游，适逢气温骤然增高，活动过多，加之过食辛辣厚味，当晚即鼻中出血，逐渐加重。诊见面色红赤，鼻血鲜红，鼻中虽塞止血物而血仍渗出不止，舌质红，苔薄黄，脉浮数，嘱速取鲜荷叶 250g，鲜白茅根 500g，同煎半小时后取汁作茶频服。患儿仅服 1 剂鼻衄即止，再服 2 剂巩固疗效，随访观察 1 年余，未复发。

**按：** 鲜荷叶，为睡莲科植物莲花的叶，微苦、涩，平，入心、肝、脾三经，功能清暑利湿、止血。《本草纲目》说：（荷叶）治吐血、衄血、咯血、下血、溺血、血崩，又能生发元气、扶助脾胃，故特别适合小儿及久病体弱之出血证。白茅根，为白菜属白茅之根茎。性味甘寒，入肺、胃、小肠经，功能凉血止血、清热利尿，主治吐血、衄血、肺热喘急。二药合用虽量大，但凉血止血之力强，又不伤正，是治疗小儿鼻衄之良方。

5. 桑叶 250g，米汤（大米汁）2500g，饴糖 30g，蜂糖 30g，白糖 30g，作饮料服。

［功效］益卫气，实宗气。

［主治］久治不愈之汗证。

**例：** 李某，2 岁。患儿 2 个月前感冒后出现夜寐盗汗，夜间啼哭，烦躁异常，五心烦热，形体渐瘦，口渴，纳差，便干，溲热。舌红苔少，脉细数，指纹淡紫。此为脾胃气虚，伤阴汗出之证。予以益气健脾，止汗养阴。取桑叶，久煎取汁，每次取其 1/10，兑入米汤，加少量饴糖、蜂蜜、白糖，每日作饮料服多次。复诊时已愈大半。

**按：** 桑叶，为桑科桑属植物桑的叶片，味苦、甘，性凉，入肝、肺经。《本草纲目》有"止盗汗"之载，《本草从新》谓其"得金气而柔润不燥"，其治汗有功可见一斑。饴糖又名麦芽糖，以软而淡甜者佳，其味甘性温，能补中气，缓急止痛，可治疗脾虚卫弱之汗证。米汤俗称"米油"，为农家煮饭沥米之后的白色油状液体，其味甘、淡，性平，具有养阴增液的作用。蜂糖、白糖亦归脾肺，一寒一热，味皆甘，因是精炼之糖，故不可多用。诸药合用，共奏养阴止汗、益气健脾之功。

### 八、药性运用新认识，疗效欲显细炮制

每味中药都有其相对固定的性味、主治、功效及应用范围，这是由药物本身的个性所决定的，王老据长期临床经验，对某些药物的主治、功效和应用范围的认识大大超出了教科书内容的范畴，其经验对临证后学者颇有借鉴意义。

石膏：为清阳明胃腑实热之圣药，无论内伤、外感，用之皆效。其味辛、甘、性寒，有清热与解肌作用。其退热之力甚佳，必须重用、生用。

杏仁：外感咳嗽初期多不用杏仁。杏仁苦降，有留邪和滑肠伤正之嫌，对于素体虚弱和久病脾虚患儿更不宜。

白豆蔻：辛温，善驱寒健脾，其气清爽，行散气滞，有化沉疴痼疾之功。

川木通：可交通上下阴阳，阴阳交泰则气机畅达，用途甚广，可配于呕吐方中，亦可用于心悸。

栀子：善清三焦之湿热，能促进奥迪括约肌松弛和胆囊收缩，增加胆汁排泄，在黄疸极期用量应加倍。阴黄用量宜轻，一般是 3g，以免苦寒太过，损伤脾胃。

蝉蜕：用于湿疹，适用于湿疹焮红、鲜润光泽，根足紧盘，为风热壅盛，宜重用，10 岁以上用量可达 30 ~ 60g；用于风疹，王老认为薄荷、荆芥发表之力较强，小儿乃纯阳之体，透表过甚的药物常易引动肝风，故可改用蝉蜕，虽其透表不如荆芥、薄荷，但具疏风平肝之功，可预防惊厥谵语；用于喑哑，突发而体质强者，可用蝉蜕 30 ~ 60g 当茶饮。

甘草：有调和诸药之说，但有满中之弊，呕吐时不宜选用，以免影响气机畅达。

苏叶：用于肾炎水肿，功能宣肺利水，但用量宜轻，6 ~ 9g 即可。

王老临证还很重视药物炮制，认为炮制可增加药效，或消除、降低药物的毒副作用，或加强、突出某一方面作用。举例如下。

炙麻绒、炙白前根、炙百部、炙款冬花、炙枇杷叶、炙金沸草：治咳嗽皆用蜜制，可增强润肺止咳之力。

炒谷芽、炒麦芽：炒后消食导滞，可治疗乳食积滞。生用则健胃消食，疏肝消胀。

炙桑白皮：用于鼻孔干红，肺有燥热，增加滋润之功。

焦山楂：炒焦后化肉积之力颇强。

姜竹茹、姜半夏：用生姜汁炮制后，止呕降逆之力颇强。

炮姜：温中止呕，适用于呕吐而胃气虚弱者。

米炒山药、白术、粳米：米炒后增强健脾止泻之功，用于脾虚泄泻。

炒黄柏：盐水炒入肾，配知母滋阴降火，治疗牙痛。

炙射干、炙升麻：炙后入肺经，突出清热降火散结之功，用于喑哑，可升提肺气，清利咽喉。

炒栀子、荆芥、白芍、荷叶、仙鹤草、白茅根、地榆、蒲黄：炒后色黑，增强止血之功，治疗血证。

土炒秦艽、白术：炒后健脾除湿，配伍黄芪、党参、炒地榆、槐角、炒荷叶、白茅根、仙鹤草，用于便血脾虚者。可入血分，增加止血功效。

炒陈皮、炒谷芽、炒麦芽：用于厌食、脾胃不和。炒后入胃消积滞。

炒苍术、炒山药、炒扁豆：用于厌食脾虚者。炒后增强健脾和胃之功。

九制香附、熟大黄：用于初生儿大便不通。制后性缓。

川楝子、炙升麻、炒香附：为治疝气专药。制后可去其耗正之弊。

## 四诊重点

临床诊病非如教科书所言之病证典型相见，往往寒热错杂，虚实交结，尤其小儿，其发病容易，传变迅速，易虚易实，易寒易热。对复杂的临床表象，小儿不会言语，何者为急，何者为缓，何者当先，医者定要心中有数，熟用八纲、脏腑、气血津液、卫气营血等诸辨证法，准确辨识疾病，切中要点。如此，依法据理，药可组方，方体现法。

辨证之法，不外望、闻、问、切四诊，自古皆谓婴儿稚小，哑不能言，脉气不定，以望为主。王老谓，此当灵活看待，望形体、审苗窍固然重要，但医者欲知患儿病痛、乳食、二便、病因、治疗经过等，却是通过询问其父母而获。因此儿科辨证当以望、问为主，闻、切为辅。

### 一、望诊

望诊重点在于望形体、察神色、审苗窍、辨指纹。

望形体：形体之强弱，从肥瘦、毛发、指（趾）甲、囟门四方面判定。强壮者，病之实证居多，治疗易康复，瘦弱者则相反。眼眶下陷、囟门凹陷，为吐泻、稚阴损伤之疾；囟门隆起，为外感疫疠湿热病证。

望形体动态姿势。喜俯卧，为乳食积滞；仰卧躁动，为阳热实证；缩足蜷卧，为腹痛、寒证；喜静少动，闭目乏神，为久病、重证、虚证；喜侧卧，为胁肋疼痛；摇头啼哭，为头痛。

察神色：得神者表情灵活，反应灵敏；失神者表情淡漠，反应迟钝。王老认为，有神无神，主要取决于胃气、饮食。若积滞吐泻日久，或疳证慢惊已成，此必失神。失神病症不在补肾，而在慎调脾胃、饮食。

审苗窍：黑睛圆大，目光炯炯，为智力聪明、精血充沛的表现；凝视呆滞，视力不集中，为神志疾病先兆或已成。直视、上视为急惊、痫证；眼眶下陷，睡卧露睛，为脾虚慢惊；目睛赤红，为粟疮火眼；目泪汪汪，面燥眵多，为麻疹；鼻翼扇动，为肺炎、哮喘。

棕褐霉酱舌苔，为乳食积滞；苔面光剥、花剥、皲裂，为脾胃阴虚或肝胃不和；舌起乳头红斑，为虫证。

二阴痒而啼哭，或为滴虫、蛲虫、溃烂、疮毒为患；走窜入腹疼痛，为疝气囊肿；囊纵松弛，为肾气不足。

辨指纹：王老认为指纹的变化，受外来络脉纹形的不同、气候、肥瘦之影响。纹形主病，各说不一，无规律可循，不必执误为信，一般以陈复正所言"浮沉分表里，红紫辨寒热，淡滞定虚实，三关测轻重"为要领。

## 二、问诊

王老把问诊技巧分为四要：一要，问诊时要内科、儿科有别，切忌证候不分；不要于儿科问诊胸痞、心悸、懊恼等成人自觉证候。二要，问病当口语通俗易懂，确切可靠。如大便臭，必问其腐臭、腥臭、秽臭；小便黄，必问其淡黄、深黄、黄赤等。三要，实事求是，不可主观断病。四要，问时要"少而精，简而明"，根据主证的不同，选择性询问分娩史、喂养史、生长发育史、家族史、既往史、发病年龄等。

患儿或其父母叙述病情往往杂乱无章、主次不分，因此要求医生要分清主次，有的放矢。王老认为，首先要分清主证和从证，再以主证为中心，审明其八纲属性，分辨寒热、虚实、表里、阴阳的从证，以判断为何病、何证。总之，首当问其所苦，分清主从，有的放矢。一切为了辨病辨证，治法处方依此而出。要做到这一点，首先要熟识各种病证的必有和或有症状，掌握各种病证的全过程和类证鉴别。其思维方法为广开思路，尽可能考虑到与主证有关的可能病证，再层层剖析，鉴别排除，缩小范围。

### 三、闻诊

王老认为诊查病证，闻诊应和望诊、切诊结合，方可定论。哭声尖锐，忽缓忽急，时作时止，为腹痛、虫证、积滞等；哭而摇头，为头痛；突然惊叫，为外伤、惊恐。

呼吸喘促、气粗、鼻扇、张口抬肩、喉中痰鸣，为肺炎、哮证；呼吸不利、哭声嘶哑，为咽炎、乳蛾；呼吸声微、呼多吸少，为肺肾气竭。

咳声清扬，流清涕，为外感风寒；咳声重浊，痰黄稠，为外感风热；咳声阵发，气逆痰鸣，继则呕吐痰涎乳食，为顿咳。

口臭，为龋齿、积滞、口疮、口糜、乳蛾、喉痹；鼻臭流浊，为鼻渊。

二便秽臭腥臭，或如败卵，为积滞、湿热；汗臭身臭，为疮疡湿毒、狐臭。

### 四、切诊

王老认为，婴幼儿按诊一般在望、问、闻诊之后，有目的地进行，而且要避开患儿视线，或设法令其安宁高兴，分散其惊恐、紧张心理。手法要柔软，态度要和蔼，冬日手要温暖，应避免汗出当风。

囟门逾期不合，为虚证；囟陷，为阴虚；囟填、项强，为肝风脑病、疫毒。

颈有瘰疬，为痰核气郁、热毒肿瘤。

头足俱热，为阳热独盛；四肢不温，冷汗自出，为脾阳虚弱。

腹部灼热硬实、拒按，为实热积结；腹部膨胀，为气胀、水胀；脐周鼓包，按之成团，时聚时散，啼哭乍作乍止，为虫积；左右胁下按触有痞块，当注意肝脾肿大的病症，或失荣、白血病症；胸骨高突，按之不痛，为鸡胸；按之捻珠窜胸、四肢弯曲为佝偻病。

## 特色技术

### 王氏外治九法

王老通过多年临床实践，认为外治法对小儿尤为适宜，因其脏腑娇嫩，腠理疏松，反应灵敏，外治能通过皮毛、肌肤、经络、腧穴调整气血阴阳及脏腑功能，扶正祛邪，使患儿疾病迅速消除。运用外治法和内治法配合，既能提高临床疗效，又解决了小儿服药困难和服药量不足而影响疗效等难题。王老同时指出，内外合治法的使用原则仍是辨证施治，即根据临床患者不同的疾病，同一疾病的不同阶段，不同年龄、体质、时间（季节、节气）等灵活使用。

现将王老在继承前辈医技的基础上，通过多年临床经验变通发展，创制形成的一套合适小儿特色的外治疗方法，介绍如下。

### 1. 敷贴法治久泻

（1）止泻散

［药物］麝香 0.05g，肉桂 3g，研粉。

［主治］久泻不愈。

［用法用量］将药粉和匀，敷于脐中，先用油纸盖上，再用布袋或胶布固定，每次 6 ~ 8 小时，每日热敷 3 次，3 天贴 1 次。

**按**：肉桂，性味辛温大热，善治虚寒久泻，现代药理研究认为：肉桂所含挥发桂皮油对胃肠有缓和的刺激作用，能促进消化功能，排出消化道内积气，缓解胃肠痉挛。今配化阳通腠理、善于引药透达的麝香，药力通过神阙穴，持续稳定地发挥作用，故治久泻有效。

（2）疰腮贴敷方

［药物］青黛 6g，仙人掌 1 块，食醋适量。

［主治］小儿疰腮。

［用法用量］将仙人掌打碎，加入青黛、食醋，调匀成糊状，贴敷于红肿疼痛之处，2 ~ 3 小时换 1 次。

**按**：本方有解毒消肿、清热凉血之功，对疰腮急发、红肿灼痛者效佳。

### 2. 熏鼻法治鼻渊

通鼻饮

［药物］荆芥花 10g，薄荷叶 30g，香白芷 30g，北细辛 10g，紫苏叶 30g，葱白头 60g。

［主治］鼻渊。

［用法用量］上诸药煎水，沸后用蒸气熏鼻孔，每日 3 ~ 5 次，每次 5 ~ 10

分钟。

**按：**荆芥、薄荷内含挥发油右旋薄荷酮和薄荷油，可治咽喉、鼻中肿痛，并可缓慢渗透入皮肤内；细辛含挥发油甲基丁香油酚、细辛酮，有明显的抑菌作用；白芷祛风散湿、排脓止痛；紫苏，近代发现其有抑制葡萄球菌生长的能力。其蒸汽中的挥发油含量多，所以诸药共煎熏鼻，直接施于鼻腔黏膜，疗效颇佳。

### 3. 泡洗敷法治疝、痹、疹

（1）温经消液汤

［药物］小茴香 9g，川楝子（金铃子）10g，吴茱萸 5～10g，台乌药 6g，香附 10～15g，木香 6g，青皮 9g，柴胡 9g，升麻 10g。

［主治］鞘膜积液。

［用法用量］上诸药熬水泡洗患部，每日 2 次。每晚泡洗后将药渣布包后敷于两侧少腹及阴囊部。每剂洗 2 次，逐渐加热，勿使感冒。

**按：**方中小茴香、吴茱萸温肝肾，去寒邪，配合台乌药、川楝子等行气止痛，为治疝专药；香附、木香、青皮疏肝理气，气行则寒散；升麻、柴胡助中气，升阳举陷。煎水趁热泡洗，寒气消散，阳气运行，肿胀可消。

（2）痹证熏洗方

［药物］紫苏叶 30g，荆芥 30g，川芎 15g，细辛 15g，艾叶 30g，石菖蒲 30g。

［主治］小儿痹证，关节疼痛。

［用法用量］以上诸药煎成浓汁，趁热用盆盛后将患肢放于盆上，用毛巾遮蔽，利用药汁蒸汽熏之。待药汁温热后，将患肢放于盆中，用药汁洗之，每日 1～2 次，每次 10～30 分钟为宜。

**按：**本方有祛风散寒、除湿通络之功。

（3）湿疹外洗方

［组成］生黄柏 30g，苦参 30g，土茯苓 30g，苦丁茶 30g，大青叶 30g，枯矾 15g，白鲜皮 30g，忍冬藤（银花藤）30g，黄连叶 30g，栀子 15g。

［主治］湿疹。

［用法用量］煎汤冷洗或冷敷，每日 1～2 次。

**按：**本方清热解毒、祛湿止痒。皮损面湿气浸淫者，酌情减少洗敷次数。

### 4. 吹鼻法治痴呆

通关开窍方

［药物］麝香 1.5g，白芷 3g，牙皂 5g，共为极细末。

［主治］痴呆，神志昏蒙。

［用法用量］每次用 0.3 ~ 0.5g，吹入鼻中，每日 1 ~ 2 次。

**按**：牙皂通窍、祛痰。《本草纲目》曰其能："通肺及大肠气，治咽喉痹塞，痰气咳喘。"为醒脑开窍主药。白芷气微香，味辛、苦，入肺、胃、大肠经，有祛风、止痛之功，东垣谓之能通窍。二药又借麝香之香气引入鼻窍而开关通窍，醒脑更灵。凡头昏、眩晕、头痛者亦可少量用之。

### 5. 贴脐法治遗尿

缩泉散

［药物］肉桂粉 1.5g，小茴香粉 1.5g。

［主治］遗尿久不愈者。

［用法用量］将干药粉调湿，放入脐中，用油纸隔后，再用五层布将药压紧，使药自然吸收，每日一换，5 天为 1 个疗程。

**按**：肉桂，以边桂中肉细而厚、香气浓郁者为佳，入肾、脾、膀胱经，善补肾、暖脾胃而益中气。现代药理研究认为：肉桂含挥发性桂皮油、桂皮醛及透皮性强的乙酸桂皮酯。小茴香辛温，入肾、脾、胃经，内服有温肾散寒、和胃止痛之效，更具治疝气、遗尿之功。二药合用，温中涩尿之力强。外用贴于神阙穴，药力直入穴中，缓慢持续释放，故疗效佳。

### 6. 浸洗法治痿痹

痿痹洗方

［药物］生麻黄 30g，生川芎 30g，石菖蒲 30g，陈艾 30g，白芷 15g，羌活 15g，荆芥 15g，大葱 60g，生姜 30g。

［主治］痿症、痹症。

［用法用量］上诸药煎汤，趁热浸洗患部。

**按**：方中麻黄生用，去气分之寒；川芎生用，去血中之痹；石菖蒲善治经络闭阻；陈艾叶能去血脉壅遏；羌活、荆芥祛风；白芷止痛；姜、葱并用，温经通络，诸药共用，痿痹能除。为临床常用效方。

### 7. 涂擦法治头发不生

生发汤

［药物］大风子30g，蛇床子3g，菖蒲30g，陈艾30g，川椒10g，苦参30g。

［主治］小儿头发不生，生长缓慢。

［用法用量］煎浓汁，涂擦头部4~5次。

**按：** 方中大风子入肝、脾、肾经，性温热，可祛风燥湿、通行经络，为本方主药；蛇床子、川椒、苦参祛瘀生新，合菖蒲、陈艾使气血运行通畅，故发自生。这可能是此方能促发生长之理。

### 8. 糊状紧束法治解颅

紧颅方

［药物］泽兰30g，姜黄30g，丝瓜络30g，蜂房60g，川红花10g，花通30g，共研细末。

［主治］解颅。

［用法用量］以上药粉加白酒15mL，童便50mL，面粉9g，水适量，调制成糊状。剃尽头发，将药糊敷于枕、额、顶、颞部及太阳穴，再以纱布紧束，每日一换，以合为度。

**按：** 此方为吾师之师，蜀中名医谢铨熔老师经验方。又依据老师多年亲身临床经验所设。方中泽兰为红泽兰，入肝、脾经，苦、辛，微温，能活血、行水、消瘀；姜黄通经除湿；丝瓜络除湿化痰通络；蜂房甘，平，入胃经，祛风攻毒；川红花活血通经、散瘀消肿；花通，又名花木通，出于西藏，味苦，性寒，利水消肿。诸药合用，活血消肿、通经活络、升清降浊，故积水可消、解颅能合。

### 9. 外提法治高热惊厥

清热外提方

［组成］雄黄10g，玄明粉10g，蜂蜜15g，鸡蛋清2个。

［主治］小儿高热惊厥。

［用法用量］先将鸡蛋清放入小茶杯中，加入前3味搅拌成糊状，用干净纱布将杯口包扎，杯口向下放于上腹部，反复提取上脘、中脘、下脘，连续提取10~15分钟。取后当晚泻下黄黑腥臭大便为妙。

**按：** 本方有清热解毒、通腑泻热之功，为治小儿高热日久不退之妙方。

## 王氏小儿推拿法

小儿推拿疗法是中医推拿学的一个主要组成部分，它来源于成人推拿疗法，但无论其理论结构、实践经验积累及其专著问世均较成人推拿完善。同时它属于物理疗法之一，只要施治得当，对人体无副作用，不但可以避免小儿服药之苦及产生其他药源性疾病，而且有"简、便、验、灵"之特点，因而长期以来深受广大群众的欢迎。

当今患儿所患诸疾，病因、病机、症状错综复杂，且小儿年幼，不知良药苦口，内服汤药每拒不张口，更难下咽。故王老在诊病时先用手法推拿揉按，使其症状缓解，坚定家长信心，再配合内服汤药，常取得意想不到之疗效。正如王老所言："推、拿、揉、按，性与药同，用推拿即是用药，血调气顺，痰消喘平，脾胃健，积食消，常可不药而功。"

小儿推拿看似简单，临床常见王老在抱揉嬉笑间完成，但王老以为，小儿推拿是建立在"天人合一"整体观基础之上，根据辨证施治的原则，在患儿体表穴位上运用各种推拿手法，通过经络"行气血，通阴阳"的作用来平衡阴阳，调整脏腑营卫，从而达到治疗目的。因此治疗小儿疾病必须严格按照"辨证施治"的原则来选取穴位和运用手法。

### 一、推拿要诀

#### （一）辨证有法，首重任督

辨证论治乃中医精华，而小儿体质娇嫩，脏气清灵，易寒易热，易虚易实，易伤脾胃。任脉主血，为阴脉之海；督脉主气，为阳脉之海。也就是说，任督两脉分别对十二正经中的手足六阴经与六阳经脉起着主导作用，当十二正经气血充盈，就会流溢于任督两脉；相反的，若任督两脉气机旺盛，同样也会循环作用于十二正经，故有任督通则百脉皆通之说。小儿推拿常取督脉的膻中、上脘、中脘、建里、下脘，任脉的腰阳关、膈关、命门、意舍、悬枢、神道等，并兼理膀胱经穴如膈俞、脾俞、胃俞、三焦俞等。

#### （二）分清寒热，首重补泻

病有寒热虚实，阳盛则热，阴虚则热；阴盛则寒，阳虚则寒。临床根据患儿疾病之辨证、年龄之大小、体质之强弱，运用适度手法推按，不宜过猛。常用法如直推患儿之前臂，以散寒清热、补虚泻实，向心为补，离心为泻，如推三关、推六腑等。

### （三）手法简洁，轻柔润快

小儿肌肤娇嫩，脏气清灵，对治疗手法敏感。王老讲究手法简洁，轻柔润快，就是指手法不要复杂，推、揉、按、摩、运、捏、掐、分筋八法而已；手法力度要适度、渗透，不宜过重；力量要均匀平稳，不要头重脚轻或脚重头轻；手法要圆润，不要生硬；手法要快，时间不要过久，几分钟即可。

### （四）危急重症，首重按掐

小儿体质娇嫩，脏气清灵，易寒易热，易虚易实，故多高热惊厥等危急重症。施用手法以按掐为主，如按掐双合谷、劳宫治疗高热惊厥；按掐中指横纹以除心烦、夜卧不安；按掐环指横纹以治鼻衄；按掐人中、百会治疗昏厥、惊风；按掐涌泉治疗烦热、鼻衄、尿血等。

### 二、操作手法

王老所创"王氏小儿胸腹推拿法"是以中医脏腑经络学说为理论指导，在继承前人（蜀中名医王祉祯、蒲湘澄）推拿按摩经验的基础上，经过多年实践，总结发展起来的一种小儿推拿方法。本法主要施治部位在胸、腹、背，以推拿胸、腹、背为主，推拿其他部位、经络、腧穴为辅，现广泛运用于小儿各种疾病的治疗，其中以治疗小儿呼吸道疾病和消化道疾病效果最好，现分述如下。

### 1. 治疗小儿呼吸道疾病

（1）经络：手太阴经、手阳明经、足阳明经。

（2）腧穴定位和主治

风门：第 2 胸椎棘突下，督脉旁开 1.5 寸。

［主治］伤风咳嗽，发热，头痛，项强。

肺俞：第 3 胸椎棘突下，脊柱旁开 1.5 寸。

［主治］咳嗽，气喘，胸痛，吐血，盗汗。

厥阴俞：第 4 胸椎棘突下，督脉旁开 1.5 寸。

［主治］咳嗽，胸闷，呕吐，心悸，心痛。

膈俞：第 7 胸椎棘突下，至阳旁开 1.5 寸。

［主治］气喘咳嗽，潮热盗汗，吐血，风疹，饮食不下，呕吐，呃逆，噎膈。

魄户：第 3 胸椎棘突下，督脉旁开 3 寸。

［主治］肺痨咯血，咳嗽气喘，项强，肩背痛。

膏肓：第 4 胸椎棘突下，督脉旁开 3 寸。

［主治］肺痨咳嗽，气喘，吐血，盗汗遗精。

譩譆：第 6 胸椎棘突下，灵台旁开 3 寸。

［主治］咳嗽，气喘，肩背痛。

彧中：第 1 肋间隙，任脉旁开 2 寸。

［主治］咳嗽气喘，痰壅，胸胁胀满。

神藏：第 2 肋间隙，任脉旁开 2 寸。

［主治］咳嗽，气喘，胸痛。

灵墟：第 3 肋间隙，任脉旁开 2 寸。

［主治］咳嗽，气喘，胸胁胀满，乳痛。

神封：第 4 肋间隙，任脉旁开 2 寸。

［主治］咳嗽，气喘，胸胁胀痛，乳痛。

步廊：第 5 肋间隙，任脉旁开 2 寸。

［主治］咳嗽，气喘，胸胁胀满，呕吐，纳呆。

华盖：前正中线，胸骨角中点。

［主治］胸胁胀满，气喘，咳嗽。

紫宫：前正中线，平第 2 肋间隙处。

［主治］胸痛，咳嗽，气喘。

玉堂：前正中线，平第 3 肋间隙处。

［主治］胸痛、咳嗽，气喘，呕吐。

膻中：前正中线，两乳头连线中点。

［主治］气喘，胸痛，胸闷，心悸，呃逆，噎膈。

（3）手法：令患儿仰卧、俯卧于床，或父母亲属平坐，膝弯曲呈 90°，大腿放平，令患儿仰卧、俯卧于上。医者凝神聚气于指掌，用单侧或双侧手掌根，主要以鱼际腹着力，用指需指尖着力，用掌需平和着力，运内八卦，震动乾坤法，推按振抖患儿背部，胸腹则宜推揉擦抹，一般取七、八之数，49～81 次，亦可辨证增减。

（4）功效：理气化痰，降逆平喘，宽胸止咳。对小儿发热、感冒、咳嗽气喘、痰鸣胸闷、痰壅气急等呼吸系统疾病效果好，与内服药配合疗效更好。

（5）注意事项：施术者应根据患者年龄大小、体质强弱、病情轻重缓急，辨证取穴和发力。辨证不清、取穴不准、推拿发力不当，皆可影响临床疗效。

**2. 治疗小儿消化系统疾病**

（1）经络：足阳明经、足太阴经、任脉。

（2）腧穴定位和主治

上脘：腹正中线上，脐上5寸。

［主治］胃痛、腹胀、翻胃、呕吐。

中脘：腹正中线上，脐上4寸。

［主治］消化不良，呕吐腹泻，腹鸣腹胀。

建里：腹正中线上，脐上3寸。

［主治］食欲不振，水肿腹胀，呕吐腹痛。

神阙：脐窝正中。

［主治］泄泻不止，肠鸣腹痛。

幽门：脐上6寸，巨阙旁开5分。

［主治］腹胀，腹痛，消化不良，呕吐，泄泻。

腹通谷：脐上5寸，上脘旁开5分。

［主治］腹痛腹胀，呕吐，消化不良。

阴都：脐上4寸，中脘旁开5分。

［主治］肠鸣腹痛，胃脘痛，便秘，呕吐。

石关：脐上3寸，建里旁开5分。

［主治］呕吐，腹痛，便秘，食欲不振。

商丘：脐上2寸，下脘旁开5分。

［主治］腹胀腹痛，泄泻，便秘，消化不良。

脾俞：第11胸椎棘突下，脊中旁开1.5寸。

［主治］胃脘痛，纳呆，水肿，腹胀，黄疸。

胃俞：第12胸椎棘突下，督脉旁开1.5寸。

［主治］胁肋痛，纳呆，腹胀，肠鸣，腹泻。

三焦俞：第 1 腰椎棘突下，悬枢旁开 1.5 寸。

[主治] 完谷不化，呕吐腹泻，腹胀，痢疾。

膈关：第 7 胸椎棘突下，至阳旁开 3 寸。

[主治] 饮食不下，呃逆呕吐，嗳气。

意舍：第 11 胸椎棘突下，脊中旁开 3 寸。

[主治] 腹胀，肠鸣，呕吐，泄泻饮食不下。

胃仓：第 12 胸椎棘突下，督脉旁开 3 寸。

[主治] 腹胀，胃脘痛，小儿食积。

（3）手法：令患儿仰卧于床或亲属平坐之双腿上。医者用手掌根以鱼际腹着力（轻缓为补，重急为泻），运内八卦，推、揉、擦摩患儿胸腹，推按背部，取七、八之数，49～81 次。

（4）功效：消积化食，健脾和胃，对小儿厌食、腹胀、腹泻、食积、呕吐、嗳气等消化功能紊乱有良效，如配合内服药疗效更佳。

（5）注意事项：根据患者年龄大小、体质强弱、病情轻重缓急，辨证取穴和发力。取穴不准、推拿发力不当可影响临床疗效。

综上，王老小儿推拿特点是：取穴少，操作简便，易学易用，疗效较高，深受欢迎。因为小儿离开母体后，犹如初出土嫩芽，"五脏六腑，成而未全，全而未壮"，肌肤柔嫩，随拨随应，故多于小儿胸、腹、背部或手臂部进行短时推拿，即可配合治疗小儿疾病。在穴位选取上，王老多应用任、督二脉和膀胱经腧穴。手法上，多采用推、拿、揉、捏、摩、运等复合型手法。这些手法无论与成人推拿的操作相同与否，都要求医生用力轻巧，在患儿的穴位上进行轻柔又扎实的操作，使患儿舒适地得到治疗。小儿推拿手法要做到"轻快柔和、平稳着实"，医者用力小，对患儿刺激轻，局部感应弱，这与成人推拿操作要求"持久、有力、均匀、柔和"，以及用力大、刺激重、感应强的特点显著不同。

# 学术思想

川 派 中 医 药 名 家 系 列 丛 书

王静安

王老临证七十余载，学验俱丰，形成了宝贵的"继承，团结，发展，创新"的治学思想，用之指导临床高效实用，现选主要者介绍如下。

## 学术重继承

王老认为"学习中医重在继承"。他指出：中国传统医学，承载着中国古代人民同疾病做斗争的经验，是先民通过长期医疗实践逐步形成并发展起来的医学理论体系。任何一门科学都需要继承传统，尤其是中医，若离开继承，将成为无源之水，无本之木。

### 一、经验继承

王老常引用荀子的"故不登高山，不知天之高也；不临深溪，不知地之厚也；不闻先王之遗言，不知学问之大也"来阐释中医继承的重要性。王老注重临床的经验继承，早期即投于蜀中名医"济安堂"廖有庚先生门下。廖氏对伤寒颇有研究，尤善用小柴胡汤加减治疗内科发热及多种妇科疾病，廖氏的"尊经"思想对王老"学习中医重在继承"的思想形成影响很大。在廖氏门下，王老强记揣摩，很快继承了廖氏的学术精华，并显示出了虚心继承的强烈渴望。廖氏遵《素问·气交变大论篇》"得其人不教，是谓失道，传非其人，慢泄天宝"之旨，亲自送王老到成都名医李辉儒、白子熔先生处学习。在"学习中医重在继承"思想的指导下，王老又先后师从王文志、邓治平、邓冲阳、谢铨熔、蒲湘澄、曾彦适诸临床名医。谢铨熔善用温病卫气营血辨证，对小儿麻、痘、惊、疳等儿科疑难重证的治疗均有独到之处，是蜀中著名儿科专家；曾彦适善用参、桂、附等，以温阳益气固本法治疗内科疑难重证，被蜀中誉为"火神"；蒲湘澄善用针灸治疗内科杂证。正因为王老能够虚心、全面地继承学习前辈先贤的经验，才为其各科的精湛诊断水平、良好临床疗效打下了坚实的基础，并达到"青出于蓝而胜于蓝"的学术境界。

基于"学习中医重在继承"，王老不但一生学习继承前人经验，同时也积极传授自己的临床经验，毫无保留，诲人不倦。跟随他学习的有主任医师、副主任医师、高年资医生、主治医生，中医药大学博士、硕士、本科生等。面对各类学生，他细心讲授辨治经验，悉心点评临证得失，和盘托出，不厌其烦，目的是为了让学习者对中医临床的宝贵经验能够全面继承、掌握。他先后培养出了"刁小儿"（刁本恕）、"小王小儿"（王泽涵）、"朱小儿"（朱道政）等，做到了薪火相传、后继有人。

**二、理论继承**

王老的"学习中医重在继承"思想还包括继承中医理论，突出中医本色。王老早年师从曾文轩、何伯勋等名医专门学习《黄帝内经》《难经》《伤寒论》《金匮要略》等古典医籍，三十三岁又考入成都中医进修学校（成都中医药大学前身），跟随李斯炽教授、邓绍先等系统地学习中医基础理论，正是由于对于中医理论的深信不疑和扎实继承，王老在临床上达到了灵活自如的境界。如王老治疗发热，自制了"清宣导滞汤"，此方由《伤寒论》白虎汤和《温病条辨》的青蒿鳖甲汤化裁而成，组方合理，充分显示出王老深厚的理论功底。王老先后出版了《静安慈幼心书》（合著）、《王静安临证精要》《王静安医学新书》，在"学习中医重在继承"之思想指导下，王老的著述对多年积累的理论体悟、心得经验绝不秘而私之，而是公之于众，帮助更多的临床工作者。也正是在"发展中医在于继承"之思想指导下，王老的著述能"发皇古义，融会新知，古为今用，开拓新知，举例发凡，条分缕析，言简意赅，明理适用"，被同道称赞为"中医儿科实用典籍""中医儿科临床医生必读之书"，被患者家属推荐为"小儿健康必读之书"。

## 事业靠团结

王老特别强调团结，认为中医界必须团结，事业才能发展，个人方能提高学术水平。他身体力行，一生注重团结同道，尊敬师长，正如唐·韩愈《师说》所言："无贵无贱，无长无少，道之所存，师之所存也。"故无论是全国著名学者，如儿科泰斗董廷瑶、儿科专家江育仁、国医大师刘弼臣、儿科专家张奇文、儿科学会会长汪受传、全国高等教育学会儿科学会会长徐荣谦，还是普通医师，均以礼相待，相互切磋，交流经验，传授技艺。王老不惜耄耋之躯，常参加全国、省、市学术经验交流会，利用会议之机向同道学习，利用会议之隙了解风土人情，并向当地具一技之长者学习。有一次到青岛参加全国儿科学术会，闲暇之余，王老率弟子前往一位家境清贫但确有北派小儿推拿绝技的老人家中，嘘寒问暖，虚心讨教，深得老人信赖。这种以团结为重、以学术为重以事业为重、以大局为重的治学思想，使老师在全国儿科同道中享有极高声誉，并深受敬重。

王老常年致力于团结同道，发展中医事业。20世纪80年代初，为发展我国中医儿科事业，王老即参加全国儿科学会筹建。学会成立后至今已28届，无论是作为学会的领导，还是作为学会专家、学者或成员，王老每届均亲临参加（除因伤病外），参与组织管理、学术讲座、专著编写、学术交流、学术研讨，为全国中医儿科事业的发展奋斗不息。

为发展四川成都中医药事业，中华人民共和国成立后王老加入卫生工作者协会，与同道一起积极参与筹备成都市中医医院。在兼任四川省中医药学会、四川中医儿科学会、成都中医药学会、中医内妇儿专委会领导期间，王老组织领导多次召开全国、省、市学术会议，参与多次学术经验讲习班，不辞辛劳，亲身前往，为州县开办中医儿科医院和门诊（如盐亭、邛崃等地）、为中医人才的培养、为四川中医事业的发展竭尽全力。

## 发展重创新

王老认为"发展中医在于创新"，中医是与时俱进的科学，具有强大的包容性和开放性，自古以来从不保守、封闭。如医圣张仲景的《伤寒论》，"撰用《素问》《九卷》《八十一难》"，其六经辨证和《素问·热论篇》有一定的联系，但更主要的是在继承《黄帝内经》学术基础上的进一步发扬和创新。王老勇于创新的思想是其学术思想的最耀眼之处。

### 一、创立"小儿多湿热炎毒"学说

湿热之病症名首见于《素问·生气通天论篇》。明清之际，湿热病学说不断发展，叶桂的《温热论》、薛雪的《湿热条辨》、吴鞠通的《温病条辨》都各有贡献。王老在充分研究小儿疾病的临床实际基础上，创立了"小儿多湿热炎毒"

学说，指出所谓"炎"即《素问·六元正纪大论篇》所谓："火郁发之……炎火行……故民病少气。"所谓"毒"，即《素问·五常政大论篇》王冰注所谓："夫毒者，皆五行标盛暴烈之气所为也。"如六淫过甚，转化为毒邪或外邪内侵，久而不除，蕴积化火，必成暴烈炎热之势。对于湿热源流，《静安慈幼心书》论述颇详。

王老的"小儿多湿热炎毒"新说依据是：现今多独生子女，或过食肥甘厚味，内生湿热，或恣食生冷、乐逸贪凉，致使脾胃受损，阳气困遏，湿邪内生，湿郁化热，此为饮食因素。当今小孩喜欢长时间看电视、打游戏、上网、看书，很少运动，缺乏锻炼，此为生活习惯因素。当今汽车尾气、建筑尘埃、工业废气污染严重，小儿身居空调环境，空气流通差，此为环境因素。近几十年全球气候变暖，此为气候因素。如今小儿入学即参与激烈的竞争和学习，致使精神紧张，思虑过度，情志抑郁，进而影响肝的舒畅条达功能，气血不通，易使湿热内生，如《医原·百病提纲论》所说："思虑过度则气结，气结则枢转不灵而成内湿。"此为心理因素。另外，化学药品如激素的滥用，以及大量服用温阳补品等，均可导致阳热偏盛。王老还指出，四川盆地因为高山峡谷多，日照时间短，空气湿度大，所以川人形成了"尚滋味，好辛香，喜麻辣"的饮食习惯，郁积日久，化生湿热，遗之胎儿，乳传婴儿。小儿又为纯阳之体，一遇时令之邪、喂养不慎，外邪引动内热，内外合患，更易形成湿热炎毒证。可见，王老的"小儿多湿热炎毒"学说证据充分，具有较高的学术价值。王老极其重视运用湿清热解毒药，在临证中，每每运用清热解毒重剂紫雪丹常达数十支。

**二、创立新方**

王老认为："经方、古方系前人经验的积累，固然可贵，但今人学之当师古而不拘于古。应思当今社会环境，气候变化，生活习俗，饮食结构，体质禀赋，均不尽同于古。故临床治病不可套用经方、古方，应取其精华，补其不足，创新发展，以求实效，意在早起病者于沉疴。"例如治疗小儿高热，考虑小儿稚阴稚阳，最易感受病邪，纯阳之体，邪气最易鸱张，邪正交争急剧，则现高热，故创立新方"清宣导滞汤"，方中以石膏、青蒿为主，白薇、大青叶助之；柴胡、荆芥发散郁热，透营转气，给邪以出路；再合赤芍、黄连、天花粉、槟榔、山楂、神曲等，诸药合用，共奏清热解毒、透邪导滞退热之功，只要服药快捷、及时，可得微汗，大便通，常一剂而高热去。

其临床常用自制新方还有宣肺化痰汤，治疗小儿顽固性咳嗽；退黄汤，治婴幼儿黄疸；荷叶茅仙汤，治血证；清热涤痰定喘汤，治喘；白薇散，治淋；二马白头翁汤，治泄等。

王老创制新方非来自主观臆测，而是以八纲统之，用阴阳、表里、虚实、寒热概括病之属性、部位及病邪之深浅，辨证以论治。其依据多年临床验证提出："八纲中，无论成人与小儿，阳热表实居多，尤以小儿为甚。用药之法，祛邪先于扶正，或扶正与祛邪并用。"王老还说："临床治病非如教科书所言，病证典型相见。往往多见者，寒热错杂，虚实交结。为医者面对复杂病情，应善思以应其变。"

## 制方重病机

王老临证，是在辨证之后确立治法，在治法的指导下组方，主张"方随法立"，反对泥成方以治现病，其具体的学术思想如下。

**一、不可妄用除湿剂**

王老认为，小儿之病，诊断为湿热、寒湿者甚多，但是有真湿、假湿之别，但若发热、苔厚或腻、不欲乳食、下黏涎，此真湿也。当芳化则芳化，当分利者则分利，邪祛则正安，药到可病除。但不可一见小便稍黄或稍有苔，便诊为湿，妄用利湿之药。殊不知溺之稍黄与饮水多少、活动出汗多少有关。人之苔犹如地之草，由地气蒸化由生，此为生机。凡此不顾其他主证、从证，生理、生机之征象，成见横亘心中，误断为湿，越利越干。故王老主张不可妄用除湿剂，并引用《温病条辨·解儿难》所说："人，倮虫也，体属湿土，湿淫固为人害，人无湿则死。故湿重者肥，湿少者瘦；小儿之湿，可尽渗哉！"

**二、重视应用苦寒剂**

古今皆称小儿脾常不足，苦寒伐胃剂浅尝辄止，王老反对此种观点。他认为："苦寒方药治病，不必尽愈而止。"他认为苦寒之剂中病即止的说法，对具体病证来说，不可一概而论，应作具体分析。"若是一般热毒之证，无形体脏腑形质之伤，凡壮热已退，只是余热未尽，三黄、石膏不可久用尽剂。继之以清润养阴之法更为有利，正如《温病条辨》所说，'存阴退热为第一妙法'。若是温毒疫疠之证，或肿痛、脏腑形质所伤之疾，多需应用苦寒解毒泻火之品，若遵苦寒中病即止之戒，壮热稍退而停用苦寒，往往造成余热余毒久久不愈，或稍时而又复燃，此皆治病不彻底之故。倘若苦寒之品佐以益阴扶脾之品，也未必克伐脾胃，此为'有病病受，无病人受'之故。"

### 三、区别使用解表剂

王老认为："小儿外感特多，疏风解表剂最为常用。因小儿乃稚阴之体，卫外未固，易于过汗伤阴，辛温解表之剂含麻黄、桂枝、生姜、细辛、羌活、独活等辛温峻猛发汗药物，故剂量宜小不宜大，或当慎用，否则有亡阳虚脱之弊。儿科较为常用的辛温解表药应是荆芥、防风、苏叶、葱、豉之属。"他又认为："辛凉解表之剂含金银花、连翘、大青叶、板蓝根、菊花、桑叶、竹叶等，一则不会过汗伤阴，二则小儿外感六淫或温疫疠证较易化为火毒，而辛凉之品既能解表，又有解毒泻火之功，则剂量可以偏大。"故解表剂应将辛温、辛凉区别使用。

### 四、驱虫酌伍健脾剂

王老认为："虫动而痛，不宜驱虫，应安虫为先。因虫动驱虫，剂量不足，反致虫体垂死挣扎，乱窜乱动，祸害无穷。安虫止痛，暂令安定痛止，不痛之时再予驱虫，剂量要重，方能致死排虫，勿可言驱虫药物克伐脾胃，姑息养奸，反而不能祛病，宁可驱虫之后继之健脾益气，如此则邪祛正复，不致害戕稚弱之脾。"王老对于小儿治虫之法，以及何时驱之、何时安之、何时健脾益气，皆有定制，法度分明，经验可靠。

### 五、消导常合益气剂

小儿积滞历来颇多，故消食导滞剂较为常用，王老认为："虽然消导之剂可祛邪而间接起到扶正作用，所谓'阳明以通为补'，但是消导之品总不乏克伐稚弱脾胃的副作用。因此，常需配伍健脾益气的人参、黄芪、茯苓、白术之味，以拮抗其克伐脾胃之弊。况且健脾益气既能运脾，也可以间接推逐积滞，助消磨之功。"此思想正符合《幼科释谜》所说"扶正而使积自消"的卓见。

### 六、开门、关门分虚实

王老认为："凡有病证，必有贼邪，或自外至，或自内生。方剂中祛贼邪不寻出路，必致内伏，犹如关门捉贼。"对于方剂中的"开门"治法，他列出"降心火宜利小便；除肺热而引大肠；治外感必应发表；治积滞当先消导；治初痢法于通利"。但他强调："'开门'皆对实证而言。若脏腑已虚，则不可开门揖盗。如以脾虚泄泻为例，脾虚唯恐补之不及，一用分利则脾阳日下，脾阴越伤，不成慢惊，亦成慢脾。以此类推，如肺虚误为发散，心虚复又利水，肝虚再予抑肝，此皆开门揖盗之弊。"他总结道："开门、关门，别在虚、实二字，不但成人之病应遵循，小儿之病尤当十分注意，因小儿之病如夏禹铸《幼科铁镜》所说'易虚易实'。"

## 临证重外治

　　王老常讲：对于某些疾病，《黄帝内经》时代已经用中药熏法、刺血、按摩、沐浴的方法来进行治疗。《素问·至真要大论篇》云："寒者热之，热者寒之……摩之浴之，薄之劫之，开之发之，适事为故。"《素问·阴阳应象大论篇》云："其有形者，渍形以汗，其在皮者，汗而发之。""血实者宜决之。"《伤寒论》更广泛运用针灸、按摩、导引、药物摩擦、鼻腔给药、前后阴给药等各种外治法治疗危急重症。例如仲景用灸法治疗奔豚气（117条）、少阴脉不至（292条）、少阴手足厥逆（349条）、少阴下利脉微涩（325条）；用针法治疗太少合并之头项强痛、眩晕、谵语（142条）；以蜜煎导法及木瓜根、猪胆汁治疗阳明病大便硬（233条）等等。所以"内外合治"也是王老的重要学术思想之一。

　　王老强调外治法在中医临床实践中的实用性、可行性和科学性。《王静安临证精要》中讲道："外治法不仅用途广泛，疗效确切，而且还有独特之处。"并指出外治法对小儿尤为适宜，内外合治是提高小儿病临床疗效的关键。这是因为小儿脏腑娇嫩，腠理疏松，反应灵敏，运用外治法取效更易，配合内治法，既能提高临床疗效，又解决了小儿服药困难和服药量不足而影响临床疗效等难题，二者合用有互补之妙，更能促进疾病痊愈。王老认为外治不仅适用于咳嗽类常见病，还适用于鼻衄类急重危症治疗。他说："急病必须先治标，急则治标就是要充分利用中医一切救急的措施和方法（不论是经典或民间的）杂合以治，把汤药内服和各种外治法积极地配合使用，而不是单纯突出某一方面。"

　　王老在继承前辈医技的基础上，结合多年临床经验，创制形成了一套适合小儿特色外治的方法。如小儿推拿、熏洗、敷脐法、熏鼻法、泡洗敷法、吹鼻法、贴脐法、浸洗法、涂擦法、糊状紧束法等，治疗小儿常见病、疑难病收效甚捷，尤其独创的外治法——王氏小儿推拿法，以其简、便、廉、效等特点独步医林，患儿乐于接受，同行深为赞赏，纷纷效仿。

临床实践表明，外治配合内治具有协同作用，这种作用产生的治疗效应不是二者疗效的简单相加，而是大于二者相加之和的协同增效效应。王老指出："内外合治法的使用原则仍是辨证施治，即临床根据患者不同的疾病，同一疾病的不同阶段，不同年龄、体质、时间（季节、节气）等灵活使用。"他要求医者不能局限于熟记几剂汤头以应证，而要博学强记，善于学习各家之长，掌握多种治疗方法，随症配合，在理论和实践上把内外合治法的应用和研究向更广、更深、更高的方向发展。

# 养生治未病

养生，就是指通过各种方法颐养生命、增强体质、预防疾病，从而达到延年益寿的一种医事活动。王老认为养生的"保养生命、健康维护"理念属于中医治未病思想，是中医的"预防学""保健学"。他极赞赏朱丹溪《格致余论》的观点："与其求疗于有病之后，不若摄养于无疾之先。"积极倡导养生，形成了"养生亦是治未病"的学术思想，其具体包括以下内容。

## 一、调整心态

王老认为"调整心态"属于"养神"范畴。"形恃神以立，神须形以存。"《素问·灵兰秘典论篇》指出："主明则下安，以此养生则寿，殁世不殆，以为天下则大昌；主不明则十二官危，使道闭塞而不通，形乃大伤，以此养生则殃，以为天下者，其宗大危。"

如何"养神"？王老认为：一是"少欲"。道家讲"少私念，去贪心""祸莫大于不知足，咎莫大于欲得"，亦即《素问·上古天真论篇》所云："夫上古圣人之教下也，皆谓之虚邪贼风，避之有时，恬淡虚无，真气从之，精神内守，病安从来。是以志闲而少欲，心安而不惧，形劳而不倦，气从以顺，各从所欲，皆得所愿。故美其食，任其服，乐其俗，高下不相慕，其民故曰朴。是以嗜欲不能劳其目，淫邪不能惑其心。"

二是"多善"。即孙思邈《千金要方》所云："性既自善，内外百病悉不自生，祸乱灾害亦无由作，此养性之大经也……百行周备，虽绝药饵，足以遐年；德行不充，纵服玉液金丹未能延寿。"王老说古代大医很多都重视积德向善在养生中的作用。《寿世保元》称："积善有功，常存阴德，可以延年。"张介宾《景岳全书·先天后天论》道："唯乐可以养生，欲乐者莫如为善。"

三是"乐观"。王老常说：人生在世，岂能尽如人意？要拿得起，放得下。做到不卑不亢，升降不惊，荣辱坦然，得之不喜，失之不忧，遇事不急，勿火勿怒，永远保持一颗童心，永远保持乐观开朗的品格和态度。如果遇到挫折放不下，不能解脱自己，悲观忧郁，就会使人患病折寿。

对于如何"养神"，王老在《养生要诀》中总结："人生天地，命属阴阳。上药三品，精气神藏。一念纯真金可化，三心未了水难消。不叫白发催人老，常使春风满面生。千金难买老来壮，诸事放宽会长生。鬓边白发相催，面上容颜易改。笑一笑十年少，愁一愁白了头。库内金玉满山，难保无常一到。如是方知，年老必衰。欲求长生路，清心且寡欲。"

## 二、饮食有节

王老主张"酒宜少吃，不可骤饮，食不欲急，急则伤脾，饥不暴食，渴不狂饮，饭后漱口，牙齿不朽，饭后百步，劳逸适度。早餐宜好，午餐宜淡，晚餐宜少，多吃蔬菜水果香，生精补髓添寿康，多吃新鲜菜，切勿食烂伤。黄豆花生磨成浆，煮成稀粥保安康。"

他认为茶有提神醒脑、促进消化、有益健康的作用。淡茶可以养生，浓茶则有损健康。每食不可太过，以八九分饱为度。进食过饱会伤害胃肠。同时，过高的能量摄入，会使人发胖，而发胖会加重心脏负担。与此相反，老年人也不应过分限食而发生营养缺乏，以致危害健康。老年人应该适当摄取奶、蛋、水果等食品，同时适量多食一些新鲜蔬菜、豆类及豆制品。

## 三、起居有常

王老认为在生活起居上应有合理的作息制度、相宜的环境和宜忌，应顺应四季时令调养生息，与大自然和谐。他说一般晚十时至早上六时这段时间应在睡眠中度过。王老的另一思想是强调顺应人体自身的感觉来调节饮食起居：想吃就吃，想睡就睡。因为人体本身具有一定的自我调整和自我防御能力，当人体需要什么或不需要什么的时候，人体必然会发出相应的信号，如人体缺水便觉口渴，血糖降低便觉饥饿，过食肥甘便思清淡爽口的饮食一样。

**四、动静结合**

王老认为"运动健身，长乐永康"，他提倡爬山、跑步，并说："竹从叶上枯，人从脚上老，天天千步走，药铺不用找。"他还认为经常叩齿可以保持牙齿健康，有助于消除疲劳；经常用双手或干毛巾揉搓面部和耳朵，使其气血流通，保持红润，有助于减轻疲劳；经常用手掌按摩腹部，适当揉搓，以帮助消化、消除淤积、益气强身。王老认为，运动健身贵适度。脑子要用，但不能过度。所以应适当运动，适当静养。道家主张清静无为，宁静致远，在安静的环境中静坐、冥想，可以松弛思想，对健脑提神大有好处。特别是在嘈杂的环境中工作时间较长，劳累或心情烦乱时，更需要在安静的环境中闭目养神，这对精神和体力的恢复都非常重要，王老有时也打坐以养神。他说"白天劳动，夜里无梦，有静有动，无病无痛"，动静结合才更有助于益寿延年。

## 业医当问道

王老幼时曾入道门，受道家影响颇深。中医理论于春秋战国已经基本形成，与中国传统文化的儒、道、释关系密切，王老认为：中医和道家的关系最为紧密。一方面中医滋养着道家，俗语云"十道九医"，《道藏经》里直接吸取医学许多东西。道士讲修炼，而修炼离不开了解人体的奇经八脉、气血运行、阴阳调和、药草疗养等情况。另一方面，道家思想给中医的发展提供了丰富的营养，所以"业医当问道"。王老在工作、学习之余，会议和旅游间隙，常去寻师问道。他也特别喜欢成都附近的几个道教圣山，如青城山、鹤鸣山、葛仙山。王老认为道家对中医在如下几个方面产生了积极影响。

**一、理论形成**

"天人合一"是中国文化的一个重要特征，但其主要是道家的思想。《太平经》认为，人禀四时五行之气，人生皆具阴阳，"头圆，天也；足方，地也；四肢，四时也；五脏，五行也；耳目口鼻，七政三光也。此不可胜论。独圣人知之耳。人生皆具阴阳……助天生物也，助地养形也"。中医吸收了这一思想，成为理论体系的一大特点。《素问·宝命全形论篇》说："人以天地之气生，四时之法成。"《素问·生气通天论篇》说："阳气者，一日而主外，平旦人气（指阳气）生，日中而阳气隆，日西而阳气已虚，气门（指汗孔）乃闭，是故暮而收拒，无扰筋骨，无见雾露，反此三时，形乃困薄。"即一天之内的阴阳有不同，人体也与之相适应，故应该根据一年中阴阳消长变化，适应自然规律。春生、夏长、秋收、冬藏，人体亦与之相应。以春季为例，《素问·四气调神大论篇》提出："春三月，此谓发陈。天地俱生，万物以荣，夜卧早起，广步于庭，被发缓形，以使志生，生而勿杀，予而勿夺，赏而勿罚，此春气之应，养生之道也。"王老说中医的阴阳五行学说、精气神学说、《黄帝内经素问》第一篇《上古天真论篇》中的真人、对圣人品级等都和道家密切相关。

### 二、治病经验

王老说：历代道家名医辈出，医学成就斐然，在病因病理、食疗学、药物学等诸多方面对中国传统医学的发展做出了重大贡献。东晋葛洪广泛收集民间医疗成果，辑《玉函方》一百卷；又作《肘后备急方》三卷，记载诊治各种急病的验方，药物用易得的草木，不用贵品。梁代陶弘景在整理、补充葛洪《肘后备急方》的基础上写成了《补阙肘后百一方》。陶氏又撰有《本草经集注》七卷，书中首创按药物性质分类的药物分类法，为以后的本草著作所继承。陶氏对药物名称、来源、产地、性状、鉴别、功用、炮制、保管等的记述，为我国的本草学留下了珍贵的资料。陶氏还撰有《药总诀》《效验方》等医学著作多种，在当时产生过很大影响。唐代孙思邈著《备急千金要方》，收集了东汉以来许多医论、医方、用药、针灸等基本成果，兼及服饵、食疗、导引、按摩等养生方法，记载了他的临床经验和其采集的民间单方。《备急千金要方》合方、论5300首，对中药学特别是方剂学做出了卓越的贡献。北宋时的道书《无上玄元三天玉堂大法·断除尸瘵品》专门总结了肺结核的传染途径有"屋传""衣传""食传"三种，并分别论述了这三种途径传播的原因及其消除办法，强调只有彻底斩去病根，才会断绝此病，这是世界上最早的关于防止肺结核传染的记载等。这些道家中人医学成就斐然，为中医学的发展、为疾病的治疗提供了大量的临床经验。孙思邈晚年又撰有《千金翼方》，对《备急千金要方》作了全面的补充，其中以本草、伤寒、中风、杂病和疮痈最为突出。故孙思邈被道教尊为"药王"，在中医药学史上有着崇高的地位。王老特别尊崇大医孙思邈的医术、医德。

### 三、注重养生

王老认为道家最注重养生，《仙经》指出"我命在我，我不在天"，即人之寿夭强弱，重点在于人之调适，以积极主动的态度实践"重人贵生"思想，这对中医倡导积极养生影响很大。金元四大家之一的刘河间也提出了"主性命者在乎人""修短寿夭，皆自人为"的相似思想。葛洪在《抱朴子内篇·地真》明确提出了"圣人消未起之患，治未病之疾，医之于无事之前，不追之于既逝之后。"和医疗结合得更加紧密。王老说：道家还有一系列行之有效的养生理论和养生方法。如葛洪的《抱朴子》中指出养生之要领"诀在于志""在于宝精行气"，方法有"卧起有四时之早晚，兴居有至和之常制，调利筋骨有偃仰之方，杜疾闲邪有吞吐之术，流行营卫有补泻之法，节宣劳逸有与夺之要。"梁代陶弘景的《养性延命录》载录了"华佗五禽戏"，主张进行体育锻炼。孙思邈的《备急千金要方》《千金翼方》，总结了养生之道为十要：啬神、爱气、养形、导引、言论、饮食、房室、反俗、医药、禁忌。收录了老子按摩、天竺国按摩法，以及很多养老延年的药膳，如茯苓酥、杏仁酥等，都大大丰富了中医养生学。许多古代名医非常注意搜集道家的养生思想，如龚廷贤著有《正统道藏养生书选录十六种》。同样，作为以医为业的医师当然也要从道家思想中汲取丰富的营养。

### 四、注重医德

王老认为注重医德是中医的优良传统，而道家的两个思想对中医提高思想境界，特别是践行高尚医德影响最深。一个是：尊重生命，爱惜生命。《道德经》称"道大，天大，地大，人亦大，域中有四大，而人居其一焉"，将"人"放在与"道、天、地"同等重要的地位。《太平经》指出"死亡非小事也""从得一生，不重生也"。二是行善积德、服务社会。《太上感应篇》说："宜悯人之凶，乐人之善，济人之急，救人之危。见人之得，如己之得；见人之失，如己之失。"吕祖说："一毫之善，与人方便；一毫之恶，劝君莫作。"孙思邈也有"人命至重，有贵千金"，以及"大医精诚"的光辉思想，要求医者对患者做到"先发大慈恻隐之心，誓愿普救含灵之苦。若有疾厄来求救者，不得问其贵贱贫富，长幼妍媸，怨亲善友，华夷愚智，普同一等，皆如至亲之想"。

　　王老也深受道家思想的影响，他认为："苍生大医，仁德为首，先必正己，然后正物；为医之道，在于济世活人，医德为先，而人命之重贵于千金。"他常讲："医生必须具备耐细之心，慈怜之心，对患者不分贵贱贫富，善亲好友，一视同仁，见其痛苦烦恼，若己有之。尤其对贫者，当慈之、扶之、助之，万不可拒人于千里之外，切不可以此为本，坑人吃人，敲诈患者。索取钱物，此乃为医之大忌。病家求医，东奔西走，已耗尽精力财力，况且收入菲薄，万不能良心泯灭而落井下石！"有些家境贫穷的患者上门求医，他不但为患者买饭和车票，还给他们安排住宿。对前来就诊的患者，能用推拿解决的绝不开处方，必须要开处方的绝不开大处方。他说，现在不少医生心里总想着如何从患者身上挣到更多的钱，动不动就是上百元的检查费、开大处方，中医绝对不能这样做。他时常告诫弟子："医以德为先，没有德的医生，医术再高也没有用。"他在其养生要诀中戒曰："当医生，济世心，救人命，是天性，起沉疴，解疑难，施钱财，行方便，常记住，勿贪财。"这些都是他汲取道家思想精华，形成了注重医德高尚思想的具体体现。另外，王老还说："道家主张多样化的治疗方法，除了药物疗法外，还可以应用针灸疗法、物理疗法、气功按摩疗法、精神疗法等。"王老临床的"内外合治"的学术思想亦受此影响颇深。

　　由上可知，国医大师王静安一生不断学习、思考、实践，"青衿之岁，高尚兹典。白首之年，未尝释卷。"从师承到创新，从用药到外治，从养生到医德，王老的学术思想不断成熟、完善，给后人留下了宝贵的遗产，正如其手书："天渊寻方龙问病，深山采药虎求医，笔走青山千秋雪，墨研龙池万年青！"

川派中医药名家系列丛书

王静安

# 历代传承人简介

## 第二代学术继承人

| 姓名 | 职称 | 单位 |
| --- | --- | --- |
| 刁本恕 | 主任医师，博士研究生导师，省名中医，全国师承导师 | 成都市第七人民医院 |
| 谢克庆 | 教授，博士研究生导师，原成都中医药大学副校长 | 成都中医药大学 |
| 王泽涵 | 副主任医师 | |
| 李小嘉 | 主任中医师 | 成都中医名医馆 |
| 田 伟 | 副主任医师 | 成华区二仙桥西北陆社区卫生服务站 |
| 刘 宇 | 主任中医师，省名中医 | 成都市中西医结合医院 |
| 朱道政 | 副主任医师 | 原成都市中医医院 |
| 郑家远 | 主任中医师，省名中医，市师承导师 | 锦江区中医院 |
| 冯 韧 | 主任医师 | 宜宾卫生局 |
| 官超云 | 主任中医师 | 德阳市中西医结合医院 |
| 周建国 | 主任中医师，省名中医，全国师承导师 | 眉山中医院院长 |
| 刘 宁 | 副主任医师 | 成都中医名医馆 |
| 李静阳 | 主治医师 | |
| 常 进 | 主任医师 | |
| 肖次兰 | 副主任医师 | |
| 李 正 | 副主任医师 | |

续表

| 姓名 | 职称 | 单位 |
|---|---|---|
| 童明鸥 | 主任医师，全国优秀临床人才 | |
| 徐珊珊 | | |
| 张文平 | | |
| 刘 亮 | | |
| 李翠霞 | | |

**第三代学术继承人**

| 姓名 | 职称 | 单位 |
|---|---|---|
| 黄映君 | 主任中医师，全国师承刁本恕学术经验继承人 | 成都市第七人民医院 |
| 余 波 | 主任中医师，全国师承刁本恕学术经验继承人 | 高新开发区卫生服务中心 |
| 刁灿阳 | 副主任医师，博士，全国师承刁本恕学术继承人 | 青羊明德中医诊所 |
| 刁灿力 | 在读硕士研究生，省师承刁本恕学术继承人 | 成都中医药大学 |
| 谢 利 | 副主任医师，博士，全国师承刁本恕学术继承人 | 成都医学院 |
| 李国臣 | 副主任医师，博士，省师承刁本恕学术继承人 | 成都中医药大学 |
| 房明东 | 在读博士，省师承学术继承人 | 成都中医药大学 |
| 韩 林 | 主治医师，硕士，省师承刁本恕学术继承人 | 成都市第七人民医院 |
| 吕 霞 | 主治医师，硕士，省师承刁本恕学术继承人 | 成都市第七人民医院 |
| 王 眉 | 住院医师，硕士，省师承刁本恕学术继承人 | 成都市第七人民医院 |
| 宋健蓉 | 副主任医师，名医工作室刁本恕师承继承人 | 成都市第七人民医院 |
| 江润禾 | 主治中医师，名医工作室刁本恕师承继承人 | 成都市第七人民医院 |
| 乔 华 | 主治医师，刁本恕弟子 | |
| 刘 果 | 执业医师，刁本恕弟子 | |
| 罗启彬 | 执业药师，刁本恕弟子 | 青羊明德中医诊所 |
| 康 龙 | 执业医师，师承学术经验继承人 | 青羊明德中医诊所 |
| 孙可明 | 执业医师，刁本恕弟子 | |
| 杨玉良 | 执业医师，刁本恕弟子 | |

续表

| 姓名 | 职称 | 单位 |
|---|---|---|
| 刘 伟 | 执业医师，刁本恕弟子 | |
| 郑 宇 | 副主任医，师副教授，刁本恕弟子 | 成都铁路卫生学校 |
| 庄 婷 | 住院医师，省师承刁本恕学术经验继承人 | 成都市第七人民医院 |
| 焦一菲 | 在读硕士研究生，刁本恕弟子 | 成都中医药大学 |
| 邓先军 | 住院医师，市师承刁本恕学术经验继承人 | 成都市第七人民医院 |
| 郝 玲 | 主治医师，市师承郑家远学术经验继承人 | |
| 黄玉英 | 主治医师，市师承郑家远学术经验继承人 | |
| 李 娟 | | |
| 刘 力 | | |

第四代学术继承人

| 徐 丹 | 住院医师，硕士研究生 | 成都市第七人民医院 |
|---|---|---|
| 罗隆青 | 学生 | 成都中医药大学附属针灸学校 |
| 付治斌 | 学生 | 成都中医药大学附属针灸学校 |
| 袁 帅 | | |

## 传承人代表简介

### 第二代学术继承人　刁本恕

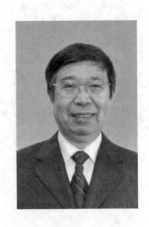

首批全国老中医药专家王静安学术经验继承人刁本恕，跟随王老20余年，潜心传承王氏学术思想临床经验。2002年王老八十寿辰，主持全国王静安学术思想临证经验研讨会。2006年主持王老八十四岁寿辰暨王静安学术思想研讨会。2007年负责主持完成国家

"十五"攻关课题"王静安学术思想经验传承研究"。王老逝世后，多次主持召开王静安学术思想及临床经验研讨会，开展静安学术传承研究。2009年参与全国中医高级论坛；2000年参与全国中医儿科高等教育学会学术会；2011年在全国中医儿科学术研讨会上向全国同道介绍"王氏学术流派的形成与学术成就"，得到同行好评。2013年9月6日，主持召开四川中医药继续教育项目"王静安学术思想临床经验学习班"，100余人参加，使静安学术得到进一步推广和传承。

从事中医临床、科研、教学工作56年。担任全国第三、第四批老中医药专家学术经验继承工作指导老师，四川省、成都市老中医药专家学术经验继承工作指导老师。四川省名中医，成都市十大名中医，全国首批师承博士后导师，主任中医师。

## 第三代学术继承人　黄映君

黄映君，女，主任中医师，1985年8月毕业于成都中医药大学医疗系中医专业。2002—2005年，为第三批全国老中医药专家刁本恕主任医师学术继承人，王氏流派第三代传人。作为国家"十五"攻关课题"王静安学术思想经验传承研究"成员，协助课题负责人完成课题研究。撰写了《王静安"内外合治法"在儿科运用举隅》《王静安外治学术思想治疗小儿急症临床思路》等多篇论文，参与《王静安学术思想经验传承研究论文集》《王静安临床经验学习班论文集》《四川省中医儿科骨干学习班论文集》编辑工作。《刁本恕学术思想学术经验研究》被评为优秀毕业论文，并被收入《薪火传承集·第三批全国老中医药专家学术经验传承精选》。

现担任成都市第七人民医院中医科主任；为刁本恕全国老中医药专家传承工作室负责人；四川省中医药学术和技术带头人后备人选；中华中医药学会外治学会常委；中华中医药学会名医学术思想研究分会常务委员；中华中医药学会儿科分会委员；四川省中医药学会儿科专委会委员；四川省针灸学会第五届理事会理事。成都市中医药高级职称评委；成都市中医药专家库成员。

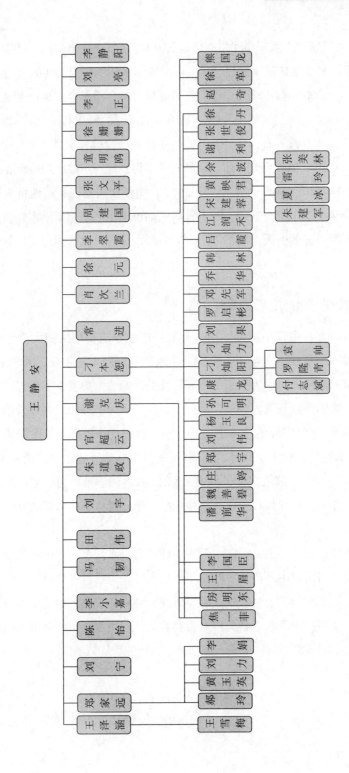

# 论著提要

川派中医药名家系列丛书

王静安

### 《静安慈幼心书》

1984 年 2 月，四川省委、省政府召开振兴中医工作大会，在全国第一次以党委、政府的名义提出"振兴中医"的口号。为挽救健在而有真才实学老中医的经验，成都市中医医院领导组织王静安主任医师和中医研究院余定国教授、中医学院肖正安教授、郁文骏教授联合撰写儿科专著——《静安慈幼心书》，该书一改文人相轻为"相亲"，成为当时学术界佳话。1986 年，《静安慈幼心书》由四川科学技术出版社出版，全书 21 万字，内容全面，文笔朴实，学验俱丰，说理透彻，出版后得到广大中医工作者的一致好评。该书及内容有以下特点。

**1. 编排合理，体例紧凑**　全书分上下两篇，后附方剂索引。上篇分五章，分别是：儿科入门求精；掌握特点，指导临床；儿科诊病须知；儿科治疗特点要诀；医病首重医德。从学科发展史、生理、病理、诊断、治疗特点、医德等方面概述中医儿科，给读者以总体、全面的认识。下篇分八章，分别是：常见病的治验及小儿急性传染病、小儿肺系常见疾病、小儿脾胃系统常见病证、小儿血液系统疾病、小儿虫证、小儿神志（智）变异病证、小儿其他病证的治验。疾病排列从常见到罕见，从急性到慢性，主次有序，层层深入。下篇八章又分 42 节，共论述疾病 48 种，每种疾病都以"述要""明理""证治""验案"加以分述。"述要"主要是定义、古代医家论治，"明理"主要讲病因病机，"证治"讲诊断、治则、方药、护理，"验案"为临床实例。四部分从理论到实践，从古代到最新研究，系统地阐释每一病之诊治，并重点阐释王静安的经验心得。全篇内容丰富，重点突出，实用性强，对学习者有很大的指导意义。

**2. 立足临床，绝不盲从**　全书引经据典，但非随文敷衍，对有些观点绝不盲从，以临床实际情况为依据，提出自己的见解，体现了严谨的治学精神。如关于疳证诊治，书中载："古今对疳证有两点论断，我等不敢妄加附和。其一是'小儿为疳，成人曰痨'，意为小儿的疳证等于成人的痨病。如明代王肯堂《证治准绳》说：'儿童二十以下，其病为疳，二十以上，其病为痨，皆气血虚惫，肠胃受伤致之，同出而异名。'痨虽可以成疳，但疳未必是痨。至于气血虚惫，肠胃受伤，病机有相同之点，但病因不同，治疗上也有区别之处。再则小儿曰疳，成人曰痨，未必小儿无痨？按年龄命名，实为谬误。其二是今人著书，常谓疳证即营养不良，有的题立疳证，内容却以营养不良灌之。营养不良只是疳证的病因之一。我等认为，对于某些病证，简单地对号入座，有失古代命名的本意和实质，当是慎之。不可随波逐流，人云亦云。"

又如对流行性腮腺炎诊治，书中载："流行性腮腺炎是一种常见的通过空气飞沫传染的小儿呼吸道急性传染病。临床以发热，耳下腮颊部焮热、肿胀、疼痛为主要证候特征，好发于冬春季节，以 5 ~ 15 岁的儿童发病最多，婴幼儿极为少见。本病古称虾蟆瘟、鹭鸶瘟、鳗鲡瘟等，均以其腮腺肿胀且具传染性而命名，形容较为确切形象。至于近代有人把本病与古时的痄腮互称或画等号，尚感欠妥。"对流行性腮腺炎不可互称痄腮的缘由，书中解释说："因痄腮只是以腮腺肿胀为特征，也包括化脓肿性腮腺炎——痄痈在内，多不传染，只能说痄腮包括本病在内。"

**3. 言简意赅，简明实用**　书中旁征博引，给读者提供丰富的文献资料，并在结尾处非常简明地予以总结，言简意赅，简单实用。如在论述"泄泻"时，先是文献的充分叙述："泄泻为儿科四大证之一。常是婴幼儿时期引起死亡的主要原因。追溯至《内经》，即有洞泄、飧泄之记载。洞泄者指食后即泄，泻下物完谷不化；濡泄者泻下如水，湿泻是也；飧泄即指水谷泄，多因脾之气虚阳弱所致。《难经》又以脏腑命名，而有胃泄、脾泄、大肠泄、小肠泄之分，示人以泄泻与脾、胃、大小肠有关，尤与脾脏的关系密切。脾气主升，喜燥恶湿，内外病因皆能损伤脾阳或聚水为湿，影响脾脏气机的升降。后世医家对泄泻更有多种分法，或从病因上分，六淫之邪、饮食、痰、气皆可致泻。或从临床症状和大便的性质上分，如溏泻，是指泻下物如鸭粪。或从时间上分，暴泻和久泻，暴泻多为六淫之邪所伤，饮食不节所致；久泻多为情志不遂，素体虚衰，病后失调所成。"为了贴近实际，书中予以归纳："泄泻一病，古代分型过繁，我等以脾湿、湿热、伤食、脾虚四型分之，再归纳起来则为外感和内伤两大类。关键在于抓住主证，驭繁求简，确立主法主方。"其后又以同样简洁的语言风格总结"泄泻"道："不论哪种分法，究其泄泻之因，皆由脾胃功能失调所致，且泄泻主要责之于脾，呕吐主要责之于胃。久泻则釜底无薪，又与肾有关。惊泻牵及于肝，但临床少见。"

由此可见本书实用、简明之特点。

**4. 衷中参西，兼容并蓄**　中医理论、临床都造诣极深的王老并不排斥西医，书中能够客观地运用西医知识，做到兼容并蓄，为我所用。如在白血病论治时，书中参以西医病理："白血病是白细胞及其前身恶性增生性的疾病，成人白血病多为白细胞总数及异常细胞数量同时剧增。但儿童时期，在病的早期往往见到异常细胞增多，而白细胞总数不增多或减少，红细胞、血小板数量上也多不正常。因此，白血病不仅仅是白细胞质与量的生成紊乱，更是整个造血器官的功能紊乱，器质性病变，亦可称为血液癌。"并评价道："这是西医对本病本质的认识，对于中医中药研究其治疗措施甚有启示受益。"在"小儿病毒性肝炎"一节，书中也引用了西医的内容。书中说："降转氨酶的中草药常选用北五味粉或蜜丸。一般2～3个月为1个疗程；若不持续服用或剂量不足，可出现反跳现象。我等在医院系统观察，即便是按疗程足量应用（成人每日9g，小儿3～6g），也有20%的反跳率。核桃树枝保护肝细胞和降转氨酶的作用也较理想，并且同时能降各种浊度（麝浊、锌浊等），反跳现象与五味子相同。"书中另一处写道："降浊的中草药，常用的当归丸有降低麝浊、锌浊的临床作用，也属有效药物之一。其他尚有丹参、灵芝片、山豆根、核桃树枝、白花蛇舌草、薏苡仁等，都可作临证选用药物。"还有一处论述到："调节蛋白倒置的中草药，除益气健脾和活血化瘀的方药对调节蛋白倒置有效外，我等运用新组的白芷大枣散（汤），亦有一定的治疗作用……国内现也有用丹参、灵芝、桑寄生、蘑菇、黄精、人参（有促进肝细胞新生和合成白蛋白的作用，疗效比较肯定）等药物。"可见王老擅长把中医理、法、方、药和西医知识紧密结合，最大程度地提高临床疗效。

**5. 鉴别症状，准确合理**　书中对许多症状进行了准确的鉴别，特别具有临床指导意义。如在"小儿发热"一节，书中认为："小儿发热和小儿热证不是一个概念，即是说发热不一定是热证，热证也不一定就发热。例如外感风寒，表闭无汗，可以引起高热；寒邪内盛，阴盛于内，格阳于外，虚阳外越也可引起发热，这些都是寒证的发热。与此相反，有的嘴唇干裂，舌红苔黄，尿黄便结，热象很明显，反而不见发热。所以小儿发热一证，无论寒热都可引起，并非发热就一定是热证。"两者鉴别，合理准确，极为实用。又如风疹、风瘾容易混淆，书中对于两种疾病的鉴别是："病因上风疹为风毒，风瘾为风邪；症状上风疹必发热，类似感冒症状，耳后和枕部淋巴结肿，疹如粟粒，色淡红，无奇痒，2～3日退，不反复。风瘾则发热或不发热，多无感冒症状，疹如丘疹或地理图样，边界清楚，奇痒难忍，时起时落，反复无常；流行病学上，风疹好发于春冬，5岁以内多见，风瘾则无季节和年龄限制。"一经书中鉴别，读者了然在目。

《静安慈幼心书》特色突出，紧贴临床，深受业界推崇。蜀中九十高龄的名中医张锡君认为该书"理论联系实际，学古而不泥古，忠于临床实效，学理剖释入微，治学严谨中肯，为本书一大特色"，评价该书为"能于旧学添新知，融古今于一炉，适时代之需求，深受启发"。

## 《王静安临症精要》

1986年《静安慈幼心书》出版，为四川中医儿科界一大盛事。数年后，为补前书之不足，王老不顾年高，医事繁忙，编著《王静安临症精要》。该书为王老多年临证之精华，文简而意赅，得到多位名家的高度评价。四川省卫生厅副厅长、四川省中医药管理局前局长邓明仲教授评价为："成都市名老中医王静安主任医师，为人治病，首重医德，临证六七十年，医术精湛，经验丰富，尤擅儿科，曾总结儿科心得，合作出版了《静安慈幼心书》，受到医界欢迎。王老除儿科之外，尚精内科杂症，今集六七十年之经验，选其精，择其要，撰成《王静安临症精要》。该书既有理论，又有实践。其论，皆有所本，并具作者潜心钻研之灼见；其治，全为自身临床验证实践所出之真知。"

《王静安临症精要》于1990年出版，一经问世即为医界所瞩目，虽一版再版仍供不应求。14年之后，又对原书进行增补校对，2004年该书第3版问世，即刻告罄。增订后全书共12万字左右，列述临床常见病33种，辅以病案54则，所述以儿科为主，兼及内科、妇科，并经长期反复验证，确有实效者，方才选入。并更名为"临证"，因书中全是王老几十年临床经验所得。"精要"者，在于简单明了，一看便会用。所以本书虽非宏篇巨著，但字字皆王老毕生心血之总结，对指导临床大有好处。

**1. 大医精诚，首重医德**　王老极其重视医德医风，时常以孙思邈之"人命至重，有贵千金"来警策自己，故是书以"济世活人，以德为首"为开篇。第一句话便是："为医者，必须勤奋谦恭，深入实际，讲求实效，力戒空谈，如是方能取信病家。"有感于现在父母养育子女不易，缺乏经验，王老又整理总结一篇"护儿要诀"附于书后，对小儿之衣物、哺乳、喂养、睡卧等讲述许多宝贵、实用的经验。如"背要暖、肚要热""脚要暖、头要凉""心胸不受热""治未病"等观点皆十分实用，慈幼惠心可见。

**2. 勤求古训，继承创新**　王老曾师从多位名师，有极其深厚的中国传统文化、中医学和中药学根底，故能师古而不泥古，于完整的传承中融入新见和发挥，如书中治解颅之外敷方就是在王老之师谢铨熔经验方基础上加减而成，药用泽兰、姜黄、丝瓜络、蜂房、川红花等加白酒、童便、面粉适量，调成敷于枕、颞、顶、额等处，大有祛风通络、行气活血之效。

众多名师的指点，加上王老自身勤勉刻苦研习和临床实践不断的历练，令其能晓诸家之说，通诸家之理，融诸家之精，成独家之妙。王老的这些思想在《王静安临证精要》中有多处体现。王老对历代古方加以改进提高，创制了大量临床行之有效的著名方剂。《王静安临证精要》中选载方剂 80 余首，其中王老自拟处方多达 47 个。如治疗发热之清宣导滞汤、治疗咳嗽之清宣宁嗽汤、治疗疝气之温经消液汤、治疗天行赤眼之五花饮等都是王老之习用方，疗效确切。治疗鼻渊以苍耳子散加疏风利湿之药，治疗口疮则是以导赤散加减而成；治肾炎常加宣肺解表之法，是取"肺为水之上源""提壶揭盖"之意，但宣肺之药味少而量轻，实合吴鞠通所说"治上焦如羽，非轻不举"；而于肌衄治疗中重用黄芪，乃是取前人"脾虚则不能统血"之意，用黄芪益气摄血。

**3. 精研药性，独具新意**　王老对于药物性味功效的认识有丰富的经验和独到的见解。《王静安临证精要》中也有许多记载。如对于桑叶，一般用于疏风清热，但"桑叶加米汤同煎，可治自汗、盗汗；桑叶、百合加米汤同煎，治疗阴虚肺燥，养阴而不伤胃；桑叶、百合加米汤、饴糖、蜂糖，长期服用可治肺痨虚损。"荆芥有疏风解表之功，但"荆芥炭可止血，常用治鼻衄、尿血"。其他如青蒿用于外感、内伤发热，蜡梅花可治急性、慢性之咽痛，宣肺之壅闭首选麻绒，醒脾和胃首选白豆蔻，等等，在书中比比皆是。《王静安临证精要》中还记载了王老的草药经验，如满天星利胆退黄，六月寒、兔耳风、五皮草润肺止咳，马齿苋、马蹄草、泥鳅串清热利湿、止泻止痢，都是屡试不爽之经验。又如书中载荷叶茅仙汤，临证加减可治一切血证。血证以火为主，以气为次，故用荷叶苦能泄热，辛走气分，有一叶一菩提之说。白茅根清热利尿，凉血止血，有一花一世界之誉。仙鹤草泄热凉血，收敛止血，有一草一灵芝之谓。而三药均需炒炙，取血见黑即止之意。这些论述体现了王老深厚的理论功底和对药性的深刻认识。如论述清宣导滞汤用荆芥、柴胡时说："关于发汗，古有'汗多伤阴'之警训，许多医生对治疗温病时发汗的运用颇多忧虑，或受现代医学观点影响，一遇发热即大剂清热解毒、抗菌消炎，对发汗多为忽视。我认为温病重视养阴，并非蒙汗，相反应令热达腠开，邪随汗出，为退热存阴的一大法则。"可见，王老对外感高热运用发汗法是不受前人和现代观点影响的。如治疗疝气，前人多主中气下陷，常以补中益气汤益气健脾、升阳举陷。但《王静安临证精要》中认为"脾虚中气不足仅是本虚的一面，标实则更为突出，这就是寒凝气滞。治疗采用温通散结、疏肝理气，常可取得良效，佐以升阳举陷，效果更佳。"故用药应少用参、芪，而多用升、柴。

**4. 内外合治，唯求疗效** 王老是从临床实践中成长起来的中医大家，从医几十年，他苦苦思索，力求达到最佳的临床疗效。鉴于小儿喂药困难等诸多因素，王老采用了内外合治的办法，配合外洗、敷贴、推拿等，大大提高了临床疗效，这在《王静安临证精要》中十分常见。

如书中附有"中药外治法"一节，对于外感风邪，发热无汗者，用温经消液汤煎水外洗，可有温经散寒、发汗解表之功；对于湿疹瘙痒者，可用解毒退疹汤洗浴，有清热解毒、除湿止痒之效果；对于小儿疝气，则用小茴香、吴茱萸两味炒热外熨患处，可治寒邪凝滞之小儿寒疝。其实书中所载之外治法远不止这些，如腹泻日久，脾肾两虚，用麝香少许加肉桂粉外敷肚脐，可起温中止泻之功；急性口疮，疼痛难忍，食饮不下，可用吹口丹吹撒患处，立能止痛；鼻渊鼻塞者，可用荆芥花、薄荷、白芷、苏叶等熬水熏鼻；小儿厌食者，可佩戴用白豆蔻、香附等做成的醒脾健胃药袋；小儿遗尿者，以肉桂、小茴香研成细粉，外贴帖脐。小儿癫痫，病属疑难，王老除内服中药外，常常辅以针灸，效果明显提高。小儿脾胃不足，易伤饮食，王老自创一套脾胃病的推拿方法，配合药物使用，常有事半功倍的效果。对于小儿推拿，书中有专门介绍，如直推三关、直推六腑等胸腹推拿法，还有拇指按掐法。

《王静安临证精要》一书是王老毕生经验之总结和提炼，反映了他一生高尚的医德医风和丰富的临证经验，所选之方精练有效，所用之病案真实准确，故该书确实是一本值得精研细读的好书。

### 《王静安医学新书》

2006 年 5 月，国医大师王静安教授学术思想研讨会在成都召开，大会达成一个明确的共识：老中医的学术思想和临证经验是祖国医学的宝贵财富，一定要抓紧时间，组织力量尽快收集和编纂出能够比较全面、系统地反映王老学术特色和诊疗水平的医学专著，以满足社会需求，为同行及后学提供参考，并建议将出版的著作命名为《王静安医学新书》(简称《新书》)。在此背景之下，2005 年成功申报课题"国家'十五'科技攻关计划——王静安名老中医学术思想、经验传承研究"，并成立了由王老弟子为主的课题组。课题组花费两年时间悉心搜集、整理、研究、总结的资料，成为本书的重要部分，而这些资料体现了本书的第一个"新"字。

课题组在 2005 年 4 月至 2007 年 4 月两年时间里，贴身跟随王老临证，第一时间收集到数百份原始医案，整理出回顾性病案 100 份，前瞻性病案 100 份。在编辑本书时，精心筛选，选择出了具有代表性的 64 个病种，并将其毫无保留地收录书中。每个病案后的按语皆为王老亲述，体现了本书医案"新、全、真"的特点。

第四部分《医学丛林》则是别出"新"裁地将王老生前多次公开讲座的讲稿及公开发表的论文共计 25 篇收录于书中，均为王老亲自撰写，真实、客观地反映了王老的学术思想。拜读这些或短小精干、或旁征博引的呕心之作，王老 60 年勤恳工作、不断思考、持续探索的画卷展现我们眼前。成大医者当是如此。

本书的"新"并非只限于课题组提供的第一手新鲜资料。王老自幼拜众名师学医，历时十余载，后入学深研岐黄之道，可谓根基深厚。之后更是临证 60 余载，勤奋深研，渐渐形成自身独特的学术思想体系。王老认为："社会在向前发展，地域环境、自然气候、饮食内容、生活内容、生活习惯、社会竞争、思想情志，均与前人有别，若墨守成规，生搬硬套前人之法，非其治也。"这样一位打破成规的创新型杏林圣手，在他一生中创新性地提出的理论、新制方剂、新型外治方法在本书中也充分翔实地记录了下来。

**1. 理论创新**　王老久居蜀中，以儿科见长，在多年的临床实践中发现成人与小儿阳热表实证居多，且以小儿为甚。反思其原因，他认为：①蜀郡之地，气候变化大，炎热之气日盛，小儿肌肤娇弱，常感受燥热之邪；②现小儿多为独生，家长溺爱，多食肥甘厚味，导致湿热内生，炎毒必长；③现在小儿课业繁重，学业压力大，强压之下则生烦躁。加之环境污染、食品安全、化学药品滥用等因素使得小儿体质改变。由此，王老提出小儿致病之因多为"湿热炎毒"的崭新学术思想，并以此思想为依据，解释及阐述小儿多种疾病的病因、病机。翻阅本书，书中所举如"小儿高热""哮喘""湿疹""淋证""黄疸"等数种疾病，究其病因，多可归纳于"湿热炎毒"学术思想中。这种"临证积累经验—发现问题—思考问题—归纳总结—理论创新—反证理论于临证"的思路值得我们思考与学习。

**2. 方剂创新**　本书中所选用的百余种主方之中，半数以上的处方是王老创制的新方。方剂的创新并非一件信手拈来、轻而易举之事。王老借鉴前人之方，结合多年实践，更是以"湿热炎毒"理论为指导，制成几十个临床使用确有疗效的方剂。如散在书中各病案后的方剂中，可找到治疗小儿高热的"清凉丹"，治疗小儿鹅口疮的"吹口丹"，治疗湿热咽炎的"咽炎灵"，治疗小儿黄疸的"退黄汤"，治疗小儿外感惊厥的"清宣导滞汤"，治疗小儿肺炎的"清肺化痰汤"，治疗小儿顽固性湿热咳嗽的"清热涤痰定喘汤"，治疗小儿急性湿热腹泻的"二马白头翁汤"……曾听闻某医生一生只用小柴胡汤加减便治得各种疾病，此乃一种本事。但王老一生创造出几十首新方剂，而临床用来首首皆有疗效，更是难能可贵！这些方剂是王老留给我们最珍贵的遗产，而更让我们感动的是这些凝结王老心血的结晶原原本本收录于《新书》之中，从组成到剂量再到方义，全无保留。王老此举实为义举，也实担得起"精诚大医"之称号！

**3. 方法创新**　儿科医生最为头痛的可能是小儿服药的问题。药是好药，方确症对，但小朋友哭了、闹了，就是不吃药，那可是一身本事却全使不出来。加之小儿发病急骤，传变迅速，有时药没熬好，病情已发生大变化。针对儿科面临的这些问题，王老在继承前辈医技的基础上，结合多年临床经验变通发展，创新了一套适合小儿的特色治疗方法。其中王老独创"王氏小儿推拿法"，以其简、便、廉、效等特点赢得患儿、同行的双重口碑。蜀中曾有这样的说法："小儿生病没关系，找王小儿摸一摸就好了。"这说法虽有夸张，但也真实反映出王氏推拿法在患儿家长心中的真实疗效。其他创新方法，如熏洗、敷脐法、贴脐法、熏鼻法、涂擦法、糊状紧束法等被广泛应用于治疗各种疾病。以上方法均被详细收录在《新书》中，后学者耐心参详，于临床必能有所助益。

在《新书》编撰期间，坊间曾刮过一阵"反中医"之风。王老作为国医大师，在身体抱恙之时，没有犹豫，没有迟疑，挺身而出，亲书"捍卫中医"四个大字以表明心迹。"捍卫中医"不是一句随随便便喊喊就行的苍白口号，在这个社会高速发展、信息大爆炸的时代，中医这存在千年却渐显疲态的国之瑰宝，怎么在现代社会生存、发展、延续下去，是我们每一个中医人不得不思考的问题。王老在他60年临证过程中也在不断探索这个问题的答案。久久思之，忽觉福至心灵，自认在本书中或探得了这个答案的冰山一角。王老用其不断创新的医道告诉我们，中医生存之道在于继承，但更在于创新，唯一"新"字，难能可贵，贯通于全书始终。

# 学术年谱

川派中医药名家系列丛书

王静安

1922-04　出生于四川省成都市。

1931　学徒，跟随廖有庚、李辉儒老师。

1936　学徒，跟随白子熔、周秉良老师。

1941　学徒，跟随曾文轩、何伯勋老师。

1944　学徒，跟随王文治、邓治平老师。

1947　学徒，跟随邓冲阳老师。

1949　成都市水津街"济群诊所"。

1951　成都市东城区"友联诊所"。

1954　考入四川成都中医进修学校。

1956　成都卫协门诊部。

1957　参与筹备成都市中医医院。

1958　担任成都市中医医院儿科主任、副主任医师、主任医师。

1973　当选第三届成都市东城区人大代表。

1983　晋升主任中医师。

1986　主编《静安慈幼心书》，由四川科学技术出版社出版。

1990　著《王静安临症精要》，由电子科技大学出版社出版。

1991　当选成都市劳动模范。

1991　经国家卫生部、人事部、中医药管理局确定为：首批全国老中医药专家学术经验继承工作指导老师。

1992　获国务院有突出贡献专家津贴。

1992　修订《王静安临症精要》再版。

1995　经国家卫生部、人事部、中医药管理局确定为：第二批全国老中医药专家学术经验继承工作指导老师。

1997　当选为成都市政协委员。

1997　成都市卫生局、市人事局、市中医药管理局授予：首批成都市名中医。

1998　四川省卫生厅、省人事厅、省中医药管理局授予：四川省名中医。

1999　　成都市中医药学会名誉会长。

2000　　全国中医高等教育学会儿科教学研究会名誉会长。

2001　　中华中医药学会儿科学会名誉会长。

2002　　庆贺王老八十寿辰暨王静安学术思想研讨会召开。

2003　　中华中医药学会授予：中华中医药学会先进会员。

2003　　中华中医药学会授予：中华中医药成就奖。

2004　　《王静安临证精要》更名、修订，由四川科学技术出版社出版。

2005　　中华中医药学会授予"国医大师"称号。

2006-05　全国中医高等教育学会儿科学会授予"一代宗师"称号。

2006　　《王静安临证精要》再版。

2006-06　四川省人民政府授予：四川省首届十大名中医。

2006-12　中华中医药学会授予：首届中医药传承"特别贡献奖"。

2007-06　国家科技部"十五"攻关课题《王静安学术思想临证经验传承研究》完成。

2007-09　逝世于成都。

# 逸闻趣事

川派中医药名家系列丛书

王静安

### 一、父亲，我心中的一座山

家父过世已 5 年有余，但一切犹若昨天。20 世纪 60 年代，母亲在郊外上班，那时成都公交车还不发达，每天都是靠走路上下班，非常辛苦，于是家务事就落到父亲的肩上。父亲是一个有责任心的人，他每天很早就起来给我们煮饭，出去跑一圈再回家练习书法，接着再喊我们起床，教我们背诵"本草""汤头"，规定的课程必须按时完成，虽然我最终未从医，但那种对学习认真、严格要求的态度却使我受益匪浅，以至于影响我的一生。每天晚上他都要询问我们三个儿女在校学习或单位工作的情况，他会非常用心地听我们给他介绍学习、工作中的点点滴滴，还不时地给我们指出做得不好的地方，年复一年地做着同样的事。在家里，父亲是个外表严肃、不苟言笑的人，他很少和儿女们做主动的情感交流。平常的日子，即使你叫他一声"爸爸"，他也只是从鼻腔里"嗯"一声算是答应了你。但是他对儿女们的关怀和爱护确实无微不至。记得有一年，他受医院的委派到芦山巡回医疗期间，正好要过六一儿童节，当时通信条件还很落后，就是这样，他也没有忘记托人带信回来，要母亲一定要给幺女做件新衣服。父亲的爱好相当广泛，喜欢登山、旅游，又喜欢听川剧、京剧、黄梅戏等，还和年轻人一样喜欢流行歌曲，既能和同龄人交心，也和年轻人谈得拢，就连小朋友也很喜欢他。

父亲还经常早晨五六点钟就骑上自行车去给患者看病。在家吃饭的时候，只要有患者来，他一定是立即放下碗筷给患者看病。为了给患者看病常常耽误休息，母亲有时也免不了叨唠几句，却能理解父亲。记得父亲常说"医者仁术"，他明白，急病人之所需是医生的天职，良心所在，要清清白白地行医，堂堂正正地做人。在父亲平凡的行医岁月里，我曾目睹过他许多治病救人的事迹。有一年，一位家长慕名从深圳带着孩子来成都找父亲治病，人生地不熟地住在宾馆里面，父亲给他看病后，考虑到他们在宾馆无法熬药，便亲自帮他们拿药熬药，熬好后还专门给他们送去。还有一次，父亲病了，在医院输液，突然接到一个电话请求他出诊，到都江堰看一位危重患者，电话里面他二话不说，立即就答应了，接着不顾医务人员的劝阻，拔掉输液针头就出诊去了。像这样的事例在我们的记忆中太多太多。他为了能使更多的患者就诊，每天都是增加挂号人数，推迟下班时间，曾两次累倒在他的工作岗位上。他的品行深深地影响了我，他平凡而高尚的人格深深烙进我的灵魂深处。父亲一生对学习从未放松过，即使在拥有众多头衔和荣誉时，他依然坚持每天看书学习，他经常对我说"学无止境"，只有不断地更新知识才能同时代合拍。

在我心里，父亲是个意志坚强、不畏困难的人，就是在最艰难的日子里，我也从没见他唉声叹气、悲观沮丧过，而是依然坚持看病、带学生，为发扬光大中医药事业不懈地努力。

如今回忆父亲，让我懂得父亲既是长者，又是师尊，他为儿女遮风挡雨，濯洗心灵。父亲的一生犹如蜡炬，照亮了别人，燃尽了自己。父亲是我心中的一座山。

王老之女：王丽

## 二、走进一片精彩的天地

20世纪70年代末，原本打算学工的我，阴差阳错地走上了学习中医之路。中医抽象玄奥，其理论深不可测，古代经典难读难懂，我很意外也很沮丧。学校毕业后，我被分配到当时的成都市中医医院跟随王老学习，那个时候的王老就已是一代名医了。当时他50多岁，身材高大，精神矍铄，性格爽朗，诙谐幽默，医术精湛，治学严谨。而且业内都知道王老对患者很耐心，但对弟子却要求非常严格，不要说未能对症下药或是分量拿捏不准等"大错"，就连字写错了或没写清楚等"小误"，他也会马上当着患者的面把处方扔回去，甚至干脆当众撕掉，有时还会拿起折扇打上两个手板，敲上两扇头。更不要说刚从学校出来，一到临床难免有时背不出来汤头，一时紧张又忘了中药名怎么写……本来就对中医没有兴趣和信心又很害怕的我，怀着一颗忐忑不安和徘徊彷徨的心进入临床学习，这是把理论应用到实践的第一步，这一步对学中医的人至关重要！

跟师的第一个阶段是抄方侍诊；第二个阶段是试诊，即我先看患者，写好病历，开好处方，王老再诊脉，并对我开的处方进行审定和修改。在临床，凡是典型有效的病例，王老总是不厌其烦，临证点评，细心讲授其辨治之要，甚至在别

人眼中本应是秘而不传的具体方药和剂量，王老也一点不保守。现在，这些留有
王老亲笔批改的学习病历和处方，成为永远值得我保留的宝贵的经验教诲！他要
求我们：在精通中医理论的前提下，要多看历代中医儿科专著，"经典著作要背
熟，要出口成诵，既要背熟条文、方药，又要背熟剂量、服法，否则临证之际，
知其证而不知其方药，知其方药而不知其剂量、服法，都不能正确及时地治疗疾
病，从而获得满意疗效！"由于我天性胆小，起初只是担心门诊时出错被批，当
着患者很没面子，平时就加紧多读多背，加倍用功，临床诊病细致入微，处方遣
药斟酌再三，加之可能是女性，所以跟师多年没有尝过被王老扇子敲打的滋味，
但那些师兄师弟就没有这么幸运了！我想正是王老的治学严谨和在学习上对学生
从不纵容，才能培养出真正的中医高手。真可谓"经师易求，人师难得"！严师
风范，可见一斑！

那个时候，王老每天上午要看 100 多个患儿，有时要看到下午 1 点，甚至 2
点多，而且经常 12 点过了还不断有加号，王老心软，遇有患者要求加号很少拒
绝，常常忙得连水都喝不上一口。记得有一次我的小孩脚烫伤了，约好下午 2 点
过去外科换药，我看时间都快 2 点了，还有几位患者在恳求王老加号，心里很着
急，就极力劝说他们改天再来！王老知道后，叫我先走，他给他们加号看病！事
后，王老语重心长地对我说：为医之道，在于济世活人，医德为先，而"人命
至重，有贵千金"，故医生临证，必须"先发大慈恻隐之心，誓愿普救含灵之苦，
无论贵贱贫富，长幼妍媸，一视同仁，普同一等，见其痛苦烦恼，若己有之。"
尤其对贫者，当慈之、扶之、助之，万不可拒人于千里之外。王老详细了解孩子
烫伤情况，嘱咐我下次早点走，不要耽误换药！王老这种对待患者的大慈恻隐之
心和对待学生严肃认真又体贴爱护的精神，令我肃然起敬！！

王老对待患儿特别有耐心，总是和蔼可亲，像一位慈祥的爷爷，到了晚年更
是如此。看病时，他常常抚摸着孩子的头，握着孩子的手，耐心询问家长，细听
其详，认真检查，寻根究底，即使小儿溺液、唾液沾于身上，也毫无嫌恶之态。
他不仅有耐心，而且很风趣，语言诙谐幽默。他经常还和那些患者开玩笑。有一
次远远地看见一位老人抱着一个小孩，还未走进诊室的门，王老就一本正经地大
声招呼到，"老丈人来了，请坐"！我很诧异。后来明白，他是在和那位经常便
秘的小患儿开玩笑，言行举止间流露出他对患儿无限的关爱。我想也正是这种仁

慈仁义关爱之心，造就了王老这样一代名医！

王老精通医理，熟谙药理，注重理论，更注重实践，临床经验十分丰富，疗效非常显著，有时候甚至非常神奇。跟师多年，我亲见众多危重患儿得以获救。王老高超精湛的医技，让我敬佩不已！

王老对中医事业的热爱和执着，对生命的敬畏，以及他高尚的医德，良好的临床效果，一个个成功的治疗病例，激励和坚定了我努力学好中医的信心和决心，引导我坚定不移地进入中医之门，立志像他一样做一名受群众信赖和爱戴、医德高尚、医术精良的好中医！

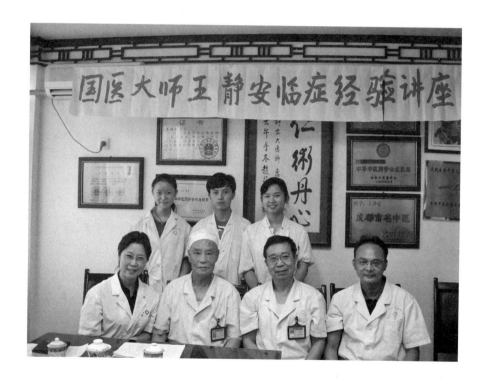

王老德高望重，在中医界久负盛誉，但我更真切感悟却是在再次跟师之后，且与日俱增。他严谨求实的师长风范同他谦逊平和的慈父形象总是和谐地统一于一身，让人不能不由衷地敬重他！他既是良师，也是益友！

2005年8月，因为国家"十五"科技攻关课题《王静安学术思想学术经验研究》的需要，在医院领导和王老的安排下，我又再次随王老临证诊疗。当时王老已 84 岁高龄，二次脑梗死，但仍然坚持每周 4 个半天门诊，每至临证，患儿、家长盈室，他依旧不厌其烦，躬听其述，耐心询问，详细检查，追寻其致病之因，仔细斟酌方药，详为交代煎法、剂量、服法，直至患者了解。这种对患者极端负责之心，使他形成了严谨的医疗作风，对医疗技术精益求精，赢得无数病员及家属的尊敬和信赖。这种敬业、奉献的精神，身体力行，给我们树立了习医敬业、重德的榜样。王老百忙中还撰写讲稿，多次开展临证经验讲座，亲自主讲，教导我们如何读书。他说："经典著作虽然难懂，但读书百遍，其义自见。""临证之时，不但能触机即发，左右逢源，还可熟能生巧，别有会心！"他面授医技，使我们充分认识中医药学的优势特色，教会我们在临证治疗中如何显著提高疗效！他强调："千方易得，一效难求。要充分发挥中医的疗效就必须在辨证论治上下功夫，必须运用中医的多种治疗手段和综合疗法，不要瞧不起中医传统的简便廉验的治疗方法。特别鉴于小儿喂药困难等诸多因素，临床配合外洗、敷贴、推拿等，能大大提高临床疗效。配合药物使用，常有事半功倍的效果！临床重在实效！"中医临床大家的风范让人赞叹！！

通过再一次的跟师侍诊，使我对王老的学术思想和临床经验在认识上产生了质的飞跃，课题研究资料编写的过程，也是我再一次学习和领悟的过程，从而进一步提高了自身素质，不仅在本专业疾病的诊治技能上有了显著的提高，而且在中医临证思维能力上得到了进一步提高，常有"随师临证一日，胜读十年书"之感。

王老有很深的中医情结，除专心致力于医、教、研外，还时刻关心中医药事业的振兴与发展。他信仰中医，誓死捍卫！2006 年 11 月 2 日下午 6 点左右，王老从四面八方把我们几个弟子紧急召至他的工作室，只见他特意换上了一身庄重的黑色西装，头上戴着一顶灰色的格子礼帽，左边脸颊青紫，那是几天前他不慎摔伤留下的，神态肃穆地端坐在古色古香的木制太师椅上，我们面面相觑，老师这么急把我们召集来做什么？王老看看我们，在两个师兄弟的搀扶下，颤颤巍巍站了起来，清清嗓子说道："今天，我这么紧急把你们召集到一起，是要你们代表在全国的数百名师兄弟和师姐妹接下我的遗书：捍卫中医，保卫中医！"没等大家回过神来，王老又说："2006 年 10 月，将是我们永远铭记的日子，有那么些人居然提出要取消中医。我 9 岁就开始学中医，治好了数不清的人，想不到行将入土时，竟然听到取消中医的怪论！我如果不站出来说个清楚，以后怎么安心入土！你们要尽其所能，发扬光大中医，用你们的行动进行回击！"说完，甩开搀扶，一步步走到桌前，提起毛笔，写下8个大字——"捍卫中医，保卫中医"！他回头深情地望着弟子说："记住，你们一定要用中医的疗效说话！"

2007年4月20日，因为过度劳累，已85岁高龄的王老患上了肺炎，但他仍不忘临床工作与带教，只要身体情况允许，便会准时出现在诊室为广大病员排忧解难。那几天，他上午看完患者，下午就开始打点滴。4月25日，王老的健康状况再一次恶化，在坚持看完当天的40多位患者后，终于体力不支住进了医院。可不到1个月之后，他又强打着精神重新出现在"王静安名医工作室"，为生了病的娃娃把脉开方。那时候他连走路都困难，是由两名师兄弟搀扶他到诊室！就是这样，王老又坚持了1个多月时间，直至6月13日最后一次坐诊看病。刚刚停诊的他，就被直接送进了医院的重症监护室。6月底，王老在医院接受治疗时，

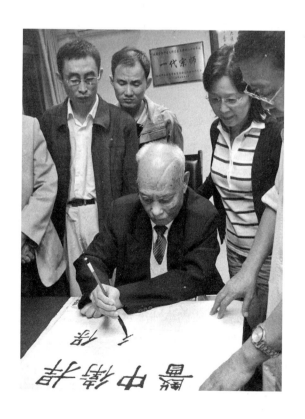

已经病得不能写字了，一位师兄去病房看望他，谁知一进病房，王老便叫他给护士长患湿疹的儿子开药方。药方开好后，王老看了看，虚弱地点点头，拿给了护士长。几天后护士长就说，娃娃的病医好了。这就是王老开的最后一张处方。7月19日，高热不退的王老被紧急送到川大华西医院，他就再也没有出来。9月6日凌晨2时40分，一代大医不舍地永远闭上了那双慈祥的眼睛！但就是在住院期间，他只要意识清醒时，仍然惦记着他为之热爱一生、追求一生、奉献一生的中医事业和他的患者。

对中医事业的执着和对生命的敬畏，身怀绝技，两袖清风，仁心仁术，成就一代国医大师王静安！！

回顾我学习中医之经历，所感所悟，历历难忘。学习中医是需要机遇的，需要一个机会来培养信心，产生兴趣，进而热爱中医，中医教育一定要讲疗效，只要学生实实在在地看到了中医的良好疗效，就会树立学好中医的信心和决心！很庆幸命运的安排，让我走上本来不打算走的路，让我走进一片精彩的天地！王老对患者高度负责的认真精神和高尚的医德潜移默化地影响了我；王老的治学思想、治学经验为我一生的事业奠定了良好的基础，使我受益终生。王老的恩德我将铭记心中，永志难忘！

李小嘉

### 三、精诚大医

恩师王老离开我们六个年头了。回顾往事历历在目，王老是中医临床家，重视临床实效，解小儿疾苦于危难。同时令我难忘的是，在繁忙的临床工作之余，王老还极为重视中医学术的传承，带教后学、临证讲解、分析疑难、撰写论文、编写专著，从不懈怠。《王静安临症精要》为王老第二部专著，但在王老心中这是他的"第一部"，并为之倾注全部心血。《静安慈幼心书》系20世纪80年代中期四川在全国率先提出振兴中医，由王老、成都中医学院与四川省中医药研究院组成四人写作组完成，于1986年由四川科学技术出版社出版。该书内容融入了肖正安、郁文骏、余定国教授对中医儿科的理解，虽重点以王老临床经验为主进行整理编撰，但所收方及验案甚少，书定稿后王老意犹未尽。时值我跟老师本科毕业实习，见我学习勤勉，悟性尚可，教学之余，王老谈到了他内心深处的想法：年奔古稀，救人无数，只想把自己数十年临证之辨治、理法方药之本源成书于市，让更多的医者"起病人于沉疴，拯弱患于苦海"。在王老的授意下，我为老师收集整理了他积淀数十年的典型处方、医案，前后历时4年完成了《王静安临症精要》一书，1990年由电子科技大学出版社出版。

成书前由时任四川省卫生厅副厅长兼省中医药管理局局长邓明仲、成都市卫生局副局长兼成都市中医药管理局局长分别作序，杨超省长题写书名。该书系王老经验之大全，收有特效病种31个（儿科为主），自拟方30首有余，外治方近10首，体例含病名释义、病因病机、用药方解、随证加减、按语、案例，一目了然，详略突出，且内容丰富，案例翔实，获得全国各地广大医务工作者的欢迎和喜爱，致使该书供不应求，1992年再版。2002年全面修正，删除差错，增补不足，予以再版。2004年重版，增加病种2个，独立出中医外洗法和中药熨敷法，书后附跋，省中医药管理局向方远副局长审，更名《王静安临证精要》。2006年再版。

在编撰书稿的过程中，我与恩师成为忘年之交。20年前，撰写《王静安临症精要》是老师殷殷之愿望，完成《精要》是老师对身为学生助手的我切切之期盼。为报答恩师的信任、关爱和期盼，我在孩子满月之后一边哺儿，一边反复研究、思索、体会老师的学术思想，夜深人静之时重拾医案，伏案整理至深夜。老师时时关心写作进展，不时电话或亲至盐都（自贡）指点迷津，传授技艺，勾画精要。书成后印刷数千，凡学生、朋友、同事、学友，有求学者一律相送，数次重版印刷，成就学子无数，足见恩师胸怀之博大。

尤令弟子感动的是2006年五一前夕，国家十五攻关课题"王静安学术思想临证经验传承研究"课题组，为纪念王老八十四岁寿辰，召开全国学术研讨会，王老不顾高龄、刚刚大病初愈，邀我参会不仅亲笔书信，而且数百公里驱车，亲自将信送至我的办公室。当老师突然蹒跚着手握书信站在我的面前，我一下握住了王老的双手，顿时潸然泪下。

2006年5月16日，纪念王老八十四岁寿辰暨"王静安学术思想临证经验研讨会"在成都市中医名医馆"名医沙龙"如期举行，我再次聆听了老师之学术思想、学术经验与成就。会上还进行了《王静安临证精要》赠书仪式，仪式结束时，王老像老父亲一样把我拉到身边，亲切地说："你是《精要》最重要的执笔者，是老师喜爱的学生，今天算是了了一件大事。老师身体越来越差了，还能每周三天上午上班。来！我们师生合影一张。"我手捧《精要》，幸福地依偎在王老身边。没想到，这成了我与老师最后的纪念……

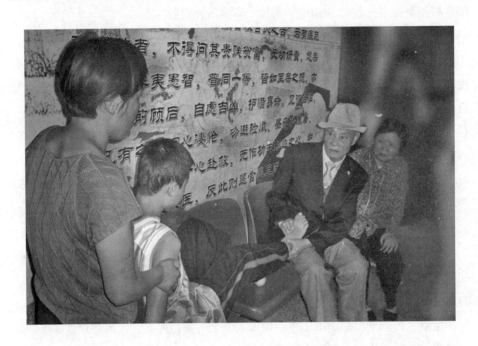

那天会后，和老师交流合影者很多，正在此时，医院门诊告知：有川南一位母亲陪儿子前来求治，问王老怎么处理，王老当即就说："看！"随即令我陪同他来到门诊大厅。患儿10岁，反复癫痫，当时角弓反张，口吐白沫，老师就在候诊椅上立即给孩子点穴按摩，一边安慰患儿母亲，了解病情，数分钟后患儿抽搐停止，老师为其就地把脉问诊，我立即书写处方，王老详细交代如何煎药、如何服药、应注意如何预防复发、发作时如何简单处理等。母子俩感激涕零，再三感谢，含泪告别。我拍下了当时的珍贵情景。在老师后方的墙上，书写的正是孙思邈的《大医精诚》。恩师王老，正是当代的精诚大医！

官超云

### 四、菩萨心肠的国医大师

我的恩师王静安老师不仅医术高明，医德高尚，而且极富有爱心和同情心，在我跟师学习的这几年中，耳闻目睹了王老的诸多善事。

王老经常会遇到偏远地方来的病员，若未能挂上号，他便为这些病员加号，如果家境较贫困的便免去挂号费。王老还是一个"管闲事"的人。20世纪90年代中期的一天,他从电视上知道重庆一对双胞胎姐妹面临辍学,老人家大热天乘车到重庆去寻找这对姐妹,看到孩子的父亲是没有双腿的残疾人,母亲患严重腰疾,只能蹭着走路,王老一次就资助了2000元,后来还多次资助她们一直到大学毕业。还有一次,有位简阳来的农户抱着患有脑积水的"大头"儿子辗转来到成都,到医院时王老已下班,就找到王老的家。听说对方还没有吃饭,王老赶紧让肖师母为这对母子做饭,看过病,王老还拿着钱给母子付旅店和回家的路费。

2005年10月21日晚,我正在家中休息,王老来电话告诉我:成都电视台《今晚8:00》报道了一例刚出生不久的婴儿患了先天性心脏病无力治疗,让我明天陪他去看一看这可怜的孩子。第二天一早,天空下着蒙蒙细雨,我陪着王老、肖师母及王老的朋友一行五人,一路颠簸一个多小时终于到达龙安镇清镇村。由于车辆不能前进了,我们便搀扶着王老踩着湿滑的泥地走进了患儿的家,要知道,那时王老已是80余岁高龄,并且曾经两次脑出血,留下半边肢体不遂的后遗症。我们走进了患儿的家,这里用家徒四壁形容一点不为过,垮了的墙壁临时用塑料薄膜掩盖以遮风避雨,小孩的父亲在外做工还未回来。王老亲自为孩子看病处方,并为他们递上了奶粉、白糖、生活用品及慰问金,病孩母亲激动得连连道谢。

2006年9月,王老看上去虽然精神矍铄,但实际上他的身体并不像表面上那样健康,他患有高血压、心脏病、肾衰竭等疾病,还曾两次脑出血,全靠老人自身顽强的生命力和自己处方调养,才一次次化险为夷。9月28日,王老步行去看望一位老患者时,因左脚行动不便不慎跌倒,一根肋骨骨折,需住院治疗,当他稍微有所好转,左面部青紫还未消退,为了病员,他又坐进诊室了。

王老还十分关心和支持基层社区卫生服务的中医建设,多次携弟子到我们社区卫生服务站为广大社区居民义诊,不收取分文报酬。

为了缅怀王老,在王老诞辰九十周年之际,众弟子在成华区二仙桥西北路社区卫生服务站为王老塑了一尊汉白玉雕像,王老的弟子、成都中医药大学原副校长、博士生导师谢克庆教授亲笔为恩师写了一副对联"寿世爱婴王小儿驰誉蜀中,传世授业贤大师泽被众生",悬挂于塑像的两侧,成都市卫生局赵文副局长也亲临现场为塑像揭幕，四川省名中医、成都名医馆儿科专家多名弟子为社区居民开展义诊活动，他们将继承王老的医术医德，用实际行动缅怀恩师，造福于人民。

　　这就是王老，我的恩师，菩萨心肠的国医大师。他的高尚医德、活人之术、慈人之心，将永远激励我们。

田　伟

参考文献

［1］王静安，肖正安，郁文骏，等.静安慈幼心书.成都：四川科学技术出版社，1986.

［2］王静安.王静安临症精要.成都：电子科技大学出版社，1990.

［3］王静安.王静安临证精要.成都：四川科学技术出版社，2004.

［4］王静安，王泽涵，王雪梅.王静安医学新书.成都：成都时代出版社，2007.

［5］刘英锋.当代名老中医成才之路.北京：中国中医药出版社，2011.

［6］张奇文，柳少逸.名老中医之路续编（第一辑）.北京：中国中医药出版社，2007.

［7］江育仁，张奇文.实用中医儿科学.2版.上海：上海科学技术出版社，2005.